Fisiologia Renal de Vander

Tradução
Patricia Lydie Voeux

Revisão técnica desta edição
Elvino Barros
Médico nefrologista. Professor associado da Faculdade de Medicina da Universidade Federal do Rio Grande do Sul (FAMED/UFRGS). Doutor em Nefrologia pela Universidade Federal de São Paulo (UNIFESP).

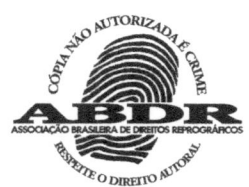

E14f   Eaton, Douglas C.
            Fisiologia renal de Vander / Douglas C. Eaton, John P. Pooler ; [tradução: Patricia Lydie Voeux ; revisão técnica: Elvino Barros]. – 8. ed. – Porto Alegre : AMGH, 2016.
            x, 205 p. : il. color. ; 23 cm.

            ISBN 978-85-8055-413-7

            1. Fisiologia – Rins. I. Pooler, John P. II. Título.

                                                                CDU 612:616.61

Catalogação na publicação: Poliana Sanchez de Araujo – CRB 10/2094

Um livro médico LANGE

Fisiologia Renal de Vander

8ª Edição

Douglas C. Eaton, Ph.D.
*Distinguished Professor of Physiology
and Professor of Pediatrics
Department of Physiology
Emory University School of Medicine
Atlanta, Georgia*

John P. Pooler, Ph.D.
*Professor of Physiology Emeritus
Department of Physiology
Emory University School of Medicine
Atlanta, Georgia*

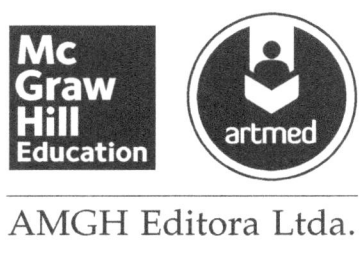

AMGH Editora Ltda.
2016

Obra originalmente publicada sob o título *Vander's renal physiology*, 8th edition
ISBN 0071797483 / 9780071797481

Original edition copyright © 2013, The McGraw-Hill Global Education Holdings, LLC., Inc., New York, New York 10020. All rights reserved.

Portuguese translation copyright © 2016, AMGH Editora Ltda., a Division of Grupo A Educação S.A. All rights reserved.

Gerente editorial: *Letícia Bispo de Lima*

Colaboraram nesta edição

Editora: *Simone de Fraga*
Arte sobre capa original: *Estúdio Castellani*
Preparação de originais: *Luana Peixoto Neumann*
Leitura final: *Cecília Jabs Eger*
Editoração: *Estúdio Castellani*

Nota

A medicina é uma ciência em constante evolução. À medida que novas pesquisas e a própria experiência clínica ampliam o nosso conhecimento, são necessárias modificações na terapêutica, incluindo o uso de medicamentos. Os autores desta obra consultaram as fontes consideradas confiáveis, em um esforço para oferecer informações completas e, geralmente, de acordo com os padrões aceitos à época da publicação. Entretanto, tendo em vista a possibilidade de falha humana ou de alterações nas ciências médicas, os leitores devem confirmar essas informações com outras fontes. Por exemplo, e em particular, os leitores são aconselhados a conferir a bula completa de qualquer medicamento que pretendam administrar, para se certificarem de que a informação contida neste livro está correta e de que não houve alteração na dose recomendada nem nas precauções e contraindicações para seu uso. Essa recomendação é particularmente importante em relação a medicamentos introduzidos recentemente no mercado farmacêutico ou raramente utilizados.

Reservados todos os direitos de publicação, em língua portuguesa, à AMGH EDITORA LTDA., uma parceria entre GRUPO A EDUCAÇÃO S.A. e McGRAW-HILL EDUCATION
Av. Jerônimo de Ornelas, 670 – Santana
90040-340   Porto Alegre   RS
Fone: (51) 3027-7000   Fax: (51) 3027-7070

Unidade São Paulo
Av. Embaixador Macedo Soares, 10.735 – Pavilhão 5 – Cond. Espace Center
Vila Anastácio   05095-035   São Paulo   SP
Fone: (11) 3665-1100   Fax: (11) 3667-1333

SAC 0800 703-3444 – www.grupoa.com.br

É proibida a duplicação ou reprodução deste volume, no todo ou em parte, sob quaisquer formas ou por quaisquer meios (eletrônico, mecânico, gravação, fotocópia, distribuição na Web e outros), sem permissão expressa da Editora.

IMPRESSO NO BRASIL
PRINTED IN BRAZIL

Para todos os nossos estudantes

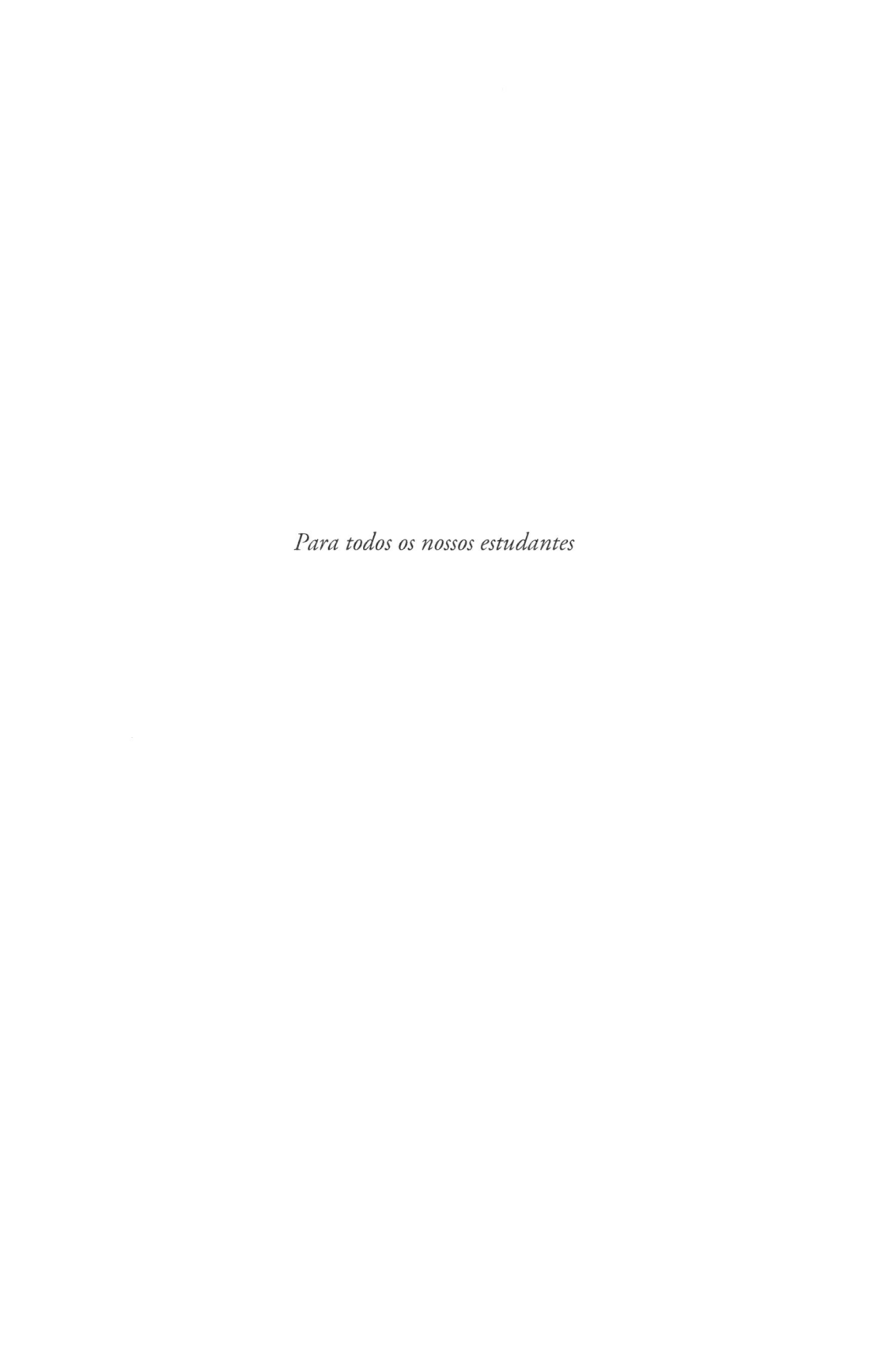

Prefácio

Quando Arthur Vander escreveu a 1ª edição desta obra, há mais de três décadas, muitas das ações que os rins executam já eram conhecidas, porém pouco se sabia sobre como eles desempenham essas funções. As pesquisas realizadas durante esse período proporcionaram uma compreensão dos mecanismos renais, mas também levantaram novas questões. À medida que a comunidade de pesquisadores continua proporcionando novos conhecimentos acerca das complexas ações dos rins, a dificuldade da tarefa enfrentada pelo estudante de fisiologia renal aumenta: o desafio é conseguir manter uma visão geral da função renal em um mundo com muitos detalhes celulares e moleculares.

Com o objetivo de superar grande parte dessa dificuldade, esta obra foi escrita: para tanto, busca estabelecer uma conexão entre propósito e mecanismo, isto é, enfocar o todo e limitar a quantidade de detalhes. O livro ressalta dois pontos: os *objetivos* dos processos renais, de modo a identificar o contexto de determinada atividade renal, e a *lógica* subjacente a esses processos, com atenção para aspectos que, na nossa experiência, constituem pontos mais difíceis para os estudantes. Esse conjunto relevante de tópicos proporcionará ao leitor uma base considerável para estudo, que se estende além dos mecanismos estritamente renais. Durante o processo de revisão, investigamos minuciosamente a literatura referente aos rins com o intuito de tornar o texto consistente com a visão atual dos mecanismos renais. Fizemos uma revisão de todos os capítulos para atualizá-los. Mais importante ainda, reformulamos extensamente as explicações para torná-las, tanto quanto possível, lógicas e claras. Isso também exigiu substituir e rever muitas das figuras. Incluímos vários processos didáticos para auxiliar o leitor: em primeiro lugar, cada capítulo fornece uma lista com os principais conceitos, com indicadores no texto assinalando onde eles são apresentados. A seguir, são incluídos quadros de destaque ao longo do livro, com a finalidade de ressaltar tópicos importantes. Por fim, há questões para estudo no final de cada capítulo, com respostas e explicações no final do livro.

Douglas C. Eaton
John P. Pooler

Sumário

Capítulo 1	**Funções renais, anatomia e processos básicos**		1
	Funções renais / 1		
	Visão geral dos processos renais / 4		
	Anatomia dos rins e do sistema urinário / 4		
	Sistema tubular / 6		
	Processos excretores renais básicos / 12		
Capítulo 2	**Fluxo sanguíneo renal e filtração glomerular**		20
	Fluxo sanguíneo renal / 20		
	Fluxo, resistência e pressão arterial nos rins / 23		
	Filtração glomerular / 24		
	Autorregulação / 33		
Capítulo 3	**Depuração**		37
	Conceito de depuração / 37		
	Unidades de depuração / 38		
Capítulo 4	**Mecanismos básicos de transporte**		46
	Transporte transepitelial / 46		
	Endocitose e transcitose mediadas por receptores / 53		
	Reabsorção tubular proximal / 55		
Capítulo 5	**Processamento renal de solutos orgânicos**		62
	Visão geral / 62		
	Reabsorção proximal de nutrientes orgânicos / 63		
	Proteínas e peptídeos / 64		
	Secreção proximal de cátions orgânicos / 67		
	Secreção proximal de ânions orgânicos / 68		
	Reabsorção ou secreção passiva dependente de pH / 70		
	Ureia / 71		
Capítulo 6	**Processos renais básicos para o sódio, o cloreto e a água**		77
	Visão geral / 77		
	Segmentos tubulares individuais / 84		
	Concentração urinária: o gradiente osmótico medular / 93		
	Perguntas mais frequentes / 99		
Capítulo 7	**Regulação da excreção de sódio e de água**		104
	Objetivos da regulação / 104		
	Excreção de sódio: a conexão cardiovascular / 105		

Principais fatores que controlam a excreção de sódio:
   Estimulação simpática / 109
Principais fatores que controlam a excreção de sódio:
   Sistema renina-angiotensina / 110
Controle da excreção de água / 121

Capítulo 8 Regulação do equilíbrio do potássio   131
Regulação do movimento de potássio entre os compartimentos
   intracelular e extracelular / 131
Processamento renal de potássio / 134
Controle da excreção de potássio / 136

Capítulo 9 Regulação do equilíbrio acidobásico   146
Visão geral / 146
Aspectos fundamentais do equilíbrio acidobásico / 147
Fontes de ácidos e bases / 150
Transporte renal de ácidos e de bases / 153
Regulação do processamento renal de ácidos e de bases / 165
Controle do metabolismo renal de glutamina e da excreção de
   amônio / 166
Distúrbios acidobásicos e sua compensação / 166

Capítulo 10 Regulação do cálcio, do magnésio e do fosfato   172
Visão geral / 172
Locais efetores para o equilíbrio do cálcio / 175
Fisiologia do fosfato / 178
Controle hormonal do cálcio e do fosfato / 179
Resumo da regulação normal do cálcio e do fosfato / 183
Fisiologia e processamento renal do magnésio / 184

Respostas das questões para estudo (autoavaliação)   187

Apêndice A   193

Apêndice B   195

Índice   197

Funções renais, anatomia e processos básicos

OBJETIVOS

- ▶ Estabelecer as nove funções principais dos rins.
- ▶ Definir o conceito de equilíbrio.
- ▶ Definir as estruturas básicas e suas inter-relações: pelve renal, cálices, pirâmides renais, medula renal (zonas interna e externa), córtex renal e papila.
- ▶ Definir os componentes do néfron e do sistema de ductos coletores e suas inter-relações: corpúsculo renal, glomérulo, túbulo e sistema de ductos coletores.
- ▶ Determinar a relação entre glomérulo, cápsula de Bowman e túbulo proximal.
- ▶ Definir o aparelho justaglomerular e descrever seus três tipos de células; estabelecer a função das células granulares.
- ▶ Listar individualmente os segmentos tubulares em sua sequência; citar os segmentos que formam o túbulo proximal, a alça de Henle e o sistema de ductos coletores; definir as células principais e as células intercaladas.
- ▶ Definir os processos renais básicos: filtração glomerular, reabsorção tubular e secreção tubular.
- ▶ Definir o metabolismo renal de uma substância e fornecer exemplos.

FUNÇÕES RENAIS

Tradicionalmente, os rins são conhecidos como órgãos que excretam produtos de degradação. Embora efetivamente excretem esses produtos, eles também desempenham uma diversidade de outras funções essenciais à saúde, como assegurar a integridade dos ossos e ajudar a manter a pressão arterial. Ao desempenharem essas funções, os rins trabalham cooperativamente e de modo interativo com outros sistemas do organismo, em particular o sistema cardiovascular. Este capítulo reúne uma breve exposição das funções renais e uma visão geral de como os rins as realizam, bem como uma descrição da anatomia renal essencial. Os capítulos subsequentes aprofundam o estudo dos mecanismos renais específicos e suas interações com outros sistemas orgânicos.

Função 1: Excreção dos produtos de degradação metabólica e de outras substâncias estranhas

① O corpo humano forma continuamente produtos finais dos processos metabólicos. Na maioria dos casos, esses produtos não são úteis para o organismo e são prejudiciais quando presentes em altas concentrações. Por conseguinte, precisam ser excretados na mesma taxa em que são produzidos. Alguns desses produtos incluem a ureia (proveniente das proteínas), o ácido úrico (dos ácidos nucleicos), a creatinina (da creatina muscular), a urobilina (um produto final da degradação da hemoglobina que confere à urina grande parte de sua cor) e os metabólitos de vários hormônios. Além disso, substâncias estranhas, incluindo muitos fármacos comuns, são excretadas pelos rins. Em muitas situações os rins trabalham em parceria com o fígado. O fígado metaboliza muitas moléculas orgânicas transformando-as em formas hidrossolúveis, que são processadas e eliminadas com mais facilidade pelos rins.

Função 2: Regulação do equilíbrio hídrico e eletrolítico

② A água, o sal e outros eletrólitos entram no organismo em taxas altamente variáveis, o que perturba a quantidade e a concentração dessas substâncias no corpo. Os rins variam a excreção de eletrólitos e água para preservar a presença dessas substâncias em níveis apropriados. Ao fazê-lo, eles mantêm o *equilíbrio*, isto é, igualam a entrada e a saída, de modo a manter quantidades constantes no organismo. Por exemplo, considere o equilíbrio hídrico. Nossa ingestão de água é esporádica e só raramente estimulada em resposta às necessidades do organismo. Bebemos água quando estamos com sede, mas também a ingerimos por ser um componente das bebidas que consumimos, e não por razões de hidratação. Além disso, os alimentos sólidos frequentemente contêm grandes quantidades de água. Os rins respondem a aumentos do conteúdo de água ao aumentar sua eliminação na urina, restabelecendo, assim, a água corporal a seus níveis normais. Os mesmos princípios aplicam-se aos aportes variáveis de uma diversidade de eletrólitos e de outras substâncias.

> A excreção de produtos de degradação constitui apenas uma das muitas funções necessárias desempenhadas pelos rins.

Além de excretar quantidades excessivas de várias substâncias, os rins respondem a déficits. Embora não possam gerar uma perda de água e eletrólitos, eles podem reduzir ao máximo sua eliminação, preservando, assim, as reservas corporais. Uma das façanhas dos rins é sua capacidade de regular cada uma dessas substâncias independentemente. Dentro de limites, podemos consumir uma dieta rica em sódio e pobre em potássio, ou então pobre em sódio e rica em potássio, e assim mesmo o rim é capaz de ajustar apropriadamente a excreção de cada uma dessas substâncias. O leitor também deve ter em mente o fato de que estar em equilíbrio no que diz respeito a determinada substância não significa, por si só, encontrar-se em um estado normal ou em boa saúde. Uma pessoa pode apresentar excesso ou déficit de determinada substância e, mesmo assim, permanecer em equilíbrio na medida em que seu aporte corresponde à sua eliminação. Este é frequentemente o caso observado nos distúrbios crônicos da função renal ou do metabolismo.

Função 3: Regulação do volume de líquido extracelular

Os rins trabalham em parceria com o sistema cardiovascular, cada um executando determinado serviço para o outro. Sem dúvida alguma, a tarefa mais importante dos rins nesse aspecto é manter o volume de líquido extracelular, do qual o plasma sanguíneo é um componente significativo. Isso assegura que o espaço vascular seja preenchido por volume suficiente de plasma, de modo que o sangue possa circular normalmente. A manutenção do volume de líquido extracelular é o resultado do equilíbrio hidreletrolítico descrito anteriormente.

Função 4: Regulação da osmolalidade plasmática

Outro aspecto importante do equilíbrio hidreletrolítico é a regulação da osmolalidade plasmática, isto é, a soma da concentração de solutos dissolvidos. A osmolalidade é alterada sempre que a entrada e a saída de água e solutos dissolvidos são modificados de modo desproporcional, como, por exemplo, quando se bebe água pura ou quando se ingere uma refeição com muito sal. Os rins não apenas precisam excretar água e solutos para igualar os aportes, como também devem executar essa função em um ritmo que mantenha o valor da *razão* entre solutos e água quase constante.

Função 5: Regulação da produção de eritrócitos

A produção de eritrócitos pela medula óssea é estimulada pela *eritropoetina*, um hormônio peptídico. Durante o desenvolvimento embriológico, a eritropoetina é produzida pelo fígado, porém, no adulto, os rins constituem a principal fonte desse hormônio. As células renais que secretam a eritropoetina consistem em um grupo particular de células intersticiais no interstício cortical, próximo à borda entre o córtex renal e a medula (ver adiante). O estímulo para sua secreção consiste em uma redução da pressão parcial de oxigênio no ambiente local das células secretoras. Embora o fluxo sanguíneo renal seja grande, o metabolismo renal também é intenso, e a oxigenação renal diminui na presença de anemia, que pode ser causada por perda de sangue, hipoxia arterial ou fluxo sanguíneo renal inadequado. Todas essas condições estimulam a secreção de eritropoetina. Entretanto, na insuficiência renal crônica, o metabolismo renal diminui, resultando em menor consumo de oxigênio e, portanto, em maior oxigenação tecidual local. Isso "engana" as células secretoras de eritropoetina, que diminuem a secreção do hormônio. A consequente redução de atividade da medula óssea constitui um importante fator etiológico da anemia associada à doença renal crônica.

Função 6: Regulação da resistência vascular

Além de sua função essencial no controle do volume adequado para o sistema cardiovascular, os rins também participam na produção de substâncias vasoativas (por meio do sistema renina-angiotensina-aldosterona descrito mais adiante) que exercem um importante controle sobre o músculo liso vascular. Isso, por sua vez, influencia a resistência vascular periférica e, portanto, a pressão arterial. A patologia que acomete esse aspecto da função renal leva à hipertensão.

Função 7: Regulação do equilíbrio acidobásico

Os ácidos e as bases entram nos líquidos corporais por meio da ingestão e dos processos metabólicos. O corpo precisa excretar ácidos e bases para manter o equilíbrio e também deve regular a concentração de íons hidrogênio livres (pH) dentro de uma faixa limitada. Os rins desempenham ambas as funções por uma combinação de eliminação e síntese. Essas tarefas inter-relacionadas estão entre os aspectos mais complicados da função renal e serão discutidas em detalhes no Capítulo 9.

Função 8: Regulação da produção de vitamina D

Quando pensamos na vitamina D, lembramo-nos frequentemente da luz solar ou de aditivos do leite. A síntese da vitamina D *in vivo* envolve uma série de transformações bioquímicas, a última delas ocorrendo nos rins. A forma *ativa* da vitamina D (1,25-di-hidroxivitamina D), denominada calcitriol, é, na verdade, produzida nos rins, e sua taxa de síntese é regulada por hormônios que controlam o equilíbrio do cálcio e do fosfato, bem como a integridade do osso, os quais serão discutidos detalhadamente no Capítulo 10.

Função 9: Gliconeogênese

O sistema nervoso central utiliza obrigatoriamente a glicose do sangue, independentemente de termos acabado de comer um bolo açucarado ou estarmos em jejum por uma semana. Sempre que o aporte de carboidratos é interrompido por muito mais do que metade de um dia, nosso organismo começa a sintetizar nova glicose (o processo da *gliconeogênese*) a partir de fontes diferentes de carboidratos (a partir dos aminoácidos das proteínas e do glicerol dos triglicerídeos). A maior parte da gliconeogênese ocorre no fígado, porém uma fração substancial ocorre nos rins, particularmente durante o jejum prolongado.

VISÃO GERAL DOS PROCESSOS RENAIS

A maior parte das funções que os rins desempenham é, em nível conceitual, bastante fácil de entender. Do considerável volume de plasma que entra nos rins a cada minuto, proveniente das artérias renais, cerca de 20% são transferidos (por filtração) para os túbulos renais, com exceção das proteínas plasmáticas de maior peso molecular. Em seguida, os rins reabsorvem seletivamente frações variáveis das substâncias filtradas de volta ao sangue, sendo a porção não reabsorvida excretada. Em alguns casos, quantidades adicionais são acrescentadas ao conteúdo excretado por secreção ou síntese. Há uma divisão de trabalho entre as diferentes regiões dos túbulos para a execução dessas tarefas, que dependem do tipo de células presentes em determinada região. Em essência, os túbulos renais operam como linhas de montagem: eles aceitam o líquido que chega, realizam algumas modificações específicas em cada segmento e o encaminham para o próximo segmento. O produto final (a urina) contém quantidades de cada substância que mantêm o equilíbrio de cada uma delas.

ANATOMIA DOS RINS E DO SISTEMA URINÁRIO

Os rins são órgãos com formato de feijão, aproximadamente do tamanho de um punho cerrado. Localizam-se logo abaixo da caixa torácica, atrás da cavidade peritoneal, junto à parede posterior do abdome, um de cada lado da coluna vertebral (Figura 1.1). A superfície externa convexa e arredondada de cada rim está posicionada

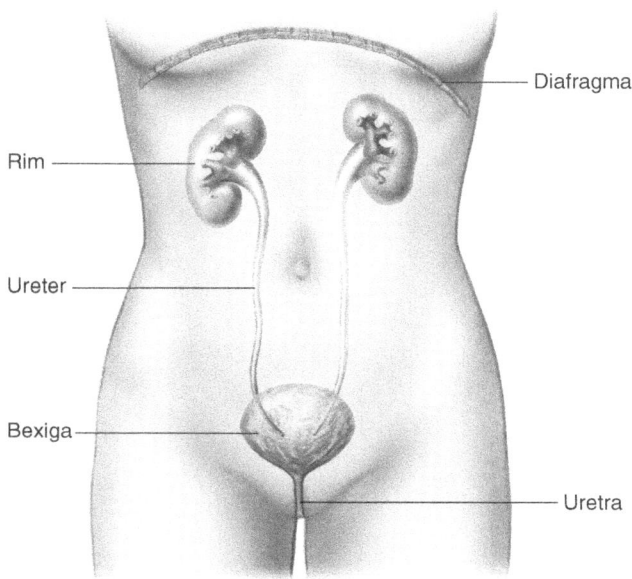

Figura 1.1 Sistema urinário feminino, indicando a localização dos rins abaixo do diafragma e bem acima da bexiga, que está conectada com os rins por meio dos ureteres. (Reproduzida, com permissão, de Widmaier EP, Raff H, Strang KT. *Vander's Human Physiology*. 11th ed. McGraw-Hill, 2008.)

lateralmente, e a superfície côncava, denominada "*hilo*", é medial, voltada para a coluna vertebral. Cada hilo é penetrado por vasos sanguíneos, nervos e um ureter. Os ureteres curvam-se para baixo e seguem um trajeto de distância considerável até a bexiga. Cada ureter dentro do rim é formado por várias estruturas em forma de funil, denominadas *cálices*, que, por sua vez, são formados por cálices menores. Os cálices menores encaixam-se sobre o tecido renal subjacente, em forma de cone, denominado *pirâmide*. O ápice de cada pirâmide é denominado *papila* e se projeta para um cálice menor. Os cálices atuam como taças coletoras da urina formada pelo tecido renal nas pirâmides. As pirâmides estão dispostas radialmente ao redor do hilo, estando a papila dirigida para o hilo, enquanto as bases largas das pirâmides estão voltadas para a superfície convexa do rim. As pirâmides constituem a *medula* do rim. Sobre o tecido medular está o córtex, e cobrindo o tecido cortical na superfície mais externa encontra-se uma cápsula fina de tecido conectivo (Figura 1.2).

A massa de tecido funcional tanto no córtex quanto na medula é constituída quase totalmente por túbulos (néfrons e túbulos coletores) e por vasos sanguíneos (capilares e vasos semelhantes a capilares). Entre os túbulos e os vasos sanguíneos está o *interstício*, que corresponde a menos de 10% do volume renal. O interstício contém uma pequena quantidade de líquido intersticial e células intersticiais espalhadas (fibroblastos e outras células), que sintetizam uma matriz extracelular de colágeno, proteoglicanos e glicoproteínas. Conforme assinalado anteriormente, algumas dessas células secretam eritropoetina. Os rins também apresentam um sistema de drenagem linfática, cuja função é remover as proteínas solúveis do interstício que são demasiado grandes para penetrar no endotélio dos capilares teciduais.

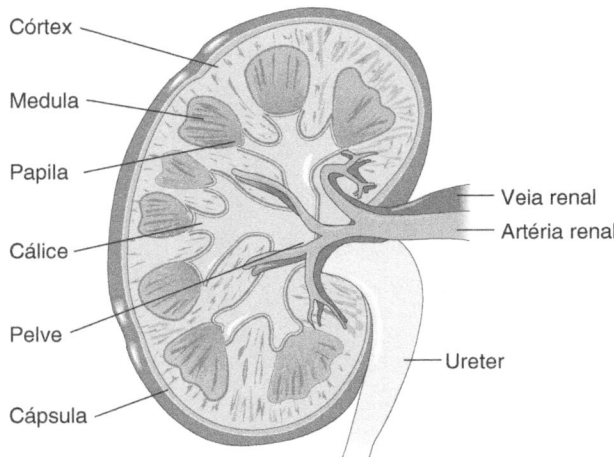

Figura 1.2 Principais componentes estruturais do rim. (Reproduzida, com permissão, de Kibble J, Halsey CR. *The Big Picture: Medical Physiology*. New York: McGraw-Hill, 2009.)

O córtex e a medula diferem entre si nas suas características tanto estruturais quanto funcionais. No córtex, os túbulos e os vasos sanguíneos estão entrelaçados de modo aleatório, lembrando um prato de espaguete, ao passo que, na medula, estão organizados em arranjos paralelos, de modo semelhante a um conjunto de lápis. Em ambos os casos, os túbulos e os vasos sanguíneos estão muito próximos uns dos outros (observe o arranjo compacto dos elementos medulares mostrados na Figura 1.3). Além disso, o córtex, mas não a medula, contém estruturas esféricas espalhadas, denominadas corpúsculos renais. A disposição dos túbulos, dos vasos sanguíneos e dos corpúsculos renais é crucial para a função renal, como será explicado mais adiante.

> O córtex contém corpúsculos renais, vasos sanguíneos e túbulos contorcidos; a medula contém vasos sanguíneos e túbulos retos.

Na medula, cada pirâmide pode ser dividida em uma zona externa e uma zona interna. A zona externa é adjacente ao córtex, enquanto a zona interna continua até a papila. A zona externa é ainda subdividida em uma faixa externa e uma faixa interna. Todas essas distinções refletem o arranjo organizado dos túbulos e dos vasos sanguíneos.

SISTEMA TUBULAR

Cada rim contém cerca de 1 milhão de *néfrons*, onde os túbulos modificam sequencialmente o líquido filtrado para formar a urina final. O néfron é mostrado de modo esquemático na Figura 1.4. Cada néfron começa com um componente esférico de filtração, denominado *corpúsculo renal*, seguido de um longo túbulo a partir do corpúsculo renal que continua até se unir com os túbulos de outros néfrons, como uma série de afluentes que formam um rio. Os túbulos reunidos são os *ductos coletores*, que também são tubos longos. Esses ductos finalmente se unem com outros ductos coletores na papila renal para formar o ureter, que transporta a urina até a bexiga.

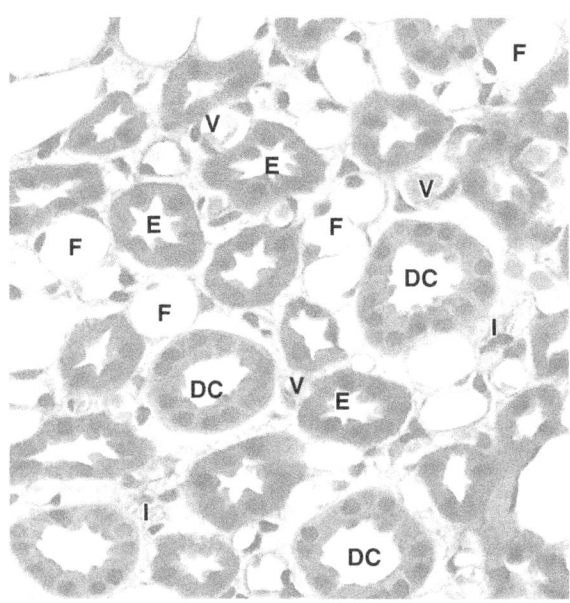

Figura 1.3 Corte através da medula renal, ilustrando a estreita proximidade dos elementos tubulares e vasculares. Os ramos descendentes delgados (F), os ramos ascendentes espessos (E), os ductos coletores (DC) e os vasos retos paralelos (V) estão inseridos no interstício (I), que contém células intersticiais espalhadas. (Reproduzida, com permissão, de Mescher AL. *Junqueira's Basic Histology: Text and Atlas*. 12th ed. New York: McGraw-Hill, 2010.)

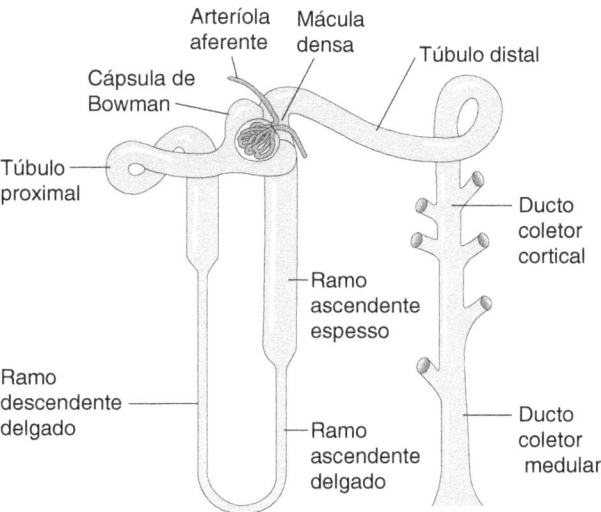

Figura 1.4 Componentes do néfron. (Reproduzida, com permissão, de Kibble J, Halsey CR. *The Big Picture: Medical Physiology*. New York: McGraw-Hill, 2009.)

Embora os néfrons e os ductos coletores tenham origens embriológicas diferentes, eles formam uma unidade funcional contínua. Por exemplo, o termo comumente usado "néfron distal" implica elementos do néfron e do ducto coletor.

Corpúsculo renal

O corpúsculo renal é uma esfera oca (*cápsula de Bowman*) composta de células epiteliais. Ele é preenchido por vasos sanguíneos, formando um tufo compacto de alças capilares interconectadas, o *glomérulo* (Figura 1.5A a D). Duas arteríolas próximas uma da outra penetram na cápsula de Bowman, em uma região denominada polo vascular. A arteríola

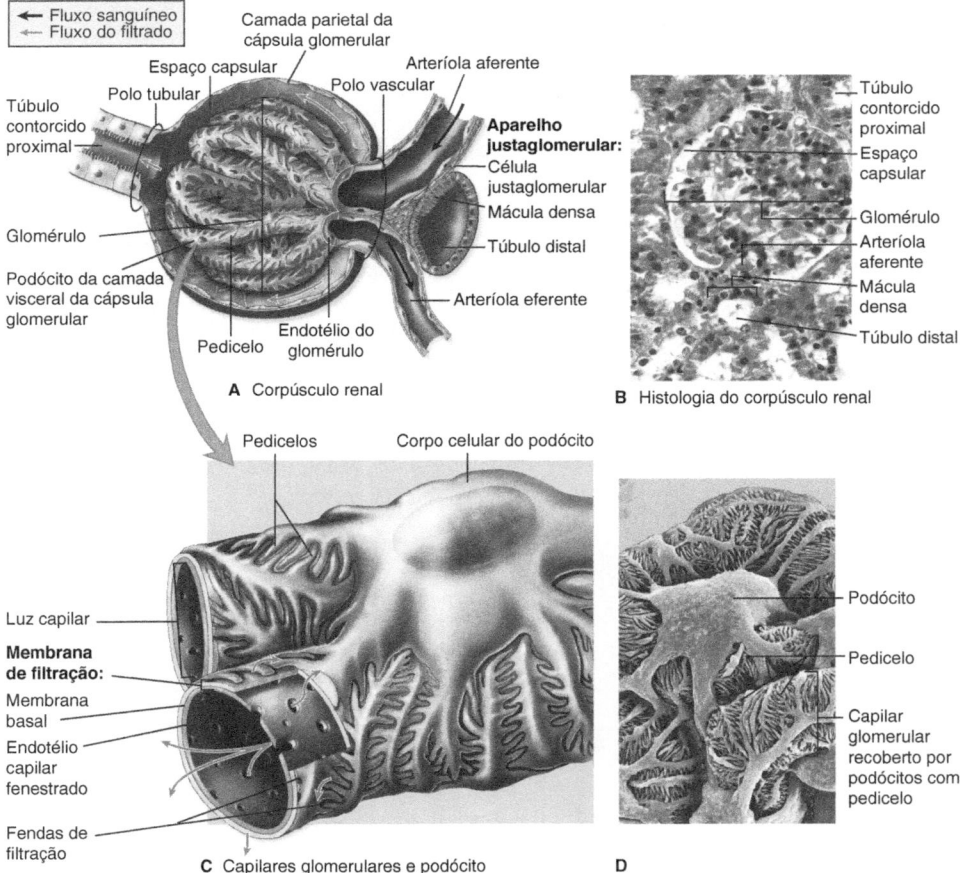

Figura 1.5 **A**, Anatomia do corpúsculo renal. **B**, Histologia do corpúsculo renal. **C**, Desenho do podócito e do capilar glomerular. **D**, Microscopia eletrônica de varredura de podócito recobrindo capilares glomerulares. (Reproduzida, com permissão, de McKinley M, O'Loughlin VD. *Human Anatomy.* 2nd ed. New York: McGraw-Hill, 2008.)

aferente leva sangue para os capilares do glomérulo, enquanto a arteríola eferente drena o sangue. Outro tipo de célula – a *célula mesangial* – é encontrado em estreita associação com as alças capilares do glomérulo. As células mesangiais glomerulares atuam como fagócitos, removendo o material retido da membrana basal dos capilares. Essas células também contêm grandes quantidades de miofilamentos e podem se contrair em resposta a uma variedade de estímulos, de modo semelhante às células musculares lisas vasculares. O espaço dentro da cápsula de Bowman que não é ocupado pelos capilares e pelas células mesangiais é denominado espaço urinário ou espaço de Bowman; é nele que o líquido flui dos capilares glomerulares antes de penetrar na primeira porção do túbulo, de localização oposta ao polo vascular.

A estrutura e as propriedades da barreira de filtração que separa o plasma nos capilares glomerulares do líquido no espaço urinário são cruciais para a função renal e serão descritas em detalhes no próximo capítulo. Por enquanto, assinalamos simplesmente que o significado funcional da barreira de filtração consiste em possibilitar a filtração de grandes volumes de líquido dos capilares para dentro do espaço de Bowman, porém impedindo a filtração de proteínas plasmáticas grandes, como a albumina.

Túbulo

O túbulo começa e estende-se a partir da cápsula de Bowman no lado oposto do polo vascular. Ele apresenta diversos segmentos, que são divididos em subdivisões (Figura 1.6). Para evitar detalhes excessivos, costumam-se agrupar dois ou mais segmentos tubulares contínuos para discutir a função. O Quadro 1.1 fornece uma lista dos nomes e da sequência dos vários segmentos tubulares. Em toda a sua extensão, o túbulo é constituído por uma camada de células epiteliais que repousam sobre uma membrana basal e que estão conectadas por junções firmes, que fisicamente mantêm as células unidas (como o revestimento de plástico que mantém unidas seis latas de refrigerante).

> "Os túbulos renais operam como linhas de montagem; recebem o líquido que chega a eles, realizam alguma modificação específica em cada segmento e enviam o líquido ao próximo segmento."

O túbulo proximal é o primeiro segmento. Ele drena a cápsula de Bowman e consiste em um segmento contorcido – o túbulo contorcido proximal –, seguido de um segmento reto mais curto – o túbulo reto proximal (algumas vezes denominado segmento S3). O segmento contorcido situa-se inteiramente dentro do córtex, enquanto o segmento reto desce por uma curta distância na medula externa (indicado por 3 na Figura 1.6). A maior parte da extensão do túbulo proximal e suas funções encontram-se no córtex.

O próximo segmento é o ramo descendente delgado da alça de Henle (ou, simplesmente, ramo descendente delgado). Os ramos descendentes delgados de todos os néfrons começam no mesmo nível, no ponto em que se conectam com as porções retas dos túbulos proximais na medula externa. Isso delimita a borda entre as faixas externa e interna da medula externa. Em contrapartida, os ramos descendentes delgados de diferentes néfrons penetram em profundidades variáveis na medula. Em sua extremidade, eles se curvam abruptamente em forma de grampo de cabelo e passam a constituir a

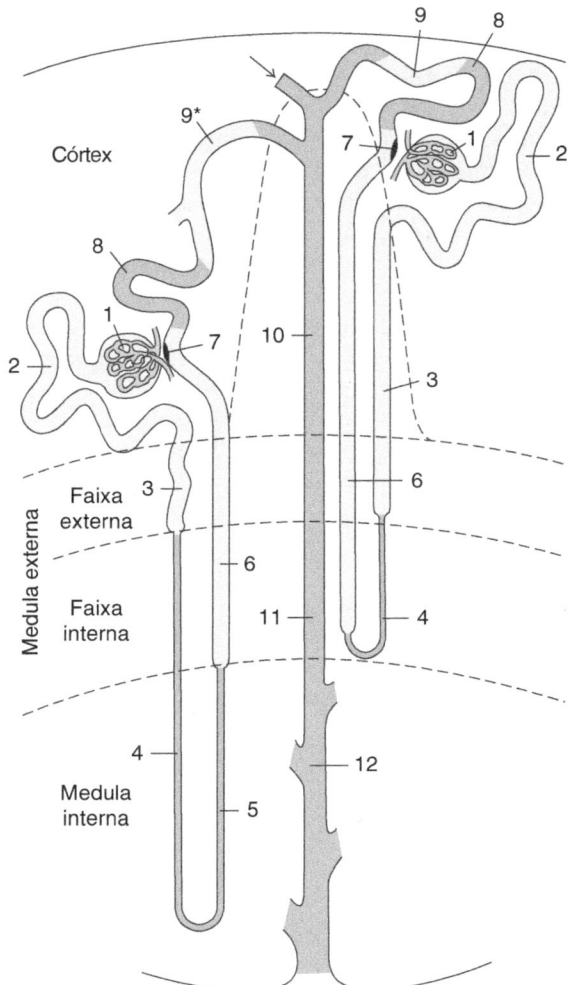

Figura 1.6 Nomenclatura-padrão das estruturas do rim (1988 Commission of the International Union of Physiological Sciences). São mostrados um néfron de alça curta (à direita) e um néfron de alça longa ou justamedular (à esquerda), juntamente com o sistema coletor (que não está desenhado em escala). Um raio medular cortical – a parte do córtex que contém os túbulos retos proximais, os ramos ascendentes espessos corticais e os ductos coletores corticais – é delineado por uma linha pontilhada. 1, corpúsculo renal (cápsula de Bowman e glomérulo); 2, túbulo contorcido proximal; 3, túbulo reto proximal; 4, ramo descendente delgado; 5, ramo ascendente delgado; 6, ramo ascendente espesso; 7, mácula densa (localizada na porção final do ramo ascendente espesso); 8, túbulo contorcido distal; 9, túbulo conector; 9*, túbulo conector de um néfron justamedular que ascende em curva para formar a denominada arcada (existem apenas algumas no rim humano); 10, ducto coletor cortical; 11, ducto coletor medular externo; 12, ducto coletor medular interno. (Reproduzida, com permissão, de Kriz W, Bankir L. A standard nomenclature for structures of the kidney. The Renal Commission of the International Union of Physiological Sciences [IUPS]. *Am J Physiol*. 1988; 254:F1-F8.)

Quadro 1.1 Terminologia dos segmentos tubulares

Segmentos	Termos usados no texto
Túbulo contorcido proximal Túbulo reto proximal	Túbulo proximal
Ramo descendente delgado da alça de Henle Ramo ascendente delgado da alça de Henle Ramo ascendente espesso da alça de Henle	Alça de Henle
Túbulo contorcido distal	Túbulo distal
Túbulo distal Túbulo conector Ducto coletor cortical	Néfron distal
Ducto coletor medular externo Ducto coletor medular interno	Ducto coletor medular

porção ascendente da alça de Henle, paralela à porção descendente. Nas alças longas, as que penetram profundamente na medula interna, o epitélio da primeira porção do ramo ascendente permanece fino, embora funcionalmente diferente daquele do ramo descendente. Esse segmento é denominado ramo ascendente delgado da alça de Henle ou, simplesmente, ramo ascendente delgado (indicado por 5 na Figura 1.6). Mais acima, a porção ascendente do epitélio torna-se mais espessa, e esse próximo segmento é denominado *ramo ascendente espesso da alça de Henle* ou, simplesmente, ramo ascendente espesso. Nas alças curtas (ilustradas no lado direito da Figura 1.6), não há qualquer porção ascendente delgada, e a porção ascendente espessa começa exatamente na alça em forma de grampo de cabelo. Todos os ramos ascendentes espessos começam no mesmo nível, que delimita a borda entre as medulas interna e externa. Por conseguinte, os ramos ascendentes espessos começam em um nível ligeiramente mais profundo na medula do que os ramos descendentes delgados. Cada ramo ascendente espesso retorna ao córtex, exatamente na mesma cápsula de Bowman a partir da qual se originou o túbulo. Nessa região, ele passa diretamente entre as arteríolas aferente e eferente, no polo vascular da cápsula de Bowman. As células do ramo ascendente espesso mais próximas à cápsula de Bowman (entre as arteríolas aferente e eferente) são células especializadas, conhecidas como mácula densa (indicada por 7 na Figura 1.6). A mácula densa marca o término do ramo ascendente espesso e o início do túbulo contorcido distal (indicado por 8 na Figura 1.6). Este é seguido pelo túbulo conector, que leva ao ducto coletor cortical, cuja primeira porção é denominada túbulo coletor inicial.

Os túbulos conectores de diversos néfrons unem-se para formar o *ducto coletor cortical* (Figura 1.6). Todos os ductos coletores corticais descem então para entrar na medula, passam a constituir os ductos coletores medulares externos e prosseguem até se tornarem os ductos coletores medulares internos. Estes últimos fundem-se para formar ductos maiores, cujas porções finais são denominadas ductos coletores papilares, cada um dos quais drena em um cálice da pelve renal. Cada cálice renal é contínuo com o ureter. O líquido tubular, agora adequadamente denominado urina, não é mais alterado após sua entrada no cálice.

Até o túbulo contorcido distal, as células epiteliais que formam a parede de um néfron em determinado segmento são homogêneas e distintas para esse segmento. Por exemplo, o ramo ascendente espesso contém apenas células desse ramo. Entretanto, a partir da segunda metade do túbulo contorcido distal, o epitélio contém dois tipos de células misturadas umas com as outras. O primeiro tipo constitui a maioria das células em determinado segmento, sendo habitualmente denominadas *células principais*. Assim, existem células principais específicas de cada segmento no túbulo contorcido distal, no túbulo conector e nos ductos coletores. Entre as células específicas de cada segmento nessas regiões, são encontradas células de um segundo tipo, denominadas *células intercaladas*, isto é, intercaladas entre as células principais. A última porção do ducto coletor medular não contém células principais nem células intercaladas, porém é composta inteiramente por um tipo de célula distinta, denominada célula do ducto coletor medular interno.

> As alças de Henle penetram em várias profundidades; em seguida, curvam-se para cima, de volta à cápsula de Bowman onde começam os túbulos.

Aparelho justaglomerular

Anteriormente, mencionamos a mácula densa, uma porção da extremidade do ramo ascendente espesso, no ponto onde esse segmento fica entre as arteríolas aferente e eferente no polo vascular do corpúsculo renal a partir do qual se origina o túbulo. Toda essa área é conhecida como aparelho justaglomerular (JG), que, conforme estará descrito no Capítulo 7, desempenha uma função de sinalização muito importante. (Não confundir o termo *aparelho JG* com *néfron* justamedular, que se refere a um néfron com um glomérulo localizado perto da borda corticomedular.) Cada aparelho JG é constituído por três tipos de células: (1) células granulares, que são células musculares lisas diferenciadas nas paredes das arteríolas aferentes; (2) células mesangiais extraglomerulares, e (3) células da mácula densa, que são células epiteliais especializadas do ramo ascendente espesso (ver Figura 7.4).

As células granulares são assim designadas por conterem vesículas secretoras que aparecem granulares ao microscópio óptico. Esses grânulos contêm o hormônio renina. Conforme estará descrito no Capítulo 7, a renina é uma substância essencial no controle da função renal e da pressão arterial sistêmica. As células mesangiais extraglomerulares assemelham-se morfologicamente às células mesangiais glomerulares, com as quais são contínuas, mas que estão localizadas fora da cápsula de Bowman. As células da mácula densa são detectores da velocidade do fluxo e da composição do líquido dentro do néfron, na extremidade do ramo ascendente espesso. Essas células detectoras contribuem para o controle da taxa de filtração glomerular (TFG; ver adiante) e para o controle da secreção de renina.

PROCESSOS EXCRETORES RENAIS BÁSICOS

As estruturas funcionais do rim são os néfrons e os túbulos coletores para os quais os néfrons drenam. A Figura 1.7 ilustra o significado de diversas palavras-chave que usamos para descrever como o rim funciona. É fundamental que todos os estudantes de fisiologia renal compreendam seu significado.

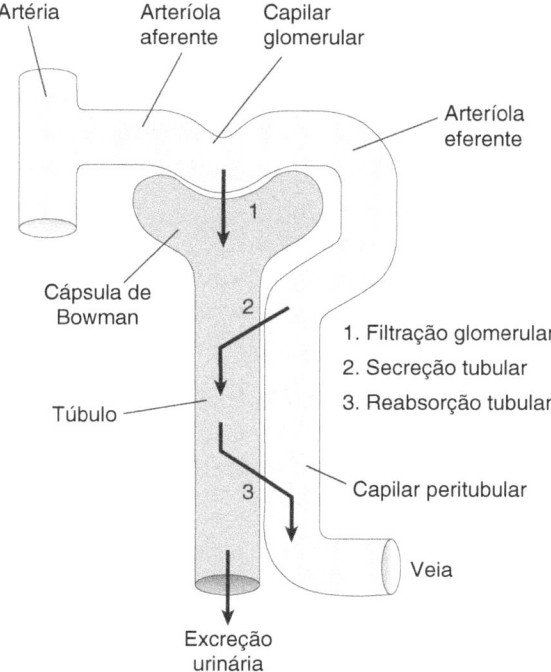

Figura 1.7 Elementos fundamentais da função renal – filtração glomerular, secreção tubular e reabsorção tubular –, e a associação entre o túbulo e a vascularização no córtex.

A *filtração* é o processo pelo qual a água e os solutos do sangue deixam o sistema vascular através da barreira de filtração e entram no espaço de Bowman (um espaço topologicamente fora do corpo). A *secreção* é o processo de transporte de substâncias do citosol das células epiteliais que formam as paredes do néfron para a luz tubular. As substâncias secretadas podem surgir por síntese dentro das próprias células epiteliais ou, mais frequentemente, provêm do interstício renal circundante e atravessam a camada epitelial. A *reabsorção* é o processo de movimento de substâncias da luz através da camada epitelial para o interstício circundante.[1] Na maioria dos casos, as substâncias reabsorvidas movem-se, em seguida, para os vasos sanguíneos circundantes, de modo que o termo reabsorção implica um processo em duas etapas de remoção da luz tubular, seguida de movimento para dentro do sangue. A *excreção* refere-se à eliminação de substâncias do organismo (i.e., a substância presente na urina final produzida pelos rins). A síntese refere-se a uma substância produzida a partir de precursores moleculares, enquanto o catabolismo significa a degradação da substância em componentes moleculares menores. O processamento renal de qualquer substância consiste em alguma combinação desses processos.

---

[1] Usamos o termo "reabsorção" para descrever o movimento de substâncias filtradas de volta ao sangue, visto que estão novamente entrando no sangue. A "absorção" descreve a entrada original de substâncias consumidas do trato gastrintestinal para o sangue.

Filtração glomerular

A formação da urina começa com a filtração glomerular, o fluxo de líquido dos capilares glomerulares para dentro da cápsula de Bowman. O filtrado glomerular (i.e., o líquido que está dentro da cápsula de Bowman) assemelha-se muito ao plasma sanguíneo, porém contém uma quantidade muito pequena de proteínas totais, visto que as grandes proteínas plasmáticas, como a albumina e as globulinas, são praticamente excluídas de sua passagem através da barreira de filtração. As proteínas menores, como muitos dos hormônios peptídicos, estão presentes no filtrado, porém sua massa total é minúscula em comparação com a massa das proteínas plasmáticas de grande peso molecular presentes no sangue. O filtrado contém principalmente íons inorgânicos e solutos orgânicos de baixo peso molecular, praticamente nas mesmas concentrações que no plasma. As substâncias que estão presentes no filtrado na mesma concentração que no plasma são denominadas substâncias livremente filtradas. (Observe que *livremente* filtradas não significa *todas* filtradas. Significa apenas que a quantidade filtrada é exatamente proporcional à fração do volume plasmático que é filtrada.) Muitos componentes de baixo peso molecular do sangue são livremente filtrados. Entre as substâncias mais comuns incluídas na categoria de livremente filtradas estão os íons sódio, potássio, cloreto e bicarbonato; as substâncias orgânicas sem carga elétrica, como a glicose e a ureia; os aminoácidos; e os peptídeos, como a insulina e o hormônio antidiurético.

O volume de filtrado formado por unidade de tempo é conhecido como TFG. Em um homem adulto jovem e saudável, a TFG é incrivelmente de 180 L/dia (125 mL/min). Compare esse valor com a filtração efetiva de líquido através de todos os outros capilares do corpo: cerca de 4 L/dia. As implicações dessa enorme TFG são de suma importância. Quando recordamos que o volume total médio de plasma nos seres humanos é de cerca de 3 L, deduzimos que todo o volume do plasma seja filtrado pelos rins cerca de 60 vezes por dia. A oportunidade de filtrar esse enorme volume de plasma possibilita aos rins a excreção de grandes quantidades de produtos de degradação, bem como a regulação muito precisa dos constituintes do meio interno. Uma das consequências gerais do envelhecimento saudável e de muitas doenças renais consiste na redução da TFG (ver Capítulo 3).

Reabsorção e secreção tubulares

O volume e a composição da urina final são muito diferentes daqueles do filtrado glomerular. Claramente, quase todo o volume filtrado precisa ser reabsorvido; caso contrário, com uma taxa de filtração de 180 L/dia, iríamos urinar tanto que provocaríamos desidratação muito rapidamente. À medida que o filtrado flui da cápsula de Bowman pelas várias porções do túbulo, sua composição é alterada, principalmente pela remoção de substâncias (reabsorção tubular), mas também pelo acréscimo de substâncias (secreção tubular). Conforme já descrito, o túbulo está, em toda a sua extensão, intimamente associado à vascularização, uma relação que possibilita a rápida transferência de substâncias entre o plasma dos capilares e a luz do túbulo por meio do espaço intersticial.

A maior parte do transporte tubular consiste mais em reabsorção do que em secreção tubular. Pode-se ter uma ideia da magnitude e da importância da reabsorção tubular a

Quadro 1.2 Valores médios de várias substâncias processadas por filtração e reabsorção

Substância	Quantidade filtrada por dia	Quantidade excretada	% Reabsorvida
Água, L	180	1,8	99,0
Sódio, g	630	3,2	99,5
Glicose, g	180	0	100
Ureia, g	56	28	50

partir do Quadro 1.2, que fornece um resumo dos dados relativos a alguns componentes do plasma que sofrem reabsorção. Os valores do Quadro 1.2 são típicos para um adulto jovem saudável com dieta regular. Existem pelo menos três generalizações importantes que devem ser inferidas desse quadro:

1. Devido ao enorme valor da TFG, as quantidades filtradas por dia também são enormes, geralmente maiores do que as quantidades das substâncias no organismo. Por exemplo, o corpo de um indivíduo de 70 kg contém cerca de 42 L de água, porém o volume de água filtrada a cada dia pode alcançar 180 L.
2. A reabsorção de produtos de degradação, como a ureia, é parcial, de modo que ocorre excreção de grandes frações das quantidades filtradas na urina.
3. A reabsorção da maioria dos componentes plasmáticos "úteis" (p. ex., água, eletrólitos e glicose) é completa (p. ex., glicose) ou quase completa (p. ex., água e a maioria dos eletrólitos), de modo que uma fração muito pequena das quantidades filtradas é excretada na urina.

Para cada substância do plasma, há uma combinação particular de filtração, reabsorção e secreção. As proporções relativas desses processos determinam, então, a quantidade excretada. Um ponto crítico é o fato de que as taxas desses processos estão sujeitas ao controle fisiológico. Ao desencadearem mudanças nas taxas de filtração, de reabsorção ou de secreção, quando o conteúdo corporal de determinada substância está acima ou abaixo do normal, esses mecanismos regulam a excreção para manter o organismo em equilíbrio. Por exemplo, considere o que acontece quando um indivíduo ingere uma grande quantidade de água: dentro de 1 a 2 horas, todo o excesso já foi excretado na urina, em parte como resultado do aumento da TFG, mas principalmente em consequência da diminuição da reabsorção tubular de água. O organismo é mantido em equilíbrio pelo aumento da excreção de água.

Metabolismo pelos túbulos

Embora as fontes de fisiologia listem, em sua maioria, a filtração glomerular, a reabsorção tubular e a secreção tubular como os três processos renais básicos, não podemos ignorar o metabolismo pelas células tubulares. Essas células extraem nutrientes orgânicos do filtrado glomerular ou dos capilares peritubulares e os metabolizam, de acordo com as próprias necessidades nutricionais celulares. Ao fazê-lo, as células renais estão se comportando exatamente como qualquer outra célula do corpo. Além disso, os rins realizam outras transformações metabólicas, que estão ligadas a uma alteração da composição da urina e do plasma. As mais importantes incluem a gliconeogênese e a síntese de amônio a partir da glutamina e produção de bicarbonato, que são descritas no Capítulo 9.

Regulação da função renal

A característica mais complexa e menos compreendida dos rins é a *regulação* dos processos renais. Os detalhes, até onde são conhecidos, serão apresentados em capítulos subsequentes. Os sinais neurais, os sinais hormonais e os mensageiros químicos intrarrenais combinam-se para regular os processos descritos anteriormente, de modo a ajudar os rins a suprirem as necessidades do organismo. Os sinais neurais originam-se no plexo simpático celíaco. Esses sinais neurais simpáticos exercem um importante controle sobre o fluxo sanguíneo renal, a filtração glomerular e a liberação de substâncias vasoativas que afetam tanto os rins quanto a vascularização periférica. Os sinais hormonais conhecidos originam-se na glândula suprarrenal, na hipófise, nas glândulas paratireoides e no coração. O córtex da suprarrenal secreta os hormônios esteroides aldosterona e cortisol, enquanto a medula da suprarrenal secreta as catecolaminas, adrenalina e noradrenalina. Todos esses hormônios, porém principalmente a aldosterona, são reguladores da excreção de sódio e potássio pelos rins. A neuro-hipófise secreta o hormônio arginina-vasopressina (AVP, também denominado hormônio antidiurético [ADH, de *antidiuretic hormone*]). O ADH é um importante regulador da excreção de água e de ureia, bem como um regulador parcial da excreção de sódio. O coração secreta hormônios – *peptídeos natriuréticos* –, que aumentam a excreção de sódio pelos rins. Outro aspecto complicado da regulação é constituído pelo domínio dos mensageiros químicos *intrarrenais* (i.e., mensageiros que se originam em uma parte do rim e atuam em outra). Já está bem estabelecido que diversas substâncias (p. ex., óxido nítrico, agonistas purinérgicos, superóxido e eicosanoides) influenciam os processos renais básicos. Os papéis precisos desempenhados por essas substâncias só agora estão começando a ser elucidados.

É preciso ter em mente dois aspectos relativos à regulação. Em primeiro lugar, a excreção de substâncias importantes é regulada por controles superpostos e redundantes. A falha em um desses controles pode ser compensada pela atuação do outro. Em segundo lugar, os sistemas de controle adaptam-se a condições crônicas, e sua eficiência pode mudar com o passar do tempo.

Nos capítulos subsequentes deste livro, serão discutidos os mecanismos específicos da reabsorção e da secreção. Ao descrever a regulação desses mecanismos, considera-se também a regulação da excreção, visto que qualquer substância presente no túbulo e não reabsorvida se destina a ser excretada.

Visão geral da função regional

Concluímos este capítulo com uma visão geral das tarefas executadas pelos diferentes segmentos do néfron. Posteriormente, examinaremos a função renal, cada substância em particular, e veremos como tarefas realizadas nas várias regiões se combinam para produzir um resultado global útil para o organismo.

O glomérulo é o local de filtração – cerca de 180 L/dia de volume e quantidades proporcionais de solutos que são livremente filtrados, como é o caso da maioria dos solutos (com exceção das proteínas plasmáticas grandes). O glomérulo é o local onde a maior parte das substâncias excretadas entra no néfron. O túbulo proximal (partes contorcida e reta em conjunto) reabsorve cerca de dois terços da água filtrada, do sódio e do cloreto. Ele reabsorve todas as moléculas orgânicas úteis que o organismo conserva (p. ex., glicose, aminoácidos). Reabsorve também frações significativas, porém não a totalidade, de muitos íons importantes, como potássio, fosfato, cálcio e bicarbonato. Trata-se do local de secreção de diversas substâncias orgânicas, que são produtos de degradação metabólica (p. ex., ácido úrico, creatinina) ou fármacos (p. ex., penicilina) que os médicos precisam administrar adequadamente conforme a excreção renal.

A alça de Henle contém diferentes segmentos, que desempenham funções distintas; todavia, as funções essenciais ocorrem no ramo ascendente espesso. A alça de Henle, como um todo, reabsorve cerca de 20% do sódio e do cloreto filtrados e 10% da água filtrada. Uma consequência crucial dessas proporções diferentes é que, com a reabsorção de uma quantidade relativamente maior de sal do que de água, o líquido luminal torna-se *diluído* em relação ao plasma normal e ao interstício circundante. Durante períodos em que os rins excretam a urina final diluída, o papel da alça de Henle na diluição do líquido luminal é de suma importância.

A extremidade da alça de Henle contém células da *mácula densa*, que monitoram o conteúdo de sódio e de cloreto da luz e geram sinais que influenciam outros aspectos da função renal, especificamente o *sistema renina-angiotensina* (discutido no Capítulo 7). Os túbulos distal e conector reabsorvem juntos uma quantidade adicional de sal e água, talvez 5% de cada. O ducto coletor cortical é o local onde vários túbulos conectores se unem para formar um único túbulo. As células do túbulo conector e do ducto coletor cortical são fortemente responsivas e reguladas pelos hormônios angiotensina II e

Quadro 1.3 Concentrações plasmáticas normais de solutos essenciais processados pelos rins

Sódio	140 ± 5 mEq/L
Potássio	4,1 ± 0,8 mEq/L
Cálcio (fração livre)	1,0 ± 0,1 mmol/L
Magnésio	0,9 ± 0,1 mmol/L
Cloreto	105 ± 6 mEq/L
Bicarbonato	25 ± 5 mEq/L
Fosfato	1,1 ± 0,1 mmol/L
Glicose	5 ± 1 mmol/L
Ureia	5 ± 1 mmol/L
Creatinina	1 ± 0,2 mg/dL
Proteína (total)	7 ± 1 g/L

aldosterona, que aumentam a reabsorção de sódio. O ADH intensifica a reabsorção de água nos ductos coletores. O grau de estimulação ou não estimulação desses processos desempenha um importante papel na regulação das quantidades de solutos e água presentes na urina final.

O ducto coletor medular continua as funções do ducto coletor cortical na reabsorção de sal e água. Além disso, desempenha um importante papel na excreção de ácidos e bases, enquanto o ducto coletor medular interno é importante na regulação da excreção de ureia. O resultado desses vários processos de transporte para manter os diversos solutos do plasma em seus valores típicos é mostrado no Quadro 1.3.

PRINCIPAIS CONCEITOS

Além de excretarem produtos de degradação, os rins desempenham numerosas funções necessárias em parceria com outros sistemas orgânicos do corpo.

Os rins regulam a excreção de muitas substâncias em uma taxa que equilibra seu aporte, mantendo, assim, um conteúdo adequado dessas substâncias no organismo.

Uma importante função dos rins consiste em regular o volume e a osmolalidade do volume de líquido extracelular.

Os rins são compostos principalmente de túbulos e vasos sanguíneos estreitamente associados.

Cada unidade funcional do rim é composta por um componente de filtração (o glomérulo) e por um componente tubular de transporte (o néfron e o ducto coletor).

Os túbulos são constituídos de múltiplos segmentos com funções distintas.

Os mecanismos renais básicos consistem na filtração de um grande volume, na reabsorção da maior parte e na adição de substâncias por secreção e, em alguns casos, por síntese.

 | **QUESTÕES PARA ESTUDO**

1-1. Os corpúsculos renais estão localizados
   a. ao longo da borda corticomedular.
   b. em todo o córtex.
   c. em todo o córtex e na medula externa.
   d. em todo o rim.
1-2. Em relação ao número de glomérulos, quantas alças de Henle e quantos ductos coletores existem?
   a. O mesmo número de alças de Henle; o mesmo número de ductos coletores.
   b. Menor quantidade de alças de Henle; menor quantidade de ductos coletores.
   c. Mesmo número de alças de Henle; menor quantidade de ductos coletores.
   d. Mesmo número de alças de Henle; maior quantidade de ductos coletores.
1-3. É possível que o corpo esteja em equilíbrio para determinada substância na seguinte situação:
   a. A quantidade da substância no corpo permanece constante.
   b. A quantidade da substância no corpo é maior do que o normal.
   c. O aporte da substância no corpo é maior do que o normal.
   d. Em todas essas situações.
1-4. A mácula densa é um grupo de células que se localizam na parede
   a. da cápsula de Bowman.
   b. da arteríola aferente.
   c. da extremidade do ramo ascendente espesso.
   d. do ramo descendente delgado.
1-5. O volume de líquido que entra nos túbulos por filtração glomerular em um dia costuma ser de
   a. cerca de três vezes o volume renal.
   b. aproximadamente igual ao volume filtrado por todos os capilares no resto do corpo.
   c. aproximadamente igual ao volume de plasma circulante.
   d. maior do que o volume total de água corporal.
1-6. No contexto do rim, a secreção de uma substância implica que
   a. ela é transportada das células tubulares para a luz tubular.
   b. ela é filtrada na cápsula de Bowman.
   c. ela está presente na urina final excretada.
   d. ela é sintetizada pelas células tubulares.

Fluxo sanguíneo renal e filtração glomerular

OBJETIVOS

- Definir fluxo sanguíneo renal, fluxo plasmático renal, taxa de filtração glomerular, fração de filtração e fornecer os valores normais.
- Apresentar a fórmula que relaciona fluxo, pressão e resistência em um órgão.
- Identificar os vasos sucessivos através dos quais o sangue flui após deixar a artéria renal.
- Citar as resistências relativas das arteríolas aferentes e eferentes.
- Descrever como as alterações na resistência das arteríolas aferentes e eferentes afetam o fluxo sanguíneo renal.
- Descrever as três camadas da barreira de filtração glomerular e definir podócito, processo podal e diafragma em fenda.
- Descrever como o tamanho molecular e a carga elétrica determinam a filtrabilidade dos solutos do plasma; explicar como a ligação de proteínas a uma substância de baixo peso molecular influencia sua filtrabilidade.
- Apresentar a fórmula para os determinantes da taxa de filtração glomerular e explicar, em termos qualitativos, por que a pressão de filtração é positiva.
- Explicar a razão pela qual a taxa de filtração glomerular é bem superior em comparação com a filtração em outros capilares do corpo.
- Descrever como a pressão arterial, a resistência arteriolar aferente e a resistência arteriolar eferente influenciam a pressão nos capilares glomerulares.
- Descrever como mudanças no fluxo plasmático renal influenciam a pressão oncótica média dos capilares glomerulares.
- Definir autorregulação do fluxo sanguíneo renal e da taxa de filtração glomerular.

FLUXO SANGUÍNEO RENAL

A quantidade de sangue que flui pelos rins é enorme em relação a seu tamanho. O fluxo sanguíneo renal (FSR) é aproximadamente de 1 L/min, o que constitui 20% do débito cardíaco em repouso através de um tecido que representa menos de 0,5% da massa corporal. Tendo em vista que o volume de cada rim é de menos de

150 mL, isso significa que cada rim é perfundido mais de três vezes seu volume total a cada minuto. *Todo* esse sangue é liberado para o córtex. Aproximadamente de 10% do fluxo sanguíneo cortical é então direcionado para a medula.

O sangue penetra em cada rim no hilo através da artéria renal. Depois de várias divisões, formando artérias menores, o sangue alcança as artérias arqueadas que percorrem os ápices das pirâmides, entre a medula e o córtex. A partir daí, artérias corticais radiais projetam-se em direção à superfície do rim e dão origem a uma série de arteríolas aferentes (AAs), cada uma delas alcançando um glomérulo dentro da cápsula de Bowman (Figura 2.1). Essas artérias e glomérulos são encontrados *apenas* no córtex, e nunca na medula. Na maioria dos órgãos, os capilares recombinam-se para formar o começo do sistema venoso; entretanto, os capilares glomerulares recombinam-se para formar outro conjunto de arteríolas, denominadas arteríolas eferentes (AEs). Em seguida, em sua grande maioria, as AEs subdividem-se em um segundo conjunto de capilares, denominados capilares peritubulares. Esses capilares estão profusamente distribuídos por todo o córtex, entremeados com os segmentos tubulares. Em seguida, os capilares peritubulares reúnem-se para formar as veias pelas quais o sangue finalmente deixa o rim.

As AEs dos glomérulos situados logo acima da borda corticomedular (glomérulos justamedulares) não se ramificam em capilares peritubulares como a maioria das AEs. Em vez disso, essas arteríolas descem para a medula externa. Uma vez na medula, dividem-se muitas vezes para formar feixes de vasos paralelos, denominados vasos retos. Esses feixes de vasos retos penetram profundamente na medula (ver Figura 2.1).

> Os rins constituem menos de 1% da massa corporal, porém recebem 20% do débito cardíaco.

Os vasos retos por fora dos feixes vasculares "desgarram-se" e dão origem a redes de capilares que circundam as alças de Henle e os ductos coletores na medula externa. Apenas os vasos retos mais centrais suprem os capilares na medula interna; em consequência, há pouco fluxo sanguíneo na papila. Os capilares da medula interna reorganizam-se em vasos retos ascendentes, que seguem seu percurso em estreita associação com os vasos retos descendentes dentro dos feixes vasculares. As propriedades estruturais e funcionais dos vasos retos são bastante complexas e serão descritas em mais detalhes no Capítulo 6.

O fluxo sanguíneo através dos vasos retos na medula é bem menor que o fluxo sanguíneo cortical, talvez de 0,1 L/min. Embora seja baixo em relação ao fluxo sanguíneo cortical, o medular não é baixo em sentido absoluto, sendo bastante comparável ao fluxo sanguíneo de muitos outros tecidos. O significado das diferenças entre o fluxo sanguíneo cortical e medular e a anatomia vascular é o seguinte: o alto fluxo sanguíneo e a rede peritubular no córtex mantém a composição do ambiente intersticial dos túbulos corticais renais muito próxima daquela do plasma sanguíneo em todo o corpo. Diferentemente, o menor fluxo sanguíneo e o agrupamento dos feixes vasculares na medula permitem um ambiente intersticial muito diferente do plasma sanguíneo. Conforme descrito no Capítulo 6, o ambiente intersticial na medula desempenha um papel crucial na regulação da excreção de água.

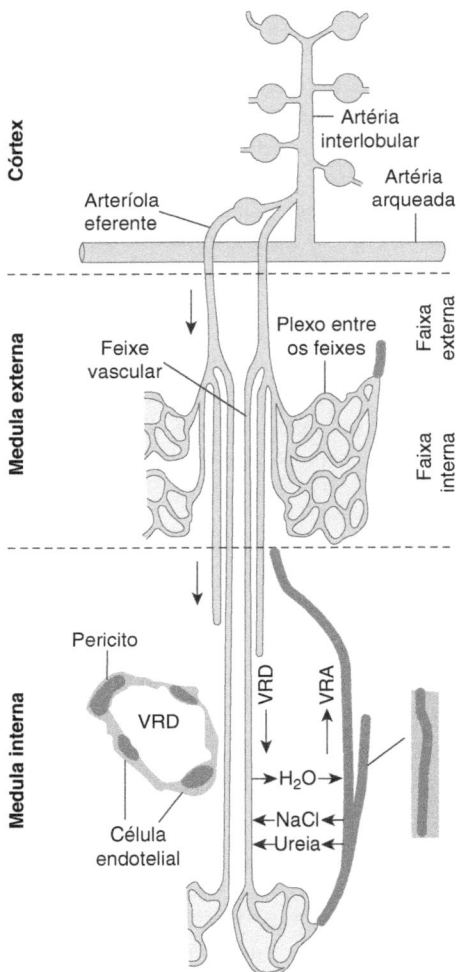

Figura 2.1 A microcirculação renal. As artérias arqueadas seguem seu percurso exatamente acima da borda corticomedular, em paralelo à superfície, e dão origem às artérias corticais radiais (interlobulares), que se irradiam para a superfície. As arteríolas aferentes (AEs) originam-se das artérias corticais radiais, em um ângulo que varia de acordo com a localização cortical. O sangue é suprido aos capilares peritubulares do córtex pelo fluxo eferente dos glomérulos superficiais. Ele supre a medula a partir do fluxo eferente dos glomérulos justamedulares. As AEs dos glomérulos justamedulares dão origem a feixes de vasos retos descendentes na faixa externa da medula externa. Na faixa interna da medula externa, os vasos retos descendentes e os vasos retos ascendentes que retornam da medula interna seguem um trajeto lado a lado nos feixes vasculares, possibilitando a troca de solutos e água, conforme descrito no Capítulo 6. Os vasos retos descendentes dos feixes periféricos suprem o plexo capilar entre os feixes da faixa interna, enquanto os do centro suprem os capilares da medula interna. Os pericitos contráteis nas paredes dos vasos retos descendentes regulam o fluxo. (VRA, vaso reto ascendente; VRD, vaso reto descendente.) (Utilizada, com permissão, de Pallone TL, Zhang Z, Rhinehart K. Physiology of the renal medullary microcirculation. *Am J Physiol Renal Physiol.* 2003;284:F253-F266.)

FLUXO, RESISTÊNCIA E PRESSÃO ARTERIAL NOS RINS

O fluxo sanguíneo nos rins obedece aos mesmos princípios hemodinâmicos observados em outros órgãos do corpo. A equação básica para o fluxo sanguíneo através de qualquer órgão é a seguinte:

$$Q = \frac{\Delta P}{R},$$
Equação 2.1

em que Q é o fluxo sanguíneo no órgão, ΔP é a pressão média na artéria que supre o órgão menos a pressão média na veia que drena esse mesmo órgão, e R é a resistência vascular total no órgão. A resistência de um órgão é determinada pela resistência dos vasos individuais e suas conexões em série/paralelo. A resistência de qualquer vaso é uma função da viscosidade do sangue, do comprimento do vaso e, acima de tudo, do raio do vaso sanguíneo. Conforme descrito pela lei de Poiseuille, a resistência de um vaso cilíndrico varia inversamente com a quarta potência de seu raio. É necessário uma diminuição ou um aumento de apenas 19% no raio do vaso para dobrar ou reduzir pela metade a resistência desse vaso. Como os rins contêm numerosas vias paralelas, isto é, glomérulos e vasos associados, a resistência vascular renal total é baixa. Por sua vez, isso responde pelo alto FSR.

A presença de dois conjuntos de arteríolas (aferente e eferente) e de dois tipos de capilares (glomerular e peritubular) torna a vascularização do córtex incomum. As resistências das arteríolas aferentes e eferentes são aproximadamente iguais na maioria das circunstâncias e respondem pela maior parte da resistência vascular renal total. As resistências nas artérias que precedem as AAs (i.e., artérias corticais radiais) e nos capilares desempenham algum papel, porém iremos nos concentrar nas arteríolas, visto que essas resistências são variáveis e constituem os locais de regulação. Uma mudança na resistência de uma AA ou de uma AE tem o mesmo efeito sobre o fluxo sanguíneo, visto que esses vasos estão em série. Quando as duas resistências mudam na mesma direção (a situação mais comum), seus efeitos sobre o FSR são aditivos. Quando mudam em direções diferentes – com aumento de uma resistência e diminuição da outra –, há uma compensação recíproca.

As pressões hidrostáticas são muito mais altas nos capilares glomerulares do que nos peritubulares. À medida que o sangue flui através de qualquer resistência vascular, a pressão diminui progressivamente. A pressão no início de qualquer AA aproxima-se da pressão arterial sistêmica média (~ 100 mmHg) e diminui para cerca de 60 mmHg no ponto onde conecta-se ao glomérulo. Como cada glomérulo contém inúmeros capilares em paralelo, a pressão diminui muito pouco durante o fluxo através desses capilares, e a pressão capilar glomerular permanece próxima de 60 mmHg. Em seguida, a pressão diminui novamente durante o fluxo através da AE, alcançando cerca de 20 mmHg no ponto onde supre os capilares peritubulares (Figura 2.2). A alta pressão glomerular de cerca de 60 mmHg é necessária para permitir a filtração glomerular, enquanto a baixa pressão capilar peritubular de 20 mmHg é igualmente necessária para possibilitar a reabsorção de líquido do interstício renal.

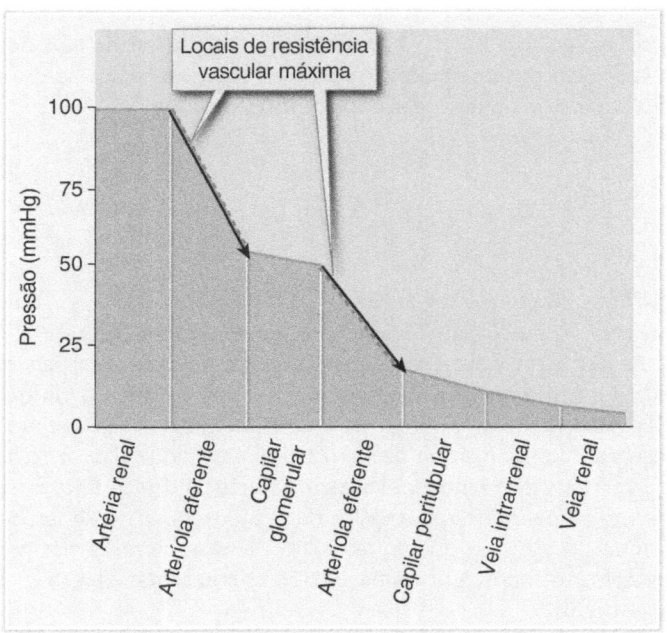

Figura 2.2 A pressão arterial diminui à medida que o sangue flui através da rede vascular renal. A maior queda ocorre nos locais de resistência máxima – as arteríolas aferentes e eferentes. A localização dos capilares glomerulares, entre os locais de alta resistência, faz com que eles apresentem uma pressão muito mais alta que a dos capilares peritubulares. (Reproduzida, com permissão, de Kibble J, Halsey CR. *The Big Picture: Medical Physiology*. New York: McGraw-Hill, 2009.)

FILTRAÇÃO GLOMERULAR

O filtrado glomerular contém principalmente íons inorgânicos e solutos orgânicos de baixo peso molecular, praticamente nas mesmas concentrações que no plasma. Ele contém também pequenos peptídeos plasmáticos e uma quantidade muito limitada de albumina. O líquido filtrado deve passar através de uma barreira de filtração glomerular de três camadas. A primeira camada, constituída pelas células endoteliais dos capilares, é perfurada por numerosas fenestras amplas ("janelas"), de modo semelhante a uma fatia de queijo suíço, que ocupam cerca de 10% da área de superfície endotelial. Elas são livremente permeáveis a qualquer substância no sangue, exceto células e plaquetas. A camada média, a membrana basal dos capilares, consiste em uma malha acelular semelhante ao gel, composta de glicoproteínas e proteoglicanos, com uma estrutura semelhante a uma esponja de cozinha. A terceira camada consiste em células epiteliais (*podócitos*) que circundam os capilares e repousam sobre a membrana basal capilar. Os podócitos apresentam uma estrutura singular, semelhante a um polvo. Pequenos "dedos", denominados pedicelos (ou processos podais), estendem-se a partir de cada braço do podócito e estão inseridos na membrana basal (ver Figura 1.5D).

Os pedicelos de um podócito se interdigitam com os pedicelos de podócitos adjacentes. Os pedicelos são recobertos por uma camada espessa de material extracelular, que oclui de modo parcial as fendas. Processos extremamente finos, denominados diafragmas em fenda, ligam as fendas entre os pedicelos. Esses diafragmas são versões ampliadas das junções firmes e das junções de adesão que ligam todas as células epiteliais contíguas, e sua estrutura assemelha-se a escadas em miniatura. Os pedicelos formam os lados da escada, e os diafragmas em fenda são os degraus. Os espaços entre os diafragmas constituem o caminho percorrido pelo filtrado, que já atravessou as células endoteliais e a membrana basal, para entrar no espaço de Bowman.

Tanto os diafragmas em fenda quanto a membrana basal são compostos de uma série de proteínas, e, embora a membrana possa contribuir para a seletividade da barreira de filtração, a integridade dos diafragmas é fundamental para impedir o extravasamento excessivo das proteínas plasmáticas (albumina). Algumas doenças com perda de proteínas estão associadas a uma estrutura anormal dos diafragmas em fenda.

A seletividade da barreira de filtração é crucial para a função renal. A barreira deve ser permeável o suficiente para possibilitar a passagem livre das substâncias que devem ser filtradas, como produtos de degradação orgânicos, porém impermeável às proteínas plasmáticas que não devem ser filtradas. A seletividade da barreira tem como base tanto o *tamanho molecular* quanto a *carga elétrica*. Consideraremos em primeiro lugar o tamanho molecular.

A barreira de filtração do corpúsculo renal não oferece qualquer obstáculo ao movimento de moléculas com peso molecular inferior a 7.000 Da (i.e., os solutos desse tamanho são livremente filtrados). Isso inclui todos os pequenos íons, a glicose, a ureia, os aminoácidos e muitos hormônios. A barreira de filtração exclui quase totalmente a albumina plasmática (com peso molecular de cerca de 66.000 Da). (Para maior simplicidade, usamos o peso molecular como referência de tamanho; na realidade, é o raio molecular e o formato que são de importância crítica.) Entretanto, a resistência à albumina plasmática não alcança 100%, e o filtrado glomerular contém quantidades extremamente pequenas de albumina, da ordem de 10 mg/L ou menos. Isso corresponde a apenas cerca de 0,02% da concentração plasmática de albumina, justificando o uso da expressão "quase isento de proteínas". Algumas substâncias pequenas são parcialmente ou muito ligadas a grandes proteínas plasmáticas e, portanto, não estão livres para serem filtradas, embora as frações não ligadas possam facilmente atravessar a barreira de filtração. Isso inclui os hormônios hidrofóbicos – os esteroides e os hormônios da tireoide –, e cerca de 40% do cálcio do sangue.

> As cargas negativas fixas na matriz extracelular da barreira de filtração restringem a passagem das proteínas plasmáticas de carga negativa.

Para moléculas com peso molecular que varia de 7.000 a 70.000 Da, a quantidade filtrada torna-se progressivamente menor à medida que a molécula se torna maior (Figura 2.3). Por conseguinte, muitos peptídeos e proteínas de pequeno e médio tamanho que normalmente estão presentes no plasma são, na realidade, filtrados em grau significativo. Além disso, quando determinadas proteínas aparecem no plasma devido a alguma doença (p. ex., hemoglobina liberada das hemácias danificadas ou mioglobina liberada dos músculos lesionados), pode também ocorrer filtração considerável dessas proteínas.

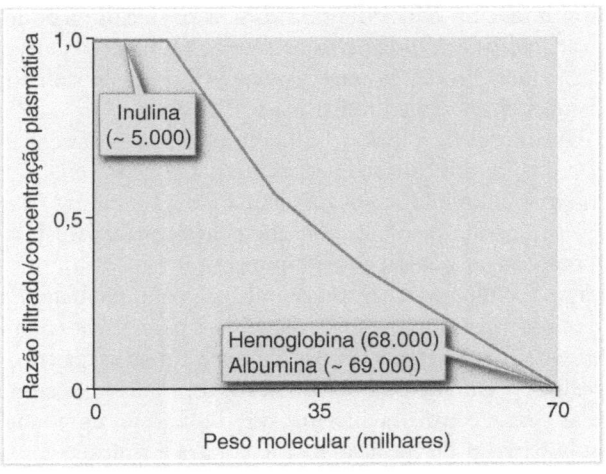

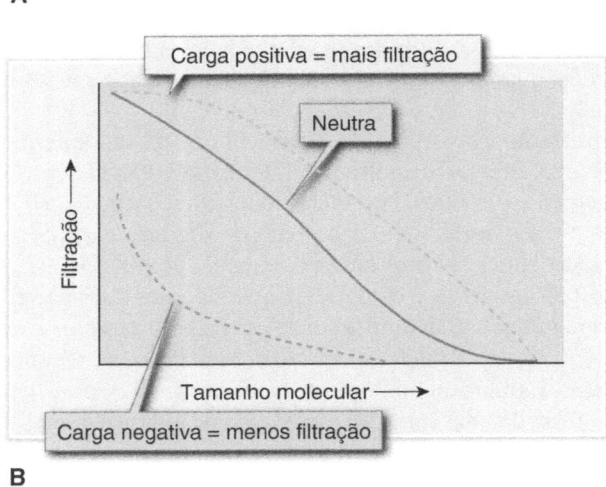

Figura 2.3 **A**, À medida que aumenta o peso molecular (e, portanto, o tamanho), a filtrabilidade declina, de modo que as proteínas com peso molecular acima de 70.000 Da dificilmente são filtradas. **B**, Para qualquer tamanho molecular, as moléculas de carga negativa têm sua passagem muito mais restrita do que as moléculas neutras, enquanto as de carga positiva são menos restritas. (Reproduzida, com permissão, de Kibble J, Halsey CR. *The Big Picture: Medical Physiology.* New York: McGraw-Hill, 2009.)

A carga elétrica é a segunda variável que determina a filtrabilidade das macromoléculas. Para qualquer tamanho, as macromoléculas de carga negativa são filtradas em menor grau, enquanto as de carga positiva são filtradas em maior grau, em comparação com as moléculas neutras. Isso se deve ao fato de que as superfícies de todos os componentes da barreira de filtração (o revestimento celular do endotélio, a membrana basal e o revestimento celular dos diafragmas em fenda) contêm poliânions fixos, que repelem as macromoléculas de carga negativa durante a filtração. Como quase todas as proteínas plasmáticas apresentam uma carga negativa efetiva, essa repulsão elétrica desempenha um papel restritivo muito importante, potencializando a resistência determinada exclusivamente pelo tamanho. Em outras palavras, se a albumina ou a barreira de filtração não tivessem carga elétrica, até mesmo a albumina seria filtrada em grau considerável (ver Figura 2.3B). Algumas doenças que causam perda das cargas negativas das membranas resultam em "extravasamento" de proteínas pelos capilares glomerulares.

É preciso ressaltar que as cargas negativas nas membranas de filtração atuam como resistência apenas às macromoléculas, e não aos ânions minerais ou aos ânions orgânicos de baixo peso molecular. Assim, os íons cloreto e bicarbonato, apesar de suas cargas negativas, são livremente filtrados.

Determinantes diretos da taxa de filtração glomerular

O valor da taxa de filtração glomerular (TFG) é um determinante crucial da função renal. A TFG afeta a excreção de produtos de degradação e, pelo fato de seu valor ser tão grande, influencia a excreção de todas as substâncias que são processadas por elementos tubulares distais, particularmente sal e água. A regulação da TFG é simples em termos de princípios físicos, porém muito complexa em nível funcional, visto que existem muitos sinais que atuam nos elementos controláveis.

A taxa de filtração em qualquer leito capilar, incluindo os glomérulos, é determinada pela permeabilidade hidráulica dos capilares (incluindo, neste caso, todos os elementos da barreira de filtração), por sua área de superfície e pela pressão efetiva de filtração (PEF) que atua sobre eles.

Taxa de filtração = permeabilidade hidráulica × área de superfície × PEF   Equação 2.2

Como é difícil estimar a área de superfície de um leito capilar, emprega-se um parâmetro denominado coeficiente de filtração (K_f) para indicar o produto da permeabilidade hidráulica pela área de superfície.

A PEF é a soma algébrica das pressões hidrostáticas e das pressões osmóticas resultantes das proteínas – pressão oncótica ou coloidosmótica –, nos dois lados da parede capilar. Existem quatro pressões a serem consideradas: duas pressões hidrostáticas e duas pressões oncóticas, conhecidas como forças de Starling. Nos capilares glomerulares

$$\text{PEF} = (P_{CG} - P_{CB}) - (\pi_{CG} - \pi_{CB}), \qquad \text{Equação 2.3}$$

em que P_{CG} é a pressão hidrostática capilar glomerular, π_{CB} é a pressão oncótica do líquido na cápsula de Bowman, P_{CB} é a pressão hidrostática na cápsula de Bowman, e π_{CG} é a pressão oncótica no plasma do capilar glomerular, mostradas esquematicamente na Figura 2.4, com os valores médios típicos.

Como normalmente há pouca proteína total na cápsula de Bowman, a π_{CB} pode ser considerada zero e eliminada do nosso cálculo. Por conseguinte, a equação global para a TFG passa a ser:

$$\text{TFG} = K_f \bullet (P_{CG} - P_{CB} - \pi_{CG}) \qquad \text{Equação 2.4}$$

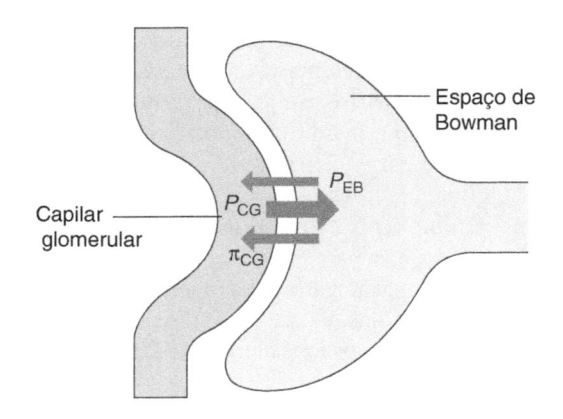

Forças	mmHg
A favor da filtração:	
Pressão arterial no capilar glomerular (P_{CG})	60
Contrárias à filtração:	
Pressão do líquido no espaço de Bowman (P_{EB})	15
Força osmótica devido à proteína plasmática (π_{CG})	29
Pressão efetiva de filtração glomerular = $P_{GC} - P_{BS} - \pi_{CG}$	16

Figura 2.4 Forças envolvidas na filtração glomerular, conforme descrito no texto. (Reproduzida, com permissão, de Widmaier EP, Raff H, Strang KT. *Vander's Human Physiology.* 11th ed. McGraw-Hill, 2008.)

6 A Figura 2.5 mostra que a pressão hidrostática é quase constante dentro dos glomérulos. Isso se deve à presença de numerosos capilares em paralelo; em seu conjunto, esses capilares exercem apenas uma pequena resistência ao fluxo, porém a pressão *oncótica* nos capilares glomerulares *de fato* muda substancialmente ao longo da extensão dos glomérulos. A água é filtrada para fora do espaço vascular e deixa para trás a maior parte das proteínas, aumentando, assim, a concentração de proteínas e, consequentemente, a pressão oncótica do plasma não filtrado que permanece nos capilares glomerulares. Devido, em grande parte, a esse aumento acentuado da pressão oncótica, a PEF diminui do começo para o final dos capilares glomerulares.

A PEF média em toda a extensão do glomérulo é de cerca de 16 mmHg. Essa PEF média é maior do que aquela encontrada na maioria dos leitos capilares não renais. Juntamente com o valor muito elevado do K_f, ela responde pela enorme filtração de 180 L de líquido/dia (em comparação com 3 L/dia ou mais em todos os outros leitos capilares combinados).

A TFG não é constante e exibe flutuações em diferentes estados fisiológicos e na presença de doença. Seu valor precisa ser rigorosamente controlado. Para entender o controle da TFG, é essencial perceber como uma mudança em qualquer um dos fatores afeta a TFG, supondo-se que todos os outros fatores sejam mantidos constantes.

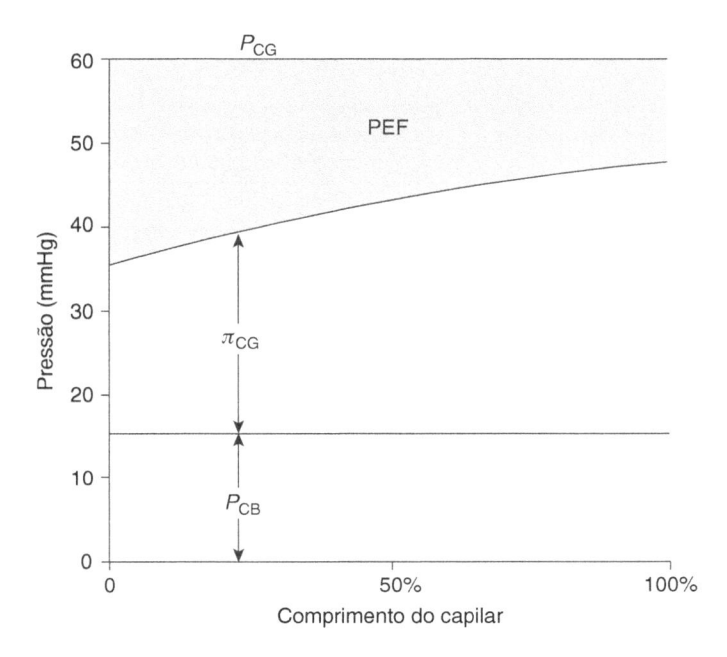

Figura 2.5 Forças que afetam a filtração glomerular ao longo dos capilares glomerulares. Observe que a pressão oncótica dentro dos capilares (π_{CG}) aumenta, devido à perda de água, e que, em consequência, a pressão efetiva de filtração (região sombreada) diminui.

O Quadro 2.2 apresenta um resumo desses fatores. Fornece também uma lista de verificação para utilizar quando se procura entender como doenças ou mensageiros químicos vasoativos e fármacos modificam a TFG. Convém assinalar que a principal causa de diminuição da TFG na doença renal não consiste em uma alteração desses parâmetros dentro dos néfrons individuais, mas em uma redução no número de néfrons funcionais. Isso reduz o K_f.

Quadro 2.1 Forças estimadas envolvidas na filtração glomerular nos seres humanos

Forças	Extremidade aferente do capilar glomerular (mmHg)	Extremidade eferente do capilar glomerular (mmHg)
1. A favor da filtração Pressão hidráulica dos capilares glomerulares, P_{CG}	60	58
2. Contra a filtração a. Pressão hidráulica na cápsula de Bowman, P_{CB}	15	15
b. Pressão oncótica no capilar glomerular, π_{CG}	21	33
3. Pressão efetiva de filtração (1 − 2)	24	10

Quadro 2.2 Resumo dos determinantes diretos da TFG e dos fatores que a influenciam

Determinantes diretos da TFG: TFG = K_f ($P_{CG} - P_{CB} - \pi_{CG}$)		Principais fatores que tendem a aumentar a magnitude do determinante direto
K_f	1. ↑	Área de superfície glomerular (devido ao relaxamento das células mesangiais glomerulares) Resultado: ↑ TFG
P_{CG}	1. ↑ 2. ↓	Pressão arterial renal Resistência da AA (dilatação aferente) Resistência da AE (constrição eferente) Resultado: ↑ TFG
	3. ↑	
P_{CB}	1. ↑	Pressão intratubular, devido à obstrução do túbulo ou do sistema urinário extrarrenal Resultado: ↓ TFG
π_{CG}	1. ↑ 2. ↓	Pressão oncótica plasmática sistêmica (estabelece a π_{CG} no início dos capilares glomerulares) Fluxo plasmático renal (provoca elevação da π_{CG} ao longo dos capilares glomerulares) Resultado: ↓ TFG

TFG, taxa de filtração glomerular; K_f, coeficiente de filtração; P_{CG}, pressão hidráulica do capilar glomerular; P_{CB}, pressão hidráulica na cápsula de Bowman; π_{CG}, pressão oncótica no capilar glomerular. Uma inversão de todas as setas no Quadro irá causar uma redução nas magnitudes de K_f, P_{CG}, P_{CB} e π_{CG}.

Coeficiente de filtração (K_f)

A ocorrência de alterações no K_f é causada mais frequentemente por doença glomerular, mas também pelo controle fisiológico normal. Os detalhes ainda não estão totalmente esclarecidos, porém mensageiros químicos liberados nos rins causam contração das células mesangiais glomerulares. Essa contração pode diminuir o fluxo através de algumas das alças capilares, reduzindo efetivamente a área disponível para a filtração, K_f, e, em consequência, a TFG.

Pressão hidrostática dos capilares glomerulares (P_{CG})

A pressão hidrostática nos capilares glomerulares é influenciada por muitos fatores. Podemos descrever a situação utilizando a analogia de um vazamento em uma mangueira de jardim. Se houver uma mudança na pressão da água no cano ao qual está ligada a mangueira, a pressão na mangueira e, portanto, a intensidade do vazamento serão alteradas. As resistências na mangueira também afetam o vazamento. Se a torcermos antes do vazamento, a pressão nessa região diminuirá, e haverá menor vazamento de água. Entretanto, se a torcermos depois, isso *aumentará* a pressão na região do vazamento, com consequente aumento da quantidade de vazamento. Esses mesmos princípios se aplicam à P_{CG} e à TFG. Em primeiro lugar, uma mudança na pressão arterial renal causará uma modificação da P_{CG} no mesmo sentido. Quando a resistência permanece

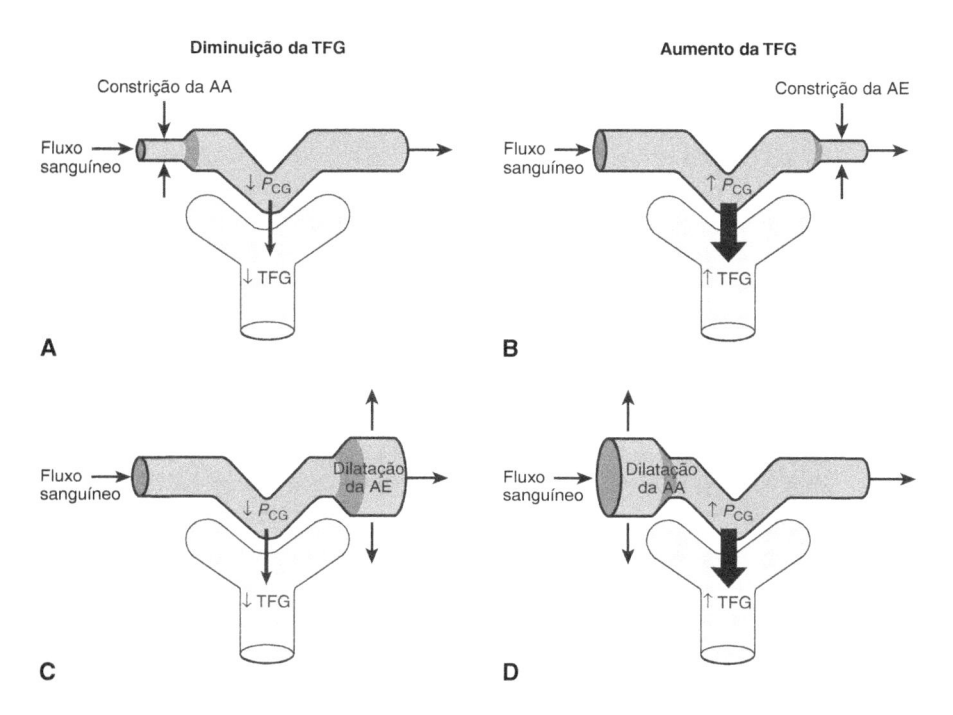

Figura 2.6 Efeito de mudanças na resistência sobre a TFG. **A-D**, A constrição da AA ou a dilatação da AE levam a uma diminuição da TFG, enquanto a dilatação da AA ou a constrição da AE resultam em aumento da TFG. (Reproduzida, com permissão, de Widmaier EP, Raff H, Strang KT. *Vander's Human Physiology*. 11th ed. McGraw-Hill, 2008.)

constante, a P_{CG} aumenta e diminui com a elevação e a queda da pressão da artéria renal. Trata-se de um aspecto de importância crítica, visto que a pressão arterial exibe uma considerável variabilidade. Em segundo lugar, mudanças na resistência das arteríolas aferentes e eferentes exercem efeitos *opostos* sobre a P_{CG}. Um aumento na resistência da AA, que ocorre *proximalmente* ao glomérulo, equivale a torcer a mangueira antes do vazamento: diminui a P_{CG}. Um aumento na resistência da AE ocorre *distalmente* ao glomérulo e equivale a torcer a mangueira depois do vazamento: aumenta a P_{CG}. Naturalmente, a dilatação da AA eleva a P_{CG} e, portanto, a TFG, enquanto a dilatação da AE reduz a P_{CG} e, em consequência, a TFG. Além disso, deve ficar claro que, quando ambas as resistências arteriolares aferente e eferente mudam na mesma direção (i.e., ambas aumentam ou diminuem), elas exercem efeitos opostos sobre a P_{CG}.

Qual é o significado disso? Significa que o rim tem a capacidade de regular a P_{CG} e, portanto, a TFG *independentemente* do FSR. Os efeitos de mudanças nas resistências arteriolares estão resumidos na Figura 2.6.

Pressão hidrostática na cápsula de Bowman (P_{CB})

Em geral, alterações na pressão dentro do espaço de Bowman têm pouca importância. Entretanto, a ocorrência de obstrução em qualquer ponto ao longo do túbulo ou nas porções externas do sistema urinário (p. ex., ureter) aumenta a pressão tubular proximalmente à oclusão, em toda a extensão até a cápsula de Bowman. O resultado consiste em declínio da TFG.

Pressão oncótica no plasma dos capilares glomerulares (π_{CG})

A pressão oncótica no plasma no início dos capilares glomerulares é a pressão oncótica do plasma arterial sistêmico. Por conseguinte, uma diminuição na concentração plasmática arterial de proteínas, como a que ocorre, por exemplo, na doença hepática, reduz a pressão oncótica arterial e tende a aumentar a TFG, enquanto a elevação da pressão oncótica arterial tende a reduzir a TFG.

Todavia, convém lembrar que a pressão oncótica no capilar glomerular (π_{CG}) é igual à pressão oncótica arterial somente no início dos capilares glomerulares; em seguida, a π_{CG} aumenta ligeiramente ao longo dos capilares glomerulares, à medida que o líquido isento de proteínas flui para fora dos capilares, concentrando as proteínas que permanecem dentro do capilar. Isso significa que a PEF e, portanto, a filtração diminuem progressivamente ao longo da extensão dos capilares. Por conseguinte, qualquer fator capaz de provocar um aumento mais acentuado da π_{CG} tende a diminuir a PEF média e, portanto, a TFG.

Esse aumento excessivo da pressão oncótica ocorre em condições de FSR baixo. Quando o FSR está baixo, o processo de filtração remove uma fração relativamente maior do plasma, deixando um volume menor de plasma nos glomérulos, que ainda contém todas as proteínas plasmáticas. A π_{CG} alcança um valor final na extremidade dos capilares glomerulares, que é maior do que o normal. Isso diminui a PEF média e, portanto, a TFG. Em contrapartida, um FSR alto, com todos os outros fatores permanecendo constantes, causa uma elevação da π_{CG} menos acentuada e alcança um valor final na extremidade dos capilares que é menor do que o normal, o que aumenta a TFG. O Quadro 2.1 fornece valores típicos das forças que afetam a filtração glomerular em condições normais.

Como o sangue é composto de células e plasma, podemos descrever o fluxo de plasma em si, isto é, o fluxo *plasmático* renal (FPR). Variações nas quantidades relativas de plasma que são filtradas podem ser expressas como fração de filtração: a razão FPR/TFG, que normalmente é de cerca de 20%, ou seja, cerca de 20% do plasma que entra nos rins são removidos do sangue e levados para o espaço de Bowman. O aumento da π_{CG} ao longo dos capilares glomerulares é diretamente proporcional à fração de filtração (i.e., quando uma quantidade relativamente maior de plasma é filtrada, o aumento da π_{CG} é maior). Se houve uma mudança na fração de filtração, é certo que também ocorreu uma mudança proporcional da π_{CG}, que desempenha um papel na alteração da TFG.

Carga filtrada

Carga filtrada é um termo utilizado em outros capítulos. Refere-se à quantidade de substâncias que é filtrada por unidade de tempo. Para as substâncias livremente filtradas, a carga filtrada é o produto da TFG pela concentração plasmática. Considere o sódio. Sua concentração plasmática normal é de 140 mEq/L ou 0,14 mEq/mL. Em homens adultos jovens e saudáveis, a TFG normal é de 125 mL/min, de modo que a carga filtrada de sódio é de 0,14 mEq/mL × 125 mL/min = 17,5 mEq/min. Podemos fazer o mesmo cálculo para qualquer outra substância, tendo o cuidado, em cada caso, de estar atento para a unidade de medida na qual a concentração é expressa. A carga filtrada é a quantidade apresentada ao restante do néfron para processamento, e ela varia com a concentração plasmática e a TFG. Um aumento da TFG, na presença de uma concentração plasmática constante, aumenta a carga filtrada, assim como uma elevação da concentração plasmática na presença de TFG constante. As variações na carga filtrada desempenham um importante papel no processamento renal de muitas substâncias.

AUTORREGULAÇÃO

É importante que os rins mantenham a TFG dentro de uma faixa limitada. Se a TFG for demasiado baixa, haverá uma excreção insuficiente de substâncias de degradação, ao passo que, se a TFG for excessivamente alta, isso irá sobrepujar a capacidade dos túbulos de reabsorver água e sal. Na maior parte do tempo, isso significa manter a TFG relativamente constante na presença de fatores capazes de modificá-la. Entre os fatores que tendem a modificar a TFG, o mais importante é a pressão arterial renal. No rim saudável, a pressão arterial renal é praticamente igual à pressão arterial sistêmica. Essa pressão não é, de modo algum, constante. Seu efeito potencial sobre a TFG é tão pronunciado que a excreção urinária tende a variar de modo amplo com variações normais diárias da pressão arterial. Além disso, a pressão vascular nos capilares glomerulares de paredes finas é mais alta do que nos capilares no restante do corpo, e, em consequência, ocorre lesão hipertensiva se essa pressão for excessivamente alta. Para proteger os capilares glomerulares dos danos hipertensivos e para preservar uma TFG adequada com diferentes valores de pressão arterial, as alterações na TFG e no FSR são minimizadas por diversos mecanismos que, em seu conjunto, são conhecidos como autorregulação.

Considere uma situação na qual ocorre um aumento de 20% na pressão arterial média. Essa elevação modesta ocorre muitas vezes durante o dia em associação a mudanças no nível de excitação e de atividade. Se todas as resistências vasculares renais permanecerem constantes, haverá um aumento de 20% no FSR (na verdade, um pouco mais, se a pressão na veia renal não for afetada). Qual o efeito disso sobre a TFG? Ela aumentará muito mais do que 20%; na verdade, quase 50%. Isso se deve ao fato de que a PEF aumenta cerca de 50%. Na realidade, mudanças fracionais na pressão proximal (na artéria renal) são *amplificadas* em termos de PEF. Por quê? No glomérulo, a pressão hidrostática capilar é, em média, de cerca de 60 mmHg. As pressões contrárias à filtração alcançam, no total, 36 mmHg, produzindo uma PEF de cerca de 24 mmHg (Quadro 2.1). Com uma elevação da pressão arterial para 120 mmHg, a pressão capilar glomerular aumenta para cerca de 71 mmHg, porém não haverá aumento nas pressões que se opõem à pressão de filtração-oncótica do plasma e à pressão na cápsula de Bowman. Por conseguinte, a PEF deve aumentar para 71 − 36 = 35 mmHg (um aumento de quase 50%). Uma PEF mais elevada poderia provocar um aumento paralelo na TFG. Isso ressalta a importância da manutenção de uma pressão capilar glomerular em um valor correto.

Agora, o que de fato ocorre na presença de alterações da pressão arterial média? Como no caso de muitos órgãos, o fluxo sanguíneo não muda de maneira proporcional às alterações da pressão arterial. As alterações são amortecidas. Um aumento na pressão

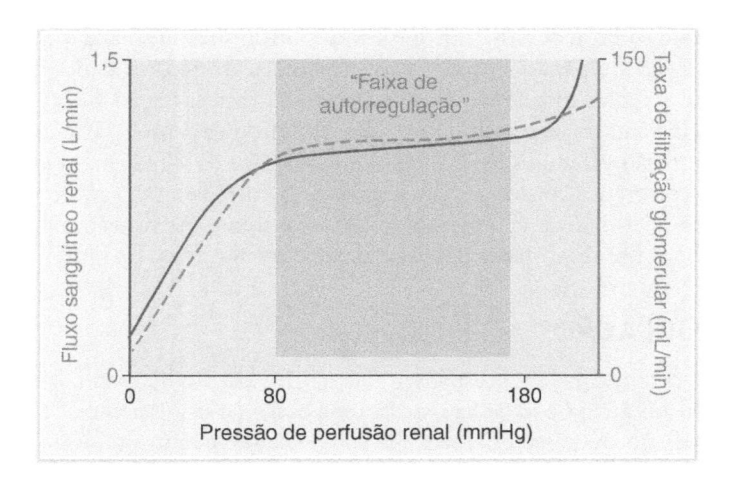

Figura 2.7 Autorregulação do fluxo sanguíneo renal (FSR) e da taxa de filtração glomerular (TFG). Ao longo da faixa de pressão de perfusão renal (pressão da artéria renal menos pressão da veia renal) de 80 para cerca de 170 mmHg, o FSR e a TFG aumentam apenas modestamente com elevações da pressão de perfusão renal. Entretanto, fora dessa faixa, as alterações são muito maiores. (Reproduzida, com permissão, de Kibble J, Halsey CR. *The Big Picture: Medical Physiology.* New York: McGraw-Hill, 2009.)

de entrada é contrabalançado por um aumento da resistência vascular que quase compensa a elevação da pressão. A palavra "quase" é fundamental nesse aspecto. Pressões de entrada mais altas levam efetivamente a um maior fluxo, mas não de modo proporcional. Considere a Figura 2.7. Dentro da faixa de pressão arterial média comumente encontrada no corpo humano (na região designada como "faixa autorreguladora"), a TFG e o FSR variam apenas modestamente quando a pressão arterial média se modifica. Isso resulta, em parte, da reação miogênica, que consiste na contração ou no relaxamento do músculo liso arteriolar em resposta a mudanças nas pressões vasculares. A autorregulação também é, em parte, o resultado de sinais intrarrenais bastante complicados, que afetam a resistência vascular e a contração das células mesangiais, um processo denominado *feedback* (retroalimentação) tubuloglomerular (TG; ver Capítulo 7). A resposta miogênica é de ação muito rápida (dentro de um segundo) e protege os glomérulos das flutuações de curto prazo da pressão arterial, enquanto a retroalimentação TG ajuda a manter uma carga filtrada apropriada de sódio e produtos de degradação.

> A autorregulação impede a ocorrência de mudanças acentuadas da TFG na presença de alterações da pressão arterial.

PRINCIPAIS CONCEITOS

1. Os rins apresentam um fluxo sanguíneo muito grande em relação à sua massa, que é regulado por razões funcionais, mais do que por demandas metabólicas.

2. A pressão nos capilares glomerulares é determinada pela resistência relativa das arteríolas aferentes, que precedem o glomérulo, e das arteríolas eferentes, que ocorrem depois dele.

3. A filtração glomerular ocorre através deuma barreira de três camadas, que restringe a filtração de grandes macromoléculas, como a albumina.

4. A carga negativa da superfície da barreira de filtração restringe mais a filtração de solutos de carga negativa do que de solutos de carga positiva.

5. A TFG é determinada pela permeabilidade da barreira de filtração e pela PEF.

6. A PEF varia principalmente com as pressões hidrostática e oncótica nos capilares glomerulares.

7. O controle das resistências das arteríolas aferentes e eferentes possibilita o controle independente da taxa de filtração glomerular e do fluxo sanguíneo renal.

8. A autorregulação da resistência vascular mantém a TFG dentro de limites na presença de grandes variações da pressão arterial.

QUESTÕES PARA ESTUDO

2-1. O sangue entra na medula renal imediatamente após passar por quais dos seguintes vasos?
   a. Artérias arqueadas.
   b. Capilares peritubulares.
   c. Arteríolas aferentes.
   d. Arteríolas eferentes.

2-2. Que tipo de célula constitui o principal determinante da filtrabilidade dos solutos do plasma?
   a. Célula mesangial.
   b. Podócito.
   c. Célula endotelial.
   d. Músculo liso vascular.

2-3. Qual dos seguintes itens NÃO está sujeito a um controle fisiológico contínuo?
   a. Pressão hidrostática nos capilares glomerulares.
   b. Seletividade da barreira de filtração.
   c. Coeficiente de filtração.
   d. Resistência das arteríolas eferentes.

2-4. Uma substância é livremente filtrada e encontra-se no plasma periférico em determinada concentração. Essa substância deve estar presente praticamente na mesma concentração
   a. no filtrado glomerular.
   b. na arteríola aferente.
   c. na arteríola eferente.
   d. em todos esses locais.

2-5. Na presença de uma redução de 20% da pressão arterial, a TFG diminui em apenas 2%. O que pode explicar esse achado?
   a. As resistências das arteríolas aferentes e eferentes diminuem igualmente.
   b. Ocorre contração das células mesangiais glomerulares.
   c. Ocorre aumento da resistência da arteríola eferente.
   d. Ocorre aumento da resistência da arteríola aferente.

2-6. A pressão hidrostática dentro dos capilares glomerulares
   a. é muito mais alta do que na maioria dos capilares periféricos.
   b. é aproximadamente igual à dos capilares peritubulares.
   c. diminui de modo acentuado ao longo da extensão dos capilares.
   d. costuma ser mais baixa do que a pressão oncótica nos capilares glomerulares.

Depuração

3

OBJETIVOS

▶ *Definir os termos depuração e taxa de depuração metabólica e diferenciar a depuração geral da depuração renal específica.*
▶ *Listar as informações necessárias para o cálculo da depuração.*
▶ *Estabelecer os critérios que precisam ser preenchidos para que uma substância possa ser usada como medida da taxa de filtração glomerular. Citar as substâncias utilizadas para medir a taxa de filtração glomerular e o fluxo plasmático renal efetivo.*
▶ *Calcular, com base nos dados disponíveis, a depuração de qualquer substância excretada.*
▶ *Prever quando uma substância sofre reabsorção ou secreção efetiva comparando sua depuração com a da inulina, ou pela comparação da taxa de filtração com sua taxa de excreção.*
▶ *Calcular, com base nos dados disponíveis, a taxa efetiva de reabsorção ou secreção de qualquer substância.*
▶ *Calcular, com base nos dados disponíveis, a fração de excreção de qualquer substância.*
▶ *Descrever como estimar a taxa de filtração glomerular a partir da depuração da creatinina e descrever suas limitações.*
▶ *Descrever como usar as concentrações plasmáticas de ureia e de creatinina como indicadores de alterações na taxa de filtração glomerular.*

CONCEITO DE DEPURAÇÃO

Os produtos de degradação metabólicos, as substâncias ingeridas e o excesso de água e de sal são constantemente removidos do organismo (depurados) por diversos meios, incluindo eliminação na urina e nas fezes, transformação bioquímica no fígado e, no caso de substâncias voláteis, exalação. A taxa de remoção pode ser expressa de várias maneiras, sendo a meia-vida plasmática uma das mais comuns. Outro modo de expressar a taxa de remoção é a depuração, que é o *volume de plasma a partir do qual uma substância específica é totalmente removida na unidade de tempo*. A depuração, no contexto biomédico, tem um significado geral e um renal específico. A depuração geral consiste simplesmente na remoção de uma substância do plasma por qualquer um dos mecanismos já citados. Sua medida quantitativa é denominada taxa de depuração metabólica. Já a depuração renal significa a remoção da substância do plasma e sua *excreção na urina*. Conforme explicado adiante, a depuração de determinadas substâncias fornece um método para medir a taxa de filtração glomerular (TFG). A avaliação da TFG pela depuração renal costuma ser usada clinicamente como avaliação global da saúde dos rins. Avaliações repetidas dentro de um período podem indicar se a função renal está estável, ou se está sofrendo deterioração.

UNIDADES DE DEPURAÇÃO

As unidades de depuração renal com frequência são confusas para o principiante, então definiremos seu significado. Em primeiro lugar, as unidades são expressas em *volume* por tempo (e *não* em quantidade de determinada substância por tempo). O volume refere-se ao volume de plasma que fornece a quantidade a ser excretada em determinado tempo. Por exemplo, suponha que cada litro de plasma contenha 10 mg de uma substância X, e que 1 mg dessa substância seja excretado em 1 hora. Isso significa que 0,1 L de plasma fornece 1 mg a ser excretado, isto é, a depuração renal é de 0,1 L/h. O leitor deve perceber que a remoção de toda uma substância a partir de um pequeno volume de plasma equivale a remover apenas parte dela a partir de um volume maior, o que, de fato, os rins fazem. Se toda a substância X for removida de 0,1 L em 1 hora, isso equivale a remover metade da substância de 0,2 L, ou 25% de 0,4 L, e assim por diante. Em todos os casos, a depuração é de 0,1 L/h.

Os conceitos estão ilustrados na Figura 3.1. À medida que os rins depuram determinada substância, o plasma que deixa o rim pela veia renal apresenta uma concentração mais baixa da substância do que o plasma que entra no rim pela artéria renal. Isso equivale a dividir o plasma em segmentos sequenciais, em que todo o substrato é removido de alguns segmentos, e nenhum é removido de outros.

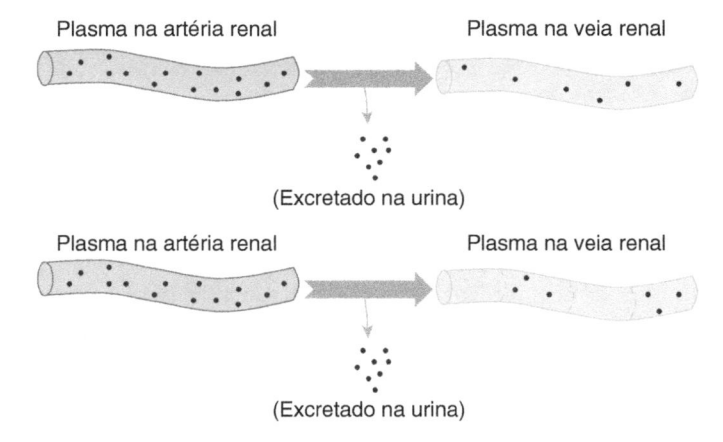

Figura 3.1 Depuração renal. Quando ocorre depuração de um soluto do plasma, a concentração de soluto do plasma venoso que deixa o rim é mais baixa que a do plasma arterial que entra no rim, como mostra a parte superior da figura. Isso equivale a dividir o plasma em vários segmentos, em que todo o soluto é removido de alguns segmentos, enquanto nenhum é removido de outros, conforme ilustrado na parte inferior da figura. O volume de plasma a partir do qual todo o soluto é removido, quando expresso com base no tempo, é a depuração do soluto em unidades de volume por tempo.

Os significados geral e renal específico da depuração são ilustrados comparando-se como o organismo processa duas substâncias com nomes bem semelhantes, porém com propriedades muito diferentes: a *inulina* e a insulina. A insulina é o hormônio pancreático envolvido na regulação da glicemia. Trata-se de uma proteína com peso molecular de 5,8 kD e pequena o bastante para ser livremente filtrada pelo glomérulo. Uma vez no espaço de Bowman, ela move-se com todas as outras substâncias filtradas para o túbulo contorcido proximal, onde é captada, em grande parte, por endocitose e degradada em seus aminoácidos constituintes. Muito pouca insulina escapa dessa captação, e muito pouca da que foi filtrada chega até a urina. Por conseguinte, os rins atuam na depuração da insulina do sangue; todavia, como uma quantidade extremamente pequena aparece na urina, a depuração *renal* específica é muito baixa (< 1 mL/min). Entretanto, o corpo dispõe de mecanismos adicionais para depurar a insulina, e sua taxa de depuração *metabólica* é muito alta (meia-vida de menos de 10 minutos). Vamos compará-la com a inulina. A *inulina* é um amido polissacarídico, com peso molecular de cerca de 5 kD, que não costuma ser encontrado no organismo. À semelhança da insulina, a inulina é livremente filtrada pelo glomérulo, porém não é reabsorvida nem secretada pelo néfron. Toda a inulina que é filtrada flui através do néfron e aparece na urina. Por conseguinte, sua depuração *renal* é relativamente alta. A inulina no sangue não é captada por outros tecidos, e os rins constituem a única via de excreção. Como veremos, isso torna a inulina uma substância muito especial para medir a TFG.

> *A depuração mede o volume plasmático a partir do qual uma substância é removida e excretada em determinado momento.*

Quantificação da depuração

Considere novamente uma substância X que é excretada na urina. Como podemos realmente calcular sua depuração em unidades corretas? A quantidade de X removida do plasma em determinado momento é igual à quantidade excretada na urina durante esse mesmo tempo. A *quantidade* removida do plasma em determinado momento é o produto do volume de plasma a partir do qual a substância é depurada por unidade de tempo (Cx) e da concentração plasmática (Px) (Equação 3.1). Essa mesma quantidade que agora aparece na urina durante esse tempo é o produto do fluxo urinário (*V*) e da concentração urinária de X (Ux) (Equação 3.2). Essas quantidades são igualadas na Equação 3.3 e reorganizadas para calcular a depuração na Equação 3.4, expressa nas unidades corretas – *volume* por tempo.

$$\text{Quantidade depurada/Tempo} = C_x \bullet P_x \qquad \text{(Equação 3.1)}$$

$$\text{Quantidade na urina/Tempo} = V \bullet U_x \qquad \text{(Equação 3.2)}$$

$$C_x \bullet P_x = V \bullet U_x \qquad \text{(Equação 3.3)}$$

$$C_x = V \bullet U_x / P_x \qquad \text{(Equação 3.4)}$$

Concentração de inulina
no plasma = 4 mg/L

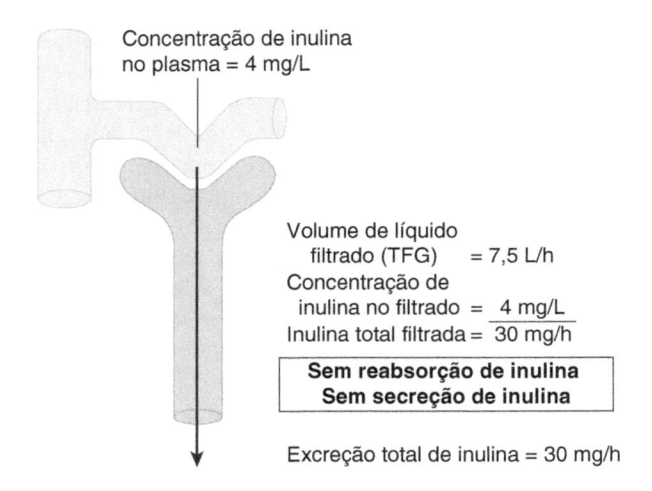

Volume de líquido
 filtrado (TFG)   = 7,5 L/h
Concentração de
 inulina no filtrado = 4 mg/L
Inulina total filtrada = 30 mg/h

Sem reabsorção de inulina
Sem secreção de inulina

Excreção total de inulina = 30 mg/h

Figura 3.2 Processamento renal da inulina. Toda a inulina filtrada é excretada. Como o volume de plasma a partir do qual ela é depurada é o volume filtrado, a depuração da inulina é igual à TFG.

Enquanto consideramos a quantificação da depuração, observe que o produto da taxa de fluxo urinário e da concentração de X na urina (Equação 3.2) é a taxa de excreção. Por conseguinte, podemos também afirmar que *a depuração da substância X é a taxa de excreção dividida pela concentração no plasma*.

Vamos agora examinar a depuração de várias substâncias importantes para a quantificação da função renal, começando pela inulina. A inulina, conforme descrito anteriormente, é um polissacarídeo que é livremente filtrado e que não é reabsorvido nem secretado. Por conseguinte, uma vez filtrada, a inulina deve fluir através do néfron até a urina (Figura 3.2). O volume de plasma a partir do qual ela é depurada é o volume filtrado. Por conseguinte, a depuração da inulina é igual à TFG. A depuração da inulina constitui, de fato, o método experimental padrão para medir a TFG.

Pode alguma substância ter uma depuração *maior* do que a TFG? Na verdade, sim. Uma dessas substâncias é o *para*-amino-hipurato (PAH). Trata-se de um pequeno ânion orgânico (peso molecular de 194 D) hidrossolúvel que normalmente não é encontrado no organismo, mas que é usado de modo experimental. O PAH é livremente filtrado e também avidamente secretado pelo epitélio do túbulo proximal. Por conseguinte, uma quantidade muito maior é removida, em comparação com aquela filtrada. A taxa de secreção é saturável. (Isto é, existe uma taxa máxima de secreção de PAH no túbulo. Essa secreção tubular máxima, ou T_m, é comum nos sistemas de transporte [ver Capítulo 4].) Todavia, na presença de baixas concentrações plasmáticas, quase todo o PAH que entra no rim é removido do plasma e excretado na urina. Portanto, sua depuração é quase tão grande quanto o fluxo plasmático renal. De fato, a depuração do PAH pode ser usada de modo experimental como medida do fluxo plasmático renal, geralmente denominado fluxo plasmático renal efetivo para indicar que seu valor é ligeiramente menor do que o fluxo plasmático renal verdadeiro.

O que pode nos dizer a depuração de qualquer substância livremente filtrada? Se conhecemos a TFG (calculada a partir da depuração da inulina) e a depuração de determinada substância, então qualquer diferença entre sua depuração e a TFG representa uma secreção ou reabsorção efetiva (ou, em alguns casos raros, uma síntese renal). Se a depuração for maior do que a TFG, deve ter ocorrido secreção efetiva, enquanto uma depuração menor do que a TFG indica reabsorção efetiva. Se a depuração de uma substância for exatamente igual à TFG, então não houve reabsorção nem secreção *efetiva*. A palavra *efetiva* nessa descrição é importante, visto que, como veremos em capítulos posteriores, diversas substâncias são reabsorvidas em determinadas regiões do néfron e secretadas em outras regiões. O resultado desses processos é a soma de tudo aquilo que ocorre ao longo do néfron. É claro que, se uma substância *não* é livremente filtrada, uma depuração baixa pode indicar apenas que pouca quantidade dessa substância entrou inicialmente no túbulo.

> A depuração da creatinina constitui o método mais comum para medir a TFG.

Método prático de medir a taxa de filtração glomerular: a depuração da creatinina

O padrão de referência para medir a TFG é a depuração da inulina, utilizada em pesquisa. Entretanto, trata-se de um método incômodo, visto que a inulina precisa ser infundida em uma taxa suficiente para manter sua concentração plasmática constante durante o período de formação e coleta da urina, ou devem-se obter múltiplas amostras, utilizando uma análise de regressão complexa. Para avaliação de rotina da TFG em pacientes, dispõe-se de um método muito mais fácil: a depuração da creatinina. A creatinina é o produto final do metabolismo da creatina e é liberada continuamente no sangue pelo músculo esquelético. A taxa é proporcional à massa muscular esquelética, e, tendo em vista que a massa muscular de determinado indivíduo é constante, a produção de creatinina também é constante. Ela é livremente filtrada e não é reabsorvida. Entretanto, uma pequena quantidade é secretada pelo túbulo proximal. Por conseguinte, a creatinina que aparece na urina representa um componente filtrado (principalmente) e um componente secretado muito menor. Devido à secreção, a depuração da creatinina é ligeiramente mais alta do que a TFG, normalmente em cerca de 10 a 20%. Para a avaliação de rotina da TFG, esse grau de erro é aceitável. Como se mede a depuração da creatinina? Em geral, efetua-se uma coleta de urina de 24 horas e obtém-se uma amostra de sangue em algum momento durante o período de coleta. A concentração de creatinina é determinada no sangue e na urina, e aplica-se a fórmula da depuração (Equação 3.4) para obter a depuração da creatinina.

> A concentração plasmática de creatinina varia inversamente com a TFG e constitui um indicador prático da integridade da filtração dos rins.

Para um paciente com TFG muito baixa, o componente secretado é uma fração relativamente maior da quantidade total excretada; por conseguinte, a depuração da creatinina superestima de modo mais acentuado a TFG em indivíduos com TFG muito baixa do que naqueles com valores mais altos de TFG. Todavia, em virtude de seu baixo custo e de sua conveniência, a depuração da creatinina continua sendo o método mais comum para a avaliação rotineira da TFG em pacientes e da integridade da filtração renal.

Concentração plasmática de creatinina para a estimativa da taxa de filtração glomerular

Embora a depuração da creatinina seja um valioso determinante clínico da TFG, é muito mais comum, na prática de rotina, medir apenas a creatinina plasmática e usá-la como *indicador* da TFG. Se ignorarmos a pequena quantidade secretada, deve haver uma excelente correlação inversa entre a concentração plasmática de creatinina e a TFG (Figura 3.3).

A concentração plasmática de creatinina no indivíduo saudável é de cerca de 1 mg/dL. Essa concentração permanece estável, visto que a quantidade de creatinina excretada é igual à quantidade produzida diariamente. Suponha que um dia a TFG diminua subitamente em 50%, devido a uma obstrução na artéria renal. Nesse mesmo dia, o indivíduo filtra apenas 50% da creatinina produzida. Em consequência, haverá também uma redução de 50% na excreção de creatinina. (Estamos ignorando a pequena contribuição

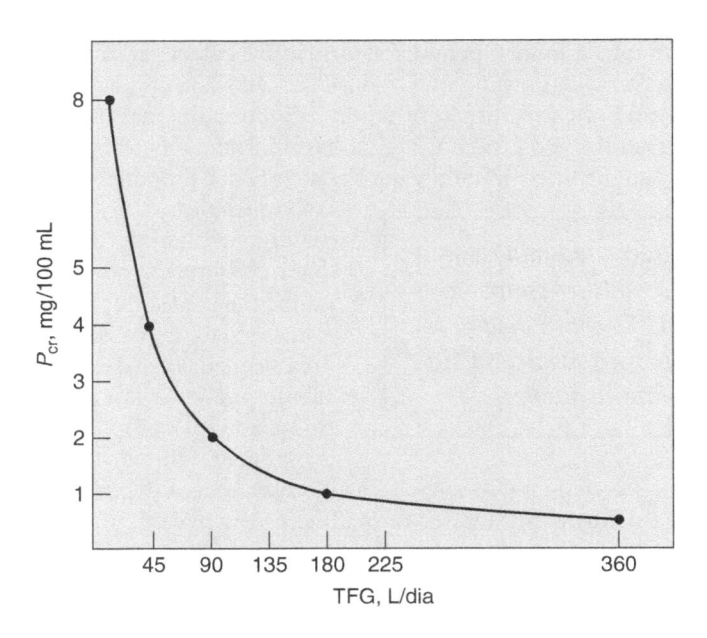

Figura 3.3 Relação entre a creatinina plasmática e a TFG no estado de equilíbrio dinâmico no indivíduo com produção normal de creatinina. Quando a TFG está baixa, a concentração plasmática de creatinina aumenta e alcança níveis elevados, tornando a creatinina plasmática um indicador conveniente da TFG.

da creatinina secretada.) Partindo do princípio de que não haja qualquer mudança na produção de creatinina, o indivíduo permanece transitoriamente em equilíbrio positivo de creatinina, e ocorre aumento na concentração plasmática de creatinina. Entretanto, apesar da redução persistente de 50% na TFG, a creatinina plasmática não continua aumentando de modo indefinido; na verdade, ela estabiliza-se em 2 mg/dL (i.e., após ter dobrado). Nesse ponto, o indivíduo mais uma vez é capaz de excretar a creatinina em uma taxa igual à sua produção, de modo que há um retorno ao equilíbrio, com um nível plasmático estável. A redução de 50% na TFG foi compensada pela duplicação na concentração plasmática de creatinina, restabelecendo a carga filtrada de creatinina para valores normais. Para ilustrar esse aspecto, considere um volume de filtração diário inicial de 180 L (1.800 dL).

Estado normal inicial:
Creatinina filtrada = 1 mg/dL × 1.800 dL/dia = 1.800 mg/dia   Equação 3.5

Novo estado de equilíbrio dinâmico:
Creatinina filtrada = 2 mg/dL × 900 dL/dia = 1.800 mg/dia   Equação 3.6

No novo estado de equilíbrio dinâmico, a *excreção* de creatinina é normal, embora a concentração plasmática tenha duplicado (o indivíduo está *em equilíbrio*). Em outras palavras, a excreção de creatinina está abaixo do normal apenas *transitoriamente*, até que a creatinina plasmática tenha aumentado na mesma proporção em que a TFG diminuiu.

O que ocorre se a TFG diminuir então para 300 dL/dia? Mais uma vez, haverá retenção de creatinina até que se estabeleça um novo estado de equilíbrio dinâmico (i.e., até que o indivíduo esteja novamente filtrando 1.800 mg/dia). Qual deve ser o novo valor da creatinina plasmática?

$$1.800 \text{ mg/dia} = P_{Cr} \times 300 \text{ dL/dia} \quad \text{Equação 3.7}$$

$$P_{Cr} = 6 \text{ mg/dL} \quad \text{Equação 3.8}$$

O aumento na creatinina plasmática resulta diretamente do declínio da TFG. Por conseguinte, a concentração plasmática de creatinina fornece uma indicação razoável da TFG. Entretanto, ela não é totalmente acurada por várias razões: (1) conforme assinalado anteriormente, certa quantidade de creatinina é secretada; (2) pode não se dispor de uma medida original da creatinina quando a TFG era normal para comparação; (3) a produção de creatinina pode não permanecer totalmente inalterada. Todavia, um *aumento* da creatinina plasmática é um alerta vermelho de que pode haver algum problema renal.

Um método comum de quantificar a depuração da creatinina com base na concentração plasmática utiliza uma fórmula conhecida como *fórmula de Cockcroft-Gault* (Equação 3.9). A fórmula inclui a creatinina plasmática, a idade, o peso corporal e o sexo. Para um homem de 20 anos com peso de 70 kg e concentração plasmática de creatinina de 1,0 mg/mL, a fórmula prevê uma depuração de creatinina de 117 mL/min. O fator idade na fórmula de Cockcroft-Gault mostra a redução normal que ocorre na função renal à medida que a pessoa envelhece, prevendo um declínio de 33% na depuração da creatinina dos 20 aos 60 anos.

O uso dessa fórmula ou de qualquer uma de várias outras derivadas ao longo dos anos, embora sujeito a erros, continua sendo uma orientação útil para os casos em que não há realmente necessidade de um valor preciso da depuração.

$$\text{Depuração da creatinina} \left[\frac{mL}{min}\right] = \frac{(140\text{-idade}) \times \text{peso corporal [kg]} \times 0{,}85 \text{ [para mulheres]}}{72 \times \text{creatinina sérica} \left[\frac{mg}{dL}\right]}$$

Equação 3.9

Por fim, como a ureia também é processada por filtração, o mesmo tipo de análise sugere que a determinação da concentração plasmática de ureia também possa servir como indicador da TFG. Entretanto, trata-se de um indicador muito menos acurado do que a creatinina plasmática, visto que a faixa de normalidade da concentração plasmática de ureia varia amplamente, dependendo da ingestão de proteínas e de mudanças no catabolismo tecidual, e porque a excreção da ureia está, em parte, sob regulação hormonal.

PRINCIPAIS CONCEITOS

1. A depuração expressa a taxa de remoção de uma substância do plasma e sua excreção na urina (depuração renal) ou de sua remoção por todos os mecanismos combinados (taxa de depuração metabólica); é sempre quantificada em unidades de volume por tempo.

2. A depuração de qualquer substância é calculada por uma fórmula de depuração que relaciona o fluxo urinário com as concentrações na urina e no plasma.

3. A depuração da inulina constitui a melhor medida da TFG, visto que ela é livremente filtrada e não é secretada nem reabsorvida.

4. A depuração do PAH pode ser usada como estimativa do fluxo sanguíneo renal.

5. A depuração da creatinina é utilizada como medida prática da TFG.

6. A concentração plasmática de creatinina é usada clinicamente como um indicador da TFG.

QUESTÕES PARA ESTUDO

3-1. Podemos calcular a depuração renal de qualquer substância se conhecermos qual dos seguintes pares de valores?
   a. Taxa de fluxo urinário e concentração urinária.
   b. Concentração plasmática e concentração urinária.
   c. TFG e taxa de excreção urinária.
   d. Concentração plasmática e taxa de excreção urinária.

3-2. Um fármaco X tem meia-vida plasmática curta e precisa ser administrado com frequência para manter níveis terapêuticos. A concentração urinária de X é muito mais alta do que sua concentração plasmática. Uma quantidade substancial de X também aparece nas fezes. O que podemos inferir acerca da depuração renal de X em comparação com sua taxa de depuração metabólica?
   a. A taxa de depuração metabólica é mais alta do que a depuração renal.
   b. A depuração renal é mais alta do que a taxa de depuração metabólica.
   c. As duas depurações são iguais.
   d. Não se dispõe de informações suficientes para responder à pergunta.

3-3. A depuração da inulina é medida duas vezes: na primeira vez, com baixa velocidade de infusão de inulina e, na segunda vez, com maior taxa de infusão, resultando em concentrações plasmáticas mais altas de inulina durante o teste. Partindo do princípio de que os rins se comportam da mesma maneira em ambos os casos, qual dessas duas medições irá fornecer uma depuração maior de inulina?
   a. A primeira.
   b. A segunda.
   c. Ambas as medições são iguais.
   d. Não se dispõe de informações suficientes para responder à pergunta.

3-4. Qual das seguintes afirmativas indica uma depuração renal relativa correta?
   a. A depuração do sódio é maior que a da ureia.
   b. A depuração do PAH é maior que a da inulina.
   c. A depuração da ureia é maior que a do PAH.
   d. A depuração da creatinina é maior que a do PAH.

3-5. Um episódio de intoxicação aguda causa destruição de 80% dos néfrons de um paciente. Se a concentração plasmática de ureia antes do episódio era de 5 mmol/L, e supondo que a proteína dietética permanece igual, qual o valor esperado da ureia plasmática neste momento?
   a. 4 mmol/L.
   b. 6,25 mmol/L.
   c. 25 mmol/L.
   d. Aumentando continuamente.

Mecanismos básicos de transporte

4

OBJETIVOS

- ▶ Identificar os principais componentes morfológicos de um tecido epitelial, incluindo a luz, o interstício, as membranas apical e basolateral e as junções firmes.
- ▶ Estabelecer como os mecanismos de transporte se combinam para efetivar a reabsorção transcelular ativa dos tecidos epiteliais.
- ▶ Definir o transporte isosmótico.
- ▶ Definir o transporte paracelular e diferenciá-lo do transporte transcelular.
- ▶ Definir os termos canal, transportador, uniportador, multiportador, simportador e antiportador.
- ▶ Descrever qualitativamente as forças que determinam o movimento do líquido reabsorvido do interstício para os capilares peritubulares.
- ▶ Explicar por que a reabsorção de volume no túbulo proximal depende da atividade da Na-K-ATPase.
- ▶ Comparar as forças de Starling que regem a filtração glomerular com as que regem a absorção nos capilares peritubulares.
- ▶ Comparar e contrapor os conceitos de T_m e transporte limitado pelo gradiente.

TRANSPORTE TRANSEPITELIAL

Como deve ter ficado bem claro, os rins são máquinas de transporte, que movem uma grande diversidade de substâncias entre os túbulos renais e a rede adjacente de vasos sanguíneos. O processo básico de movimentação dessas substâncias (secreção e reabsorção) requer que a água e os solutos atravessem duas camadas celulares: (1) o epitélio que compõe as paredes dos túbulos e (2) o endotélio que forma as paredes vasculares. As substâncias também precisam atravessar a região fina de líquido intersticial existente entre essas duas camadas. No córtex, onde o fluxo de muitas substâncias filtradas é enorme, o endotélio vascular (capilares peritubulares) é fenestrado. As fenestrações e a membrana basal subjacente frouxa praticamente não oferecem qualquer resistência ao movimento passivo de água e pequenos solutos. Essa permeabilidade fácil tem duas consequências. Em primeiro lugar, a taxa de transporte é governada quase exclusivamente por eventos no epitélio tubular, mais do que no endotélio vascular; em segundo lugar, o interstício cortical, que é o meio que está em contato com as membranas basolaterais dos epitélios tubulares, tem uma osmolalidade e uma concentração de pequenos solutos muito próximas às do plasma. Em contrapartida, tanto o fluxo sanguíneo quanto os processos de transporte são menos rápidos na medula. Apenas algumas regiões da rede vascular medular são fenestradas, de modo que (1) o transporte global depende das propriedades tanto do endotélio vascular quanto do epitélio tubular, e (2) a composição do interstício medular definitivamente *não* é igual à do plasma. Neste capítulo, descreveremos os princípios de transporte epitelial que se aplicam a todas as partes do rim, com ênfase particular nos eventos que ocorrem no córtex. Em seguida, veremos em capítulos subsequentes como esses princípios se aplicam à medula.

① O transporte pelo epitélio tubular pode ocorrer através das células ou ao redor delas. A via *paracelular* é aquela em que a substância se movimenta *ao redor* das células, isto é, através da matriz das junções firmes que ligam uma célula epitelial à outra. Todavia, na maioria dos casos, a substância segue a via *transcelular*, um processo em duas etapas *através* das células. Para o processo de reabsorção, essa via fornece a entrada através da membrana apical voltada para a luz tubular, por meio do citosol da célula, e, em seguida, sua saída através da membrana basolateral voltada para o interstício. Para a secreção, o processo é invertido. Essas estruturas e vias estão ilustradas nas Figuras 4.1A e B.

> Transporte **transcelular**: através das células – entrando de um lado e saindo do outro; transporte **paracelular**: ao redor das células, através das junções firmes.

Existe uma série de mecanismos pelos quais as substâncias atravessam as diversas barreiras. Esses mecanismos não diferem daqueles usados em outras partes do corpo. Podemos considerá-los como uma caixa de ferramentas fisiológicas. As células renais utilizam o conjunto de ferramentas que for mais apropriado para a tarefa. Os tipos gerais de mecanismos para atravessar as barreiras estão ilustrados na Figura 4.2.

A presença ou a ausência de determinada proteína de transporte confere ao epitélio tubular sua *seletividade*, isto é, a capacidade de selecionar as substâncias que irão se mover. Naturalmente, a seletividade aplica-se às membranas celulares que contêm diferentes proteínas de transporte. Aplica-se também ao fluxo paracelular através das junções firmes. As principais proteínas das junções firmes, que são membros da família da *claudina*, determinam o grau com que várias substâncias podem atravessar o epitélio pela via paracelular. No túbulo proximal, pequenos íons, como sódio e potássio, a água e a ureia podem se mover pela via paracelular. No ramo ascendente espesso, o sódio e o potássio, mas não a água nem a ureia, podem se mover por transporte paracelular. Nenhum desses locais possibilita o movimento paracelular da glicose.

Movimento por difusão

② A difusão é o movimento frenético aleatório de moléculas livres em solução (como bolas de pingue-pongue em um sorteio de loteria). A *difusão efetiva* ocorre através de uma barreira (i.e., um maior número de moléculas move-se em uma direção do que em outra) se houver uma força motriz (um gradiente de concentração ou, para moléculas com carga elétrica, um gradiente potencial) e se a barreira for permeável. Isso se aplica a quase todas as substâncias que atravessam a barreira endotelial que reveste os capilares peritubulares. Aplica-se também a substâncias que utilizam

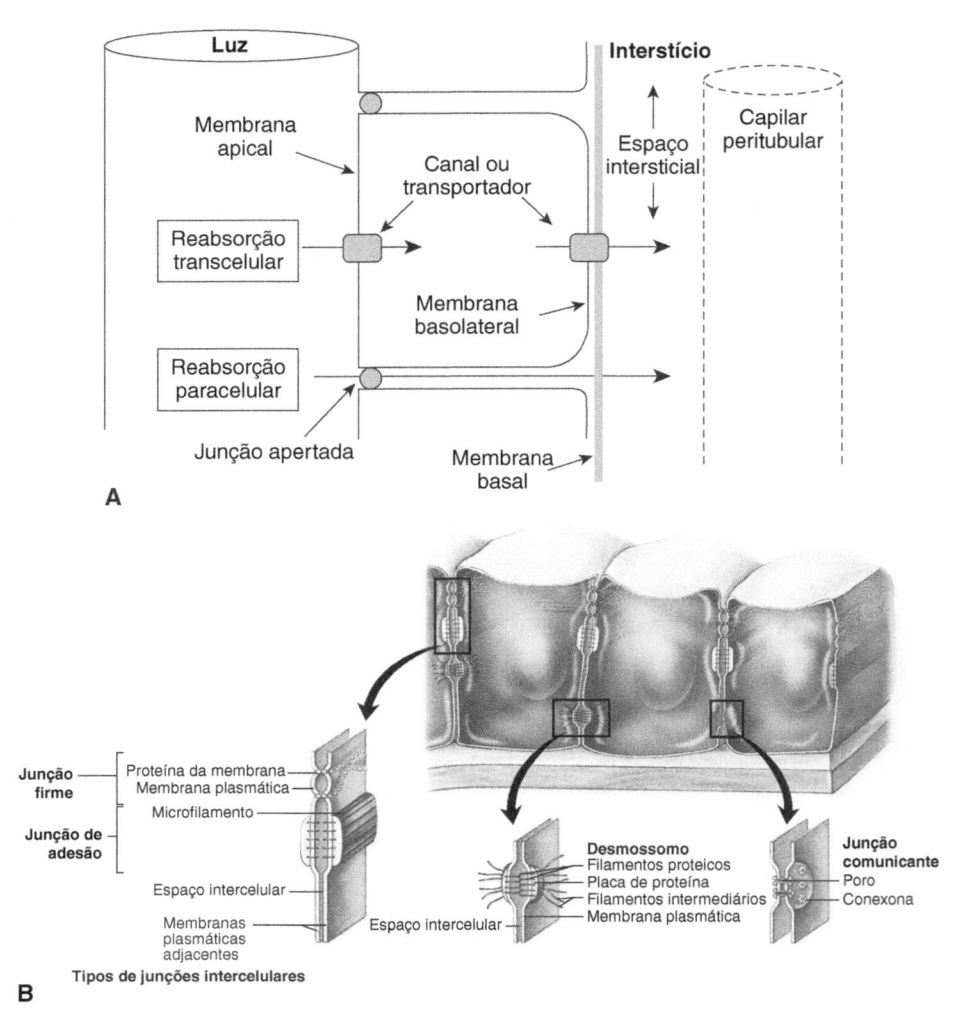

Figura 4.1 Reabsorção transcelular e paracelular. A reabsorção transcelular é um processo em duas etapas, com etapas distintas de influxo e efluxo, que utiliza transportadores ou canais. A reabsorção paracelular é sempre um processo passivo através das junções apertadas. (Reproduzida, com permissão, de McKinley M. O'Loughlin VD. *Human Anatomy*, 2nd ed. New York: McGraw-Hill, 2008.)

a via paracelular ao redor do epitélio tubular e a algumas substâncias que usam a via transcelular através das membranas. As pequenas moléculas neutras, que são lipossolúveis, como os gases sanguíneos, o álcool e os esteroides, podem sofrer difusão direta através da bicamada lipídica.

Movimento através de canais

A maioria das substâncias de importância biológica é incapaz de penetrar nas membranas lipídicas de modo rápido o suficiente para suprir as necessidades celulares. Para acelerar o

Mecanismos básicos de transporte 49

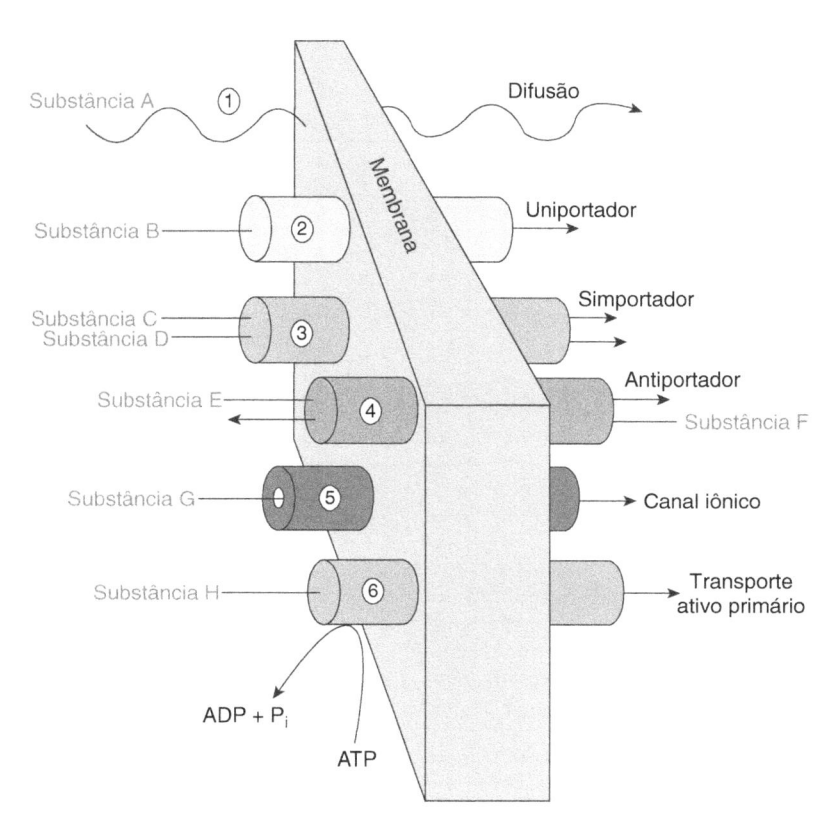

Figura 4.2 Mecanismos de transporte transmembrânico de solutos. Com a exceção da difusão simples através da bicamada lipídica, todo transporte envolve canais e transportadores que são regulados por vias de sinalização.

processo, seu fluxo transmembrânico é mediado por proteínas integradas na membrana, que são divididas em categorias de *canais* e *transportadores* (ver Figura 4.2). Os canais são pequenos poros (proteínas com um "orifício" em seu interior) que, dependendo de sua estrutura, possibilitam a difusão de água ou de solutos específicos através deles. Assim, usamos os termos *canal de sódio* e *canal de potássio* para designar canais que possibilitam a difusão dessas moléculas específicas. As *aquaporinas* são canais permeáveis à água. Algumas espécies de aquaporinas também possibilitam a difusão de pequenas moléculas neutras, incluindo dióxido de carbono (CO_2) e óxido nítrico (NO). Em geral, os canais se abrem e se fecham com muita rapidez, como o obturador de uma máquina fotográfica, de modo que a permeabilidade de uma membrana que contém numerosos canais é proporcional à quantidade de canais e à probabilidade de estarem abertos. O movimento através dos canais é passivo, isto é, não há necessidade de energia externa. A energia que impulsiona a difusão é inerente ao gradiente de concentração ou, falando estritamente, ao gradiente eletroquímico, visto que os íons com carga elétrica são direcionados através dos canais e ao redor das células pela via paracelular, não apenas por gradiente de concentração, mas também por gradiente de voltagem. Os canais representam um mecanismo para o rápido

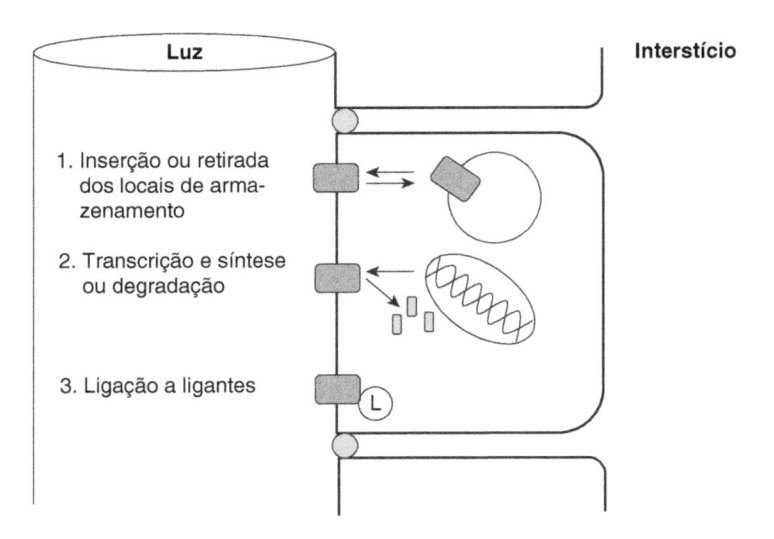

Figura 4.3 Mecanismos comuns para a regulação dos canais e da atividade dos transportadores. 1. As proteínas de transporte fazem o transporte de ida e de volta entre a membrana de superfície onde normalmente funcionam, bem como em locais de sequestro na base das microvilosidades ou nas vesículas intracelulares. 2. Essas proteínas são sintetizadas e inseridas na membrana, ou removidas e degradadas. 3. Elas são ativadas ou inibidas pela fixação de ligantes, seja de modo covalente (p. ex., fosforilação) ou de modo reversível (p. ex., ATP).

movimento de substâncias específicas através das membranas, que, de outro modo, só iriam se difundir lentamente ou nem mesmo se difundiriam.

Uma característica dos canais de importância crítica para a função renal é a regulação de sua permeabilidade por diversos fatores ambientais e cascatas de sinalização (Figura 4.3). Em primeiro lugar, muitos tipos de canais podem ser *controlados*, o que significa que a probabilidade de abertura do canal pode aumentar ou diminuir. O tema do controle dos canais é uma história à parte; entretanto, diversas maneiras de controlá-los incluem ligação reversível de pequenas moléculas, que são componentes de cascatas de sinalização (canais controlados por ligantes), mudanças no potencial de membrana (canais dependentes de voltagem) e distorção mecânica (canais controlados por estiramento). Em segundo lugar, muitos tipos de canais apresentam sítios de fosforilação, de modo que a ocorrência de fosforilação fecha o canal ou possibilita seu controle por um dos mecanismos já citados. Em terceiro lugar, alguns tipos de canais podem se deslocar em ambas as direções entre a membrana de superfície e as vesículas intracelulares, regulando, dessa maneira, a quantidade de canais que efetivamente estão funcionando como vias de permeabilidade. Por fim, e dentro de uma escala temporal mais lenta, a expressão genômica dos canais é regulada de modo que o número total de canais, tanto na membrana quanto sequestrados em vesículas, seja alterado para cima ou para baixo. As proteínas de canais e as proteínas transportadoras não são acessórios permanentes na membrana. Seu tempo de vida na membrana geralmente situa-se na faixa de algumas horas. Todos esses processos regulados são controlados por cascatas de sinalização complexas, que são objeto de pesquisa atual.

Movimento por transportadores

Nosso genoma codifica uma grande série de proteínas que funcionam como transportadores, com nomes e acrônimos que inundam a literatura da fisiologia. Os transportadores, à semelhança dos canais, possibilitam o fluxo transmembrânico de um soluto que, de outro modo, não passaria pela bicamada lipídica impermeável a ele. Os canais podem movimentar grandes quantidades de materiais através das membranas dentro de um curto período; todavia, a maioria dos transportadores apresenta uma taxa mais lenta de transporte, visto que os solutos transportados se ligam com muita força às proteínas de transporte. Além disso, a proteína precisa passar por um ciclo mais elaborado de mudanças de conformação para transferir o soluto de um lado da membrana ao outro. Todavia, a taxa de fluxo global depende não apenas da cinética de cada transportador específico, mas também da densidade desses transportadores na membrana. O fluxo total através dos transportadores pode ser muito alto, se a densidade dos transportadores também for alta. Como no caso dos canais, a quantidade de substância movida pelos transportadores é altamente regulada. A regulação inclui alterações na fosforilação do transportador (estimulando ou inibindo, portanto, sua atividade), sequestro em vesículas e, naturalmente, mudanças na expressão genômica. Conforme descrito mais adiante, os transportadores são divididos em categorias, de acordo com suas propriedades funcionais básicas.

UNIPORTADORES

Os *uniportadores* possibilitam o movimento de um único tipo de soluto através da membrana. A diferença básica entre um canal e um uniportador é que o canal consiste em um minúsculo orifício, enquanto o uniportador requer a ligação do soluto a um sítio que está alternadamente disponível em um lado e, em seguida, no outro lado da membrana (como entrar em uma sala de espera pela porta de entrada e, em seguida, deixar a sala para passar para o corredor por uma porta interna). O movimento pelos uniportadores com frequência é denominado *difusão facilitada*, visto que, à semelhança da difusão, é impulsionado por gradientes de concentração; todavia, os solutos transportados movem-se através de uma proteína uniportador, e não através dos lipídeos da membrana. Um conjunto de uniportadores de suma importância para todas as células inclui aqueles que facilitam o movimento da glicose através das células. Trata-se de membros da família de proteínas GLUT (transportador de glicose, de *glucose transporter*), que possibilitam, nas células epiteliais do túbulo proximal dos rins, o movimento da glicose do citosol para o interstício através da membrana basolateral.

MULTIPORTADORES: SIMPORTADORES E ANTIPORTADORES

Os multiportadores movem simultaneamente dois ou mais tipos de solutos através de uma membrana. Os simportadores os movem na mesma direção. Os antiportadores o fazem em direções opostas. Na literatura, os simportadores algumas vezes são denominados *cotransportadores*, enquanto os antiportadores são denominados *trocadores*. Os simportadores importantes no processamento da glicose movem o sódio e a glicose juntos para dentro das células (membros da família de proteínas SGLT, de *sodium-glucose transporter*). Cada ciclo

> Os canais são orifícios; os transportadores ligam-se aos solutos e, em seguida, os transferem, modificando sua conformação.

de transporte move uma molécula de glicose e 1 ou 2 íons sódio, dependendo do tipo particular de SGLT. Outro simportador essencial nos rins é aquele que move o sódio, o potássio e o cloreto juntos em uma célula (N-K-2Cl). Os antiportadores importantes nos rins e em muitos outros órgãos movem o sódio para dentro de uma célula e prótons para fora da célula; com frequência são denominados trocadores de sódio-hidrogênio e são membros da família de proteínas NHE (trocador de sódio-hidrogênio, de *N-H exchanger*). Todavia, outra família de antiportadores presentes em muitas células, incluindo as células renais, move o cloreto em uma direção e o bicarbonato na direção oposta. Em capítulos subsequentes, veremos como esses antiportadores e outros transportadores desempenham funções definidas em segmentos específicos do néfron.

Todos os transportes moleculares necessitam de energia. No caso da difusão através de um canal ou do movimento por um uniportador, a energia é inerente ao gradiente eletroquímico do soluto. Com simportadores e antiportadores, pelo menos um dos solutos move-se ao longo de seu gradiente eletroquímico e fornece a energia para movimentar um ou mais dos outros solutos contra seus gradientes eletroquímicos (como um sistema de roldana, em que um peso é levantado pelo movimento descendente de um peso maior no outro lado da roldana). O movimento de qualquer soluto contra seu gradiente eletroquímico é denominado *transporte ativo*. No caso dos simportadores e antiportadores que não hidrolisam trifosfato de adenosina (ATP, de *adenosine triphosphate*), o transporte ativo é denominado transporte ativo *secundário*, visto que a energia é fornecida indiretamente pelo transporte de outro soluto, e não diretamente a partir de uma reação química. Em um grande número de casos, o sódio é um dos solutos movidos por um simportador ou antiportador. O gradiente eletroquímico do sódio em todas as células favorece a entrada. Por conseguinte, o movimento *passivo* de sódio é sempre para dentro. Quando o movimento de sódio é acoplado ao de outro soluto, como no antiportador (trocador) de sódio-próton, o sódio normalmente irá entrar. A estequiometria é importante aqui. A energia disponível de um gradiente é multiplicada pelo número de moléculas que se movem por ciclo de transporte. Por exemplo, alguns antiportadores de sódio/cálcio movem três íons sódio para cada íon cálcio. O cálcio tem maior gradiente eletroquímico do que o sódio, porém essa diferença é compensada pelo movimento de três íons sódio para cada ciclo do antiportador.

Outro exemplo em que a estequiometria desempenha um papel essencial é o transporte acoplado de bicarbonato e sódio. Um importante simportador no túbulo proximal é o transportador NBCe, que move três íons bicarbonato e um íon sódio para fora da célula por ciclo de transporte. O gradiente eletroquímico para o bicarbonato é direcionado para fora, e a energia obtida para mover três íons bicarbonato para fora é maior do que a energia necessária para mover um íon sódio para fora contra seu gradiente eletroquímico. Por conseguinte, esse transportador move ambos os solutos para fora *contra* o gradiente eletroquímico para o sódio. Trata-se de um raro caso de remoção de sódio por um processo distinto da ATPase.

TRANSPORTADORES ATIVOS PRIMÁRIOS

Os transportadores ativos primários são proteínas de membrana que movem um ou mais solutos contra seus gradientes eletroquímicos, usando a energia obtida da hidrólise do ATP. Todos os transportadores que movem solutos dessa maneira são ATPases, isto é, sua estrutura é tanto de uma enzima que quebra o ATP quanto de um transportador que apresenta sítios de ligação que estão alternadamente abertos para um lado e, em seguida, para o outro lado da membrana. Entre os transportadores ativos primários essenciais no rim está a Na-K-ATPase ubíqua, com frequência denominada "bomba de sódio", da qual alguma isoforma está presente praticamente em todas as células do corpo. Esse transportador move simultaneamente o sódio para fora da célula, contra seu gradiente eletroquímico, e o potássio para dentro da célula, também contra seu gradiente. A estequiometria é de três íons sódio para fora e dois íons potássio para dentro para cada molécula de ATP hidrolisada. Outros sistemas cruciais de transporte ativo primário são as H-ATPases, que movem prótons para fora das células, e as Ca-ATPases, que movem o cálcio também para fora das células. Todas essas ATPases pertencem a uma grande família de proteínas transportadoras homólogas. Contudo, outra classe importante de transportadores ativos primários é constituída pelas proteínas de resistência a múltiplos fármacos (RMF, também denominadas proteínas em cassete com ligação de ATP), assim designadas por sua capacidade de remover agentes terapêuticos das células. Diferentemente das ATPases de íons inorgânicos, que são muito seletivas para o tipo de íon que elas movem, os transportadores RMF transportam de modo não seletivo uma ampla variedade de ânions orgânicos.

ENDOCITOSE E TRANSCITOSE MEDIADAS POR RECEPTORES

Quase toda a secreção e a reabsorção de solutos discutidas em todo o livro usam alguma combinação dos mecanismos de permeabilidade da membrana mencionados. Outro processo de transporte de solutos de alguma importância é a *endocitose mediada por receptores*. Neste caso, um soluto, em geral uma proteína, liga-se a um sítio na superfície apical de uma célula epitelial, e, em seguida, parte da membrana com o soluto ligado a ela é internalizada na forma de vesícula no citoplasma. Processos subsequentes degradam então a proteína em seus aminoácidos constituintes, que são transportados através da membrana basolateral para dentro do sangue.

No caso de algumas proteínas, particularmente as imunoglobulinas, a endocitose pode ocorrer na membrana tanto apical quanto basolateral; em seguida, as vesículas endocíticas permanecem intactas e são transportadas até a membrana celular oposta, onde sofrem exocitose para liberar a proteína intacta. Essa *transcitose* é muito importante nos mecanismos de defesa do rim do hospedeiro, bem como na prevenção de infecções do trato urinário.

Osmose e pressão osmótica

Vocabulário da Osmose

O vocabulário relativo aos assuntos da osmose é, com frequência, usado livremente, resultando em certa confusão, porém o conceito central é simples. Os solutos dissolvidos em água deslocam parte da água e reduzem sua concentração. Por conseguinte, as soluções que diferem em sua concentração de solutos também diferem na concentração de água. Tendo a oportunidade de fazê-lo, a água difunde-se de onde sua presença é mais alta (soluções diluídas) para soluções onde sua quantidade é menor (soluções concentradas) por um processo denominado *osmose*.

Os solutos dissolvidos que deslocam a água são denominados osmóis. Um mol de qualquer soluto dissolvido (um número de Avogadro dele; cerca de $6{,}02 \times 10^{23}$) é 1 osmol. A soma dos móis em determinada mistura fornece o número total de osmóis. Por exemplo, meio mol de ureia e meio mol de sacarose fornecem, no total, 1 osmol. Como os sais se dissociam em solução, 1 mol de moléculas de sal que se separa em dois íons (p. ex., NaCl) se torna 2 osmóis, e 1 mol de sal que se separa em três íons (p. ex., $CaCl_2$) se torna 3 osmóis.

A concentração de osmóis é expressa pelos termos osmolaridade e osmolalidade. A *osmolaridade* é o número de osmóis por litro de solução; mais comumente, é expressa em *mili*unidades (mOsm/L). Uma solução que contém 50 mM de ureia e 100 mM de NaCl tem uma osmolaridade de 250 mOsm/L (50 de ureia, 100 de Na^+ e 100 de Cl^-). A osmolaridade é uma unidade conveniente, visto que podemos facilmente calculá-la a partir dos ingredientes conhecidos da solução. A *osmolalidade* é a concentração de osmóis por kg de água, por exemplo, 300 mOsm/kg de H_2O. Como 1 L de solução contém quase 1 kg de água, os valores da osmolaridade e da osmolalidade são quase iguais.

Todos os dados anteriormente mencionados pressupõem que as soluções são *ideais* (i.e., qualquer soluto dissolvido é igual a qualquer outro soluto e é totalmente ativo do ponto de vista osmótico), porém as soluções reais não são ideais. Os solutos interagem entre si de maneira misteriosa, de modo que 1 mol da maioria dos solutos, quando dissolvido, resulta em menos de 1 osmol. É a osmolalidade *real* que determina o movimento de água entre os compartimentos de líquido. Esses conceitos são ilustrados no caso do soro fisiológico (0,9% de NaCl, ou 154 mmol/L de NaCl). Essa solução é comumente usada como solução de infusão em hospitais, visto que corresponde à osmolalidade normal do plasma humano (280 – 290 mOsm/kg de H_2O). A osmolaridade dessa solução, pressupondo uma condição ideal, é de 154 + 154 = 308 mOsm/L; entretanto, a osmolalidade medida é de 287 mOsm/kg de H_2O. Qualquer solução que tenha a mesma osmolalidade real do plasma humano normal é considerada uma solução *isosmótica*. Os fisiologistas costumam calcular a osmolaridade partindo do princípio de que a solução seja ideal e, em seguida, *denominam-na* osmolalidade, aceitando o erro desse cálculo por conta de sua conveniência.

A *pressão osmótica* é outro conceito confuso. Apesar de seu nome, ela não é uma pressão no sentido da pressão hidrostática – ela simplesmente significa osmolalidade. Um béquer de água e um béquer de solução de glicose com alta osmolalidade apresentam a mesma pressão hidrostática, porém pressões osmóticas diferentes. Por definição, a pressão osmótica é a pressão que teoricamente deveria ser aplicada a uma solução para impedir o movimento de água por osmose através de uma barreira semipermeável a partir de água pura na solução. (Uma barreira semipermeável é permeável à água, mas não aos solutos.) Do ponto de vista numérico, é exatamente a osmolalidade real expressa em unidades de pressão. Essa equivalência é expressa pela equação de van't Hoff, onde π é a pressão osmótica, R e T são a constante dos gases e a temperatura absoluta, e C é a osmolalidade (a osmolaridade costuma ser usada como aproximação da osmolalidade).

$$\pi = RTC$$

Para calcular um valor numérico para a pressão osmótica em unidades de mmHg, multiplica-se a osmolalidade por 19,3. Assim, uma diferença na osmolalidade de apenas 1 mOsm/kg de H_2O é, na verdade, uma força propulsora significativa para o movimento de água.

MOVIMENTO DE ÁGUA ATRAVÉS DAS BARREIRAS SEMIPERMEÁVEIS

Quando soluções em ambos os lados de uma barreira semipermeável diferem em sua osmolalidade, a água move-se por osmose para a solução com maior osmolalidade. Embora a água seja impulsionada por seu próprio gradiente de concentração, é conveniente pensar nos solutos como "atraindo" a água. Os rins recorrem a esse

> A água é transportada "acompanhando os osmóis".

conceito ao reabsorverem solutos através dos túbulos renais (da luz para o interstício), permitindo que a água os acompanhe, isto é, "a água acompanha os osmóis".

As diferenças na osmolalidade apenas são efetivas para impulsionar a osmose quando a barreira é menos permeável aos solutos do que à água, isto é, quando é semipermeável. (Imagine uma barreira feita de arame. Independentemente da osmolalidade, não haveria osmose, visto que não haveria restrição para a difusão de solutos.)

5. Nas barreiras endoteliais fenestradas dos capilares glomerulares e dos capilares peritubulares, a permeabilidade à maioria dos solutos através das fenestras é igual à da água e, portanto, não influencia o movimento de água. Todavia, as grandes proteínas plasmáticas não atravessam essas barreiras e elas de fato influenciam o movimento de água. A pressão osmótica resultante das proteínas apenas (ignorando todo o resto) é denominada *pressão coloidosmótica* ou *pressão oncótica*. A pressão coloidosmótica é um componente das forças de Starling que regem a filtração e a absorção através das camadas endoteliais. Nas outras barreiras, especificamente o revestimento epitelial dos túbulos renais, a permeabilidade a todos os solutos é, em geral, mais baixa do que a da água. Por conseguinte, todos os solutos contribuem para impulsionar o fluxo de água. Aqui, *toda* a osmolalidade, e não apenas o componente resultante das proteínas, é importante.

REABSORÇÃO TUBULAR PROXIMAL

Quase todos os 180 L de água e alguns quilos de sal e outros solutos filtrados diariamente no espaço de Bowman são reabsorvidos, com grandes quantidades de muitas outras substâncias. A maior parte dessa reabsorção ocorre no túbulo proximal. Quase todos os solutos (exceto as grandes proteínas plasmáticas) são filtrados do plasma para o espaço de Bowman na mesma proporção que a água; por conseguinte, sua concentração no filtrado glomerular é a mesma que no plasma. No final do túbulo proximal, já ocorreu reabsorção de cerca de dois terços da água e dos solutos. As taxas de reabsorção e, portanto, as concentrações na luz no final do túbulo proximal variam de acordo com o soluto, porém a soma total de solutos (osmóis) reabsorvidos é proporcional à água reabsorvida. Trata-se da denominada *reabsorção isosmótica*. Nas porções finais do néfron, além do túbulo proximal, a reabsorção geralmente não é isosmótica, o que significa que a reabsorção de água e de solutos totais em geral não é proporcional. Esse aspecto é de suma importância para a capacidade de regular independentemente o equilíbrio de solutos e o equilíbrio hídrico.

Sódio e água

O sódio representa quase metade da carga total de solutos que aparece no filtrado glomerular, e a maior parte do restante consiste nos ânions (principalmente cloreto e bicarbonato) que precisam acompanhar o sódio para manter a eletroneutralidade. De modo semelhante, o sódio e os ânions que o acompanham respondem pela maioria dos solutos reabsorvidos no túbulo proximal. A grande quantidade de sódio e de ânions transferidos da luz para o interstício estabelece um gradiente osmótico que favorece o movimento paralelo da água. O epitélio do túbulo proximal é muito permeável à água, que acompanha

> No túbulo proximal, o transporte de água e dos solutos está ligado, direta ou indiretamente, ao transporte ativo de sódio pela Na-K-ATPase.

os osmóis em proporções iguais. Por conseguinte, tanto o líquido removido da luz quanto aquele que permanece são essencialmente isosmóticos com o filtrado original. Frisamos "essencialmente" porque deve haver alguma diferença na osmolalidade para induzir o movimento de água; entretanto, para uma barreira epitelial como o túbulo proximal, que é muito permeável à água, uma diferença de menos de 1 mOsm/kg é suficiente para impulsionar a reabsorção de água. (Convém lembrar que uma diferença na osmolalidade de 1 mOsm/kg é igual, como força propulsora, a uma pressão hidrostática de 19,3 mmHg.) Uma vez no interstício, os solutos e a água movem-se do interstício para dentro dos capilares peritubulares e retornam à circulação sistêmica (Quadro 4.1).

O transporte epitelial requer que as células sejam *polarizadas*, isto é, que as proteínas existentes nas membranas apical e basolateral não sejam iguais. No caso do sódio, a polarização do epitélio tubular proximal promove o fluxo efetivo da luz para o interstício. O movimento de sódio é o pivô do qual depende o transporte de praticamente todas as outras substâncias. A Figura 4.4 mostra a morfologia de um epitélio tubular proximal generalizado, em que o transporte de sal e de água pode ser visto como um processo em múltiplos passos.

O passo 1 é a retirada ativa de sódio da célula epitelial para o interstício através da membrana basolateral. O passo 2 consiste na entrada passiva de sódio da luz tubular para a célula através da membrana apical para repor o sódio removido no passo 1. O passo 3 refere-se ao movimento paralelo de ânions que devem acompanhar o sódio para preservar a eletroneutralidade. O passo 4 é o fluxo osmótico de água da luz tubular para o interstício. Por fim, o passo 5 é o fluxo em massa de água e de solutos do interstício para dentro dos capilares peritubulares. Vamos examinar esses passos de modo mais detalhado.

Quadro 4.1 Forças estimadas envolvidas no movimento de líquido do interstício para os capilares peritubulares*

Forças	mmHg
1. Favorecendo a captação	
a. Pressão hidráulica intersticial, P_{int}	3
b. Pressão oncótica nos capilares peritubulares, π_{CP}	33
2. Opondo a captação	
a. Pressão hidráulica nos capilares peritubulares, P_{CP}	20
b. Pressão oncótica intersticial, π_{int}	6
3. Pressão efetiva para captação (1-2)	10

*Os valores para as pressões hidráulica e oncótica nos capilares peritubulares são para as porções iniciais do capilar. Naturalmente, a pressão oncótica diminui à medida que o líquido isento de proteínas entra (i.e., à medida que ocorre absorção), porém não diminuiria para menos de 25 mmHg (o valor do plasma arterial), mesmo se todo o líquido originalmente filtrado no glomérulo fosse absorvido.

Mecanismos básicos de transporte 57

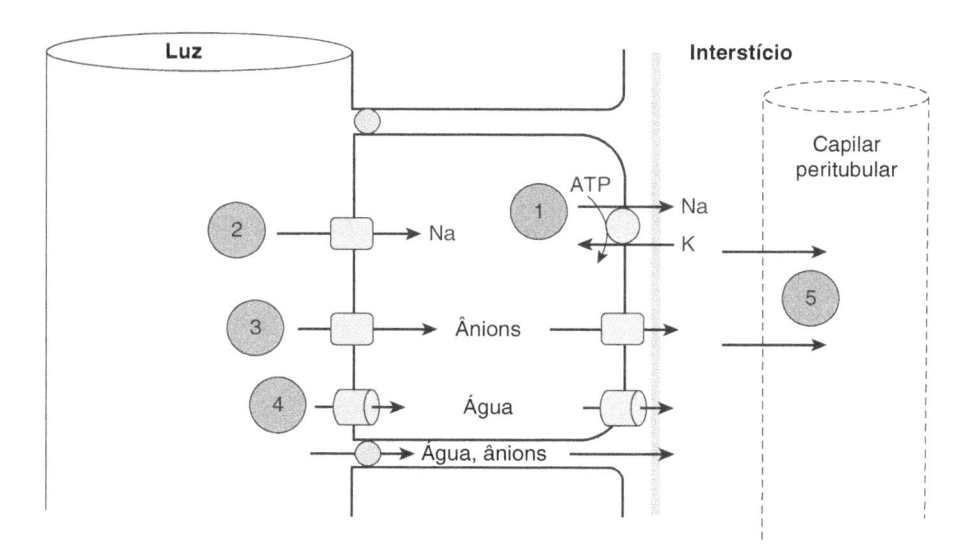

Figura 4.4 Reabsorção epitelial de sal e de água. (Ver o texto para a explicação de cada passo.) (1) O sódio é ativamente removido para dentro do interstício. (2) Ele entra passivamente a partir da luz tubular. (3) Os ânions acompanham o sódio (por via transcelular e paracelular). (4) A água acompanha o soluto (por via transcelular e paracelular). (5) A água e os solutos movem-se por fluxo de massa para dentro do capilar peritubular.

A retirada ativa de sódio no passo 1 ocorre por meio da Na-K-ATPase, que é o principal consumidor de energia na célula. A ação da Na-K-ATPase tem várias consequências, sendo a principal a que mantém a concentração de sódio baixa o suficiente dentro da célula para manter a entrada passiva de sódio da luz para a célula em todos os processos do passo 2.

A entrada de sódio na célula no passo 2 ocorre por meio de múltiplas vias. Do ponto de vista quantitativo, a maior parte do sódio entra pelo antiportador de sódio-prótons (isoforma NHE3). Como veremos mais adiante, a regulação desse transportador desempenha um papel essencial na regulação da excreção de sódio.

No passo 3, o movimento de ânions é mais complexo, visto que envolve dois íons (cloreto e bicarbonato) e uma variedade de processos transcelulares e paracelulares. Examinaremos mais tarde os detalhes, porém agora enfatizamos o fato de que o movimento de sódio, que é um cátion, precisa corresponder quantitativamente a um movimento igual de ânions.

O passo 4 é o movimento osmótico de água. As células tubulares possuem um complemento de aquaporinas nas membranas tanto apical quanto basolateral, e as junções firmes também são permeáveis à água. Por conseguinte, como os passos 1 a 3 reduzem a concentração osmótica luminal local em até mesmo alguns miliosmóis por litro, a água flui osmoticamente da luz para o interstício.

O movimento de água no interstício no passo 4 promove o passo 5. Trata-se do fluxo em massa de líquido do interstício para os capilares peritubulares, impulsionado pelas forças de Starling (gradientes de pressão hidrostática e pressão oncótica). A pressão hidráulica capilar opõe-se à captação de líquido intersticial, porém seu valor de 15 a 20 mmHg é muito mais baixo do que o valor de 60 mmHg nos capilares glomerulares, onde há filtração efetiva. Nesse meio-tempo, a pressão oncótica do plasma aumentou para mais de 30 mmHg, visto que a perda de água por filtração nos capilares glomerulares concentra as grandes proteínas plasmáticas. Há também uma pressão intersticial pequena, porém significativa. A soma dessas forças de Starling é uma pressão absortiva efetiva, que impulsiona o movimento de líquido para dentro dos capilares peritubulares. O leitor pode perceber o fato de que, se as forças de Starling corticais forem anormais (p. ex., pressão oncótica do plasma baixa, como nos casos em que a presença de doença hepática impede a produção normal de albumina sérica), a absorção de líquido a partir do interstício cortical pode ser reduzida, causando uma reserva que inibe o movimento de líquido da luz tubular para o interstício. Por fim, isso pode levar à excreção aumentada de água e de eletrólitos do corpo.

> A reabsorção de água no túbulo proximal concentra todos os solutos remanescentes não reabsorvidos.

Consequências para os outros solutos

6 Os eventos descritos anteriormente têm consequências para todos os outros solutos filtrados com o sódio e seus ânions. Como a água acompanha o sódio e seus ânions através do epitélio, o volume luminal diminui, concentrando, assim, todos os solutos remanescentes. Se forem removidos dois terços da água, qualquer soluto não removido previamente terá sua concentração aumentada por um fator de 3. A elevação de sua concentração luminal gera um gradiente de concentração através das junções firmes, entre a luz e o interstício. (A concentração intersticial de substâncias transportadas é essencialmente ligada ao valor do plasma, devido ao elevado fluxo sanguíneo peritubular e à alta permeabilidade dos capilares fenestrados.) Se as junções firmes forem permeáveis à substância em questão, ela difunde-se da luz para o interstício e, em seguida, para os capilares peritubulares, com o sódio e a água. Isso é precisamente o que ocorre com muitos solutos (p. ex., ureia, potássio, cálcio e magnésio) no túbulo proximal. As frações exatas que são reabsorvidas dependem da permeabilidade das junções firmes, mas, em geral, situam-se na faixa de metade a dois terços. Conforme assinalado anteriormente, uma substância que *não* se desloca pela via paracelular é a glicose, que não atravessa as junções firmes. O destino da glicose filtrada será descrito no Capítulo 5.

Limites na taxa de transporte: T_m e sistemas limitados pelo gradiente

7 Embora a capacidade de transporte dos túbulos renais seja enorme, ela não é infinita. Existem limites superiores para a taxa de reabsorção ou secreção de determinado soluto. Em situações nas quais são filtradas quantidades inusitadamente grandes de uma substância, esses limites são alcançados, e, em consequência, *não* há reabsorção de quantidades do soluto acima do normal (i.e., deixadas na luz e movidas para o próximo segmento do néfron). Em geral, os mecanismos de transporte são classificados com base nas propriedades desses limites em (1) sistema limitado pelo transporte tubular máximo, T_m, ou (2) sistema limitado pelo gradiente.

A classificação baseia-se na permeabilidade (vazamento) das junções firmes. Considere inicialmente os sistemas limitados pelo gradiente. Quando as junções firmes são muito permeáveis a determinada substância, como, por exemplo, o sódio, é impossível que a remoção da substância da luz reduza sua concentração luminal muito abaixo daquela no interstício cortical. À medida que a substância é removida, e a concentração luminal começa a diminuir, o gradiente entre esses dois meios aumenta, causando o retrovazamento da substância de modo tão rápido quanto sua remoção (como retirar água de uma embarcação sendo inundada). Por conseguinte, para o sódio e todas as outras substâncias cuja reabsorção é caracterizada por um sistema limitado pelo gradiente, a concentração luminal permanece próxima à concentração intersticial. É preciso ter em mente que a existência de um limite na taxa não interrompe a reabsorção em circunstâncias normais, devido à reabsorção simultânea da água. Embora a *concentração* luminal não diminua de modo acentuado, continua havendo remoção de grandes quantidades. Em contrapartida, se a reabsorção de água for retardada por condições osmóticas incomuns, a remoção da substância não é acompanhada de uma quantidade correspondente de água. Em consequência, sua concentração diminui, o limite do gradiente é, de fato, alcançado, e a substância apresenta retrovazamento, deixando quantidades inusitadamente grandes da substância no grande volume de água não reabsorvida.

> *A taxa de reabsorção de qualquer substância é limitada pela capacidade dos transportadores (sistemas de T_m) ou pelo retrovazamento paracelular (limitado pelo gradiente).*

Considere agora os sistemas limitados pelo T_m. Neste caso, as junções firmes são *impermeáveis* aos solutos em questão. Não há retrovazamento e qualquer limite sobre a magnitude da diferença de concentração entre a luz e o interstício. O limite sobre a taxa de transporte é imposto à capacidade dos transportadores de remover a substância (as propriedades cinéticas inerentes das proteínas transportadoras e sua densidade na membrana). À medida que aumenta a carga filtrada, a quantidade reabsorvida aumenta paralelamente até alcançar o ponto de saturação dos transportadores. Para cargas abaixo do T_m, praticamente toda a substância é reabsorvida. Entretanto, qualquer aumento da carga filtrada acima do T_m não aumenta o transporte para fora da luz. Em consequência, o excesso é deixado. Na maioria dos casos, a quantidade que escapa da reabsorção no túbulo proximal é excretada.

A razão funcional para diferenciar o T_m do sistema limitado pelo gradiente é que, se a carga filtrada for inferior ao T_m, os solutos processados pelo sistema de T_m serão essencialmente reabsorvidos por completo, ao passo que os solutos processados por sistemas limitados pelo gradiente *nunca* são reabsorvidos por completo, isto é, uma quantidade substancial sempre permanece no túbulo e passa, em seguida, para o próximo segmento do néfron.

Diurese osmótica

Se o acoplamento estreito normal entre a reabsorção de sódio e a reabsorção de água no túbulo proximal for desfeito, temos um fenômeno conhecido como *diurese osmótica*. O termo diurese significa simplesmente aumento do fluxo urinário, e diurese *osmótica* indica a situação na qual o aumento do fluxo urinário se deve a uma quantidade anormalmente alta de qualquer soluto que não seja reabsorvido (p. ex., manitol) ou filtrado nessa taxa tão alta, de modo que grande parte permanece no túbulo (p. ex., concentração plasmática muito alta de glicose), deixando grandes quantidades de soluto (osmóis) na luz. Como a água é reabsorvida a partir do túbulo, a concentração de qualquer soluto não reabsorvido aumenta. Sua presença osmótica retarda a reabsorção subsequente de água, isto é, "retém" a água na luz. Se essa situação ocorrer no túbulo proximal, ela também retarda a reabsorção efetiva de sódio. O transporte de sódio em si continua inalterado. Entretanto, como a água é retida na luz, o transporte de sódio provoca uma queda inicial em sua concentração luminal. Isso impulsiona um retrovazamento passivo de sódio através das junções firmes, visto que o limite do gradiente para o transporte de sódio é alcançado. Nesse momento, há pouco transporte *efetivo* de sódio, visto que a quantidade reabsorvida é igualada pela quantidade de retrovazamento. Em consequência, grandes quantidades de sódio, de água e do soluto incomum passam para a alça de Henle. A diurese osmótica pode ocorrer em indivíduos com diabetes melito não controlado, em que a carga filtrada de glicose ultrapassa o transporte tubular máximo (T_m), e a glicose não reabsorvida passa a atuar como diurético osmótico. Em outros casos, pode ser devida à infusão de um soluto, como o manitol, que é filtrado, mas não transportado.

PRINCIPAIS CONCEITOS

1. *O fluxo da luz para o interstício pode ser transcelular, usando etapas de transporte separadas nas membranas apical e basolateral, ou paracelular, ao redor das células através das junções firmes.*

2. *Os rins movem os solutos através das membranas por múltiplos mecanismos de transporte, incluindo canais, uniportadores, multiportadores e transportadores ativos primários.*

3. *Os rins regulam a excreção por meio da regulação dos canais e dos transportadores nas membranas das células epiteliais.*

4. *A água atravessa as barreiras epiteliais ao longo de gradientes osmóticos (de regiões de osmolalidade mais baixa para regiões de osmolalidade mais alta).*

5. *A reabsorção de volume é um processo em múltiplos passos, que envolve o transporte através das membranas epiteliais, da luz para o interstício, e o fluxo em massa do interstício para os capilares peritubulares, impulsionado pelas forças de Starling.*

6. *A reabsorção de água concentra todos os solutos tubulares remanescentes, aumentando a força propulsora para sua reabsorção passiva por difusão.*

7. *Todos os processos reabsortivos apresentam um limite para a velocidade com que podem ocorrer, tanto pelo retrovazamento da substância na luz (sistemas limitados pelo gradiente) quanto pela saturação dos transportadores (sistemas T_m).*

Mecanismos básicos de transporte 61

QUESTÕES PARA ESTUDO

4-1. Um indivíduo saudável apresenta uma osmolalidade plasmática normal (próxima de 300 mOsm/kg). Se houver reabsorção isosmótica de 100 mmol de solutos a partir do túbulo proximal, qual a quantidade aproximada de água reabsorvida com o soluto?
   a. 100 mL.
   b. 300 mL.
   c. 333 mL.
   d. 1.000 mL.

4-2. Em termos quantitativos, a maior parte do sódio entra nas células tubulares proximais por
   a. difusão paracelular.
   b. difusão transcelular.
   c. Na-K-ATPase.
   d. antiporte com íons hidrogênio.

4-3. As junções firmes que unem as células tubulares proximais possibilitam a difusão passiva de
   a. glicose.
   b. sódio.
   c. todos os solutos filtrados.
   d. nenhum soluto filtrado.

4-4. No túbulo proximal, a água pode se mover por meio de
   a. membranas apicais das células tubulares proximais.
   b. membranas basolaterais das células tubulares proximais.
   c. junções firmes.
   d. todas as opções acima.

4-5. Uma substância X é secretada no túbulo proximal por um sistema limitado pelo T_m. Isso significa que
   a. X não pode se difundir facilmente pela via paracelular.
   b. toda a substância X que entra na rede vascular renal será secretada.
   c. a taxa de secreção da substância X é independente da concentração plasmática.
   d. a substância X não é filtrada no glomérulo.

4-6. O que fazem todos os multiportadores?
   a. Movem simultaneamente várias moléculas de determinado soluto (p. ex., três íons sódio ou duas moléculas de glicose).
   b. Movem simultaneamente dois ou mais tipos diferentes de solutos.
   c. Utilizam ATP para a energia necessária ao transporte.
   d. Movem solutos transportados na mesma direção.

Processamento renal de solutos orgânicos

5

OBJETIVOS

- ▸ Estabelecer a utilidade fisiológica da excreção ou reabsorção de solutos orgânicos.
- ▸ Estabelecer as características gerais dos sistemas tubulares proximais para a reabsorção ativa ou secreção de solutos orgânicos.
- ▸ Descrever o manuseio renal da glicose e estabelecer as condições nas quais pode ocorrer glicosúria.
- ▸ Descrever o manuseio renal das proteínas e dos pequenos peptídeos.
- ▸ Descrever a secreção do para-amino-hipurato.
- ▸ Descrever em linhas gerais o manuseio do urato.
- ▸ Descrever a secreção dos cátions orgânicos.
- ▸ Descrever como o pH tubular afeta a excreção e a reabsorção de ácidos e bases fracos.
- ▸ Descrever o manuseio renal da ureia, incluindo a reciclagem medular da ureia do ducto coletor para a alça de Henle.

VISÃO GERAL

Conforme assinalado no Capítulo 1, uma das principais funções dos rins consiste na excreção de produtos orgânicos de degradação, substâncias químicas estranhas e seus metabólitos. À medida que excretam essas substâncias, os rins também filtram grandes quantidades orgânicas de substâncias que eles *não* excretam, como a glicose e os aminoácidos. Por conseguinte, eles precisam discriminar entre o que manter e o que descartar. Embora a concentração global dos solutos orgânicos úteis que devem ser mantidos seja pequena em comparação com os íons inorgânicos, como o sódio e o cloreto, as grandes quantidades filtradas indicam que é necessário que existam processos para sua reabsorção.

Alguns solutos orgânicos processados pelos rins são moléculas neutras; a maioria consiste em ânions ou cátions. À medida que os metabólitos úteis são recuperados do filtrado, as substâncias de degradação e as substâncias estranhas não são apenas eliminadas, sendo ativamente secretadas. Ao lidarem com solutos orgânicos, os rins realizam um tipo de triagem. Eles (1) reabsorvem metabólitos que não devem ser perdidos, (2) eliminam produtos de degradação e substâncias orgânicas estranhas indesejáveis, e (3) reabsorvem parcialmente outros. Uma análise do processamento renal de cada uma dessas substâncias orgânicas seria excessiva, de modo que iremos discutir alguns solutos essenciais e estabelecer generalizações sobre os outros.

Uma substância orgânica, a ureia, é única nesse aspecto. Trata-se de um produto de degradação metabólica que precisa ser excretado para impedir seu acúmulo. Entretanto, a ureia também desempenha um papel-chave na regulação renal do equilíbrio hídrico. O processamento renal da ureia é discutido de modo sucinto mais adiante neste capítulo e novamente no próximo, na discussão sobre o manuseio renal da água.

Propriedades gerais do transporte de solutos orgânicos

Várias generalizações aplicam-se ao processamento de pequenos solutos orgânicos pelos rins.

1. Embora exista um número notavelmente grande de solutos orgânicos, há um número menor de proteínas de transporte, significando que muitos transportadores aceitam múltiplos solutos, algumas vezes mais de 100 solutos diferentes. Isso possibilita aos rins operar sem expressar um transportador distinto para cada soluto.
2. Os solutos orgânicos, em sua maior parte, são transportados apenas no túbulo proximal. Aqueles que são secretados ou que escapam da reabsorção no túbulo proximal acabam sendo excretados (uma exceção, discutida mais adiante neste capítulo, diz respeito a solutos de carga elétrica que se tornam neutros em consequência de mudanças do pH tubular e que sofrem reabsorção passiva em regiões além do túbulo proximal).
3. O transporte envolve uma cascata de eventos inter-relacionados, que sempre começa pela extrusão ativa de sódio através da membrana basolateral pela Na-K-ATPase. Em seguida, os solutos orgânicos neutros ou de carga negativa entram com o sódio por meio de simportadores, enquanto os cátions entram por meio de uniportadores, impulsionados pelo potencial de membrana negativo. O consequente acúmulo intracelular do soluto em questão estabelece um gradiente favorável

> Os solutos orgânicos são transportados apenas no túbulo proximal (a ureia é uma exceção).

para seu efluxo. Em seguida, os solutos acumulados saem por meio de uma variedade de vias através da membrana oposta a partir da qual entraram, ou acoplam-se, por meio de um antiportador, ao influxo de outro soluto orgânico.

REABSORÇÃO PROXIMAL DE NUTRIENTES ORGÂNICOS

Os nutrientes orgânicos úteis no plasma que não devem ser perdidos na urina são, em sua maioria, livremente filtrados, incluindo a glicose, os aminoácidos, o acetato, os intermediários do ciclo de Krebs, algumas vitaminas hidrossolúveis, o lactato, o acetoacetato, o β-hidroxibutirato e muitos outros. O túbulo proximal constitui o principal local de reabsorção de grandes quantidades desses nutrientes orgânicos filtrados diariamente pelos corpúsculos renais.

Glicose

(3) Na maioria das circunstâncias, seria prejudicial perder glicose na urina, particularmente em condições de jejum prolongado. Dessa maneira, os rins normalmente reabsorvem toda a glicose filtrada. O nível plasmático normal de glicose é de cerca de 90 mg/dL (5 mmol/L). Ele aumenta de modo transitório para valores bem acima de 100 mg/dL durante as refeições e diminui levemente no jejum. Em geral, toda a glicose filtrada é reabsorvida no túbulo proximal. Isso envolve a captação de glicose da luz tubular por meio de simportadores de sódio-glicose através da membrana apical, seguida de sua saída para o interstício através da membrana basolateral por meio de um uniportador GLUT (transportador de glicose, de *glucose transporter*). A maior parte da glicose é reabsorvida por um simportador de sódio-glicose (SGLT-2, de *sodium-glucose transporter 2*, transportador de sódio-glicose 2) de alta capacidade e baixa afinidade, cuja estequiometria é de 1 sódio por glicose. Em seguida, a glicose remanescente é captada na parte final do túbulo proximal (segmento S3) por um transportador (SGLT-1) de baixa capacidade e alta afinidade, que transporta 2 íons sódio por glicose (Figura 5.1, parte superior). Essa estequiometria de 2 para 1 fornece a energia adicional para transportar a glicose contra seu gradiente de concentração na região onde a concentração luminal costuma ser muito baixa. Diferentemente do caso do sódio e de muitos outros solutos, as junções firmes não são permeáveis à glicose de modo significativo. Por conseguinte, à medida que a glicose é removida da luz, e sua concentração luminal declina, não há retrovazamento, resultando em reabsorção praticamente completa.

Como os simportadores de sódio-glicose são saturáveis (sistemas de T_m), as cargas filtradas anormalmente altas sobrepujam a capacidade reabsortiva (excedem o T_m; Figura 5.1, parte inferior). Isso ocorre quando a glicose plasmática se aproxima de 200 mg/dL, uma situação frequentemente encontrada no diabetes melito. Nos casos muito graves, a glicose plasmática pode ultrapassar 1.000 mg/dL, ou mais de 55 mmol/L, levando a uma perda significativa de glicose.

Suponha que o T_m para a glicose seja de 375 mg/min (um valor típico). Com uma taxa de filtração glomerular (TFG) de 125 mL/min (1,25 dL/min) e níveis plasmáticos normais de glicose de 90 mg/dL, a carga filtrada é de 1,25 dL/min × 90 mg/dL = 112,5 mg/min, ou seja, bem abaixo do T_m de 375 mg/min. Por conseguinte, os rins reabsorvem facilmente toda a carga filtrada. Quando o nível plasmático de glicose alcança 200 mg/dL, a carga filtrada passa a ser de 1,25 dL/min × 200 mg/dL = 250 mg/min. Neste ponto, alguns néfrons individuais alcançaram o limite superior daquilo que são capazes de reabsorver, e uma pequena quantidade de glicose começa a ser derramada na urina. Aumentos adicionais da glicose plasmática saturam os transportadores remanescentes, e qualquer quantidade filtrada acima de 375 mg/min é excretada. Isso leva à perda de glicose e a uma diurese osmótica indesejável, que será discutida no Capítulo 4. Pode-se perceber que qualquer glicose não reabsorvida é um osmol no túbulo, que tem consequências sobre a reabsorção de água.

PROTEÍNAS E PEPTÍDEOS

(4) Embora algumas vezes declaremos que o filtrado glomerular seja isento de proteína, ele não é verdadeiramente livre de todas as proteínas; ele apenas apresenta uma concentração de proteínas totais bem inferior àquela do plasma. Em primeiro

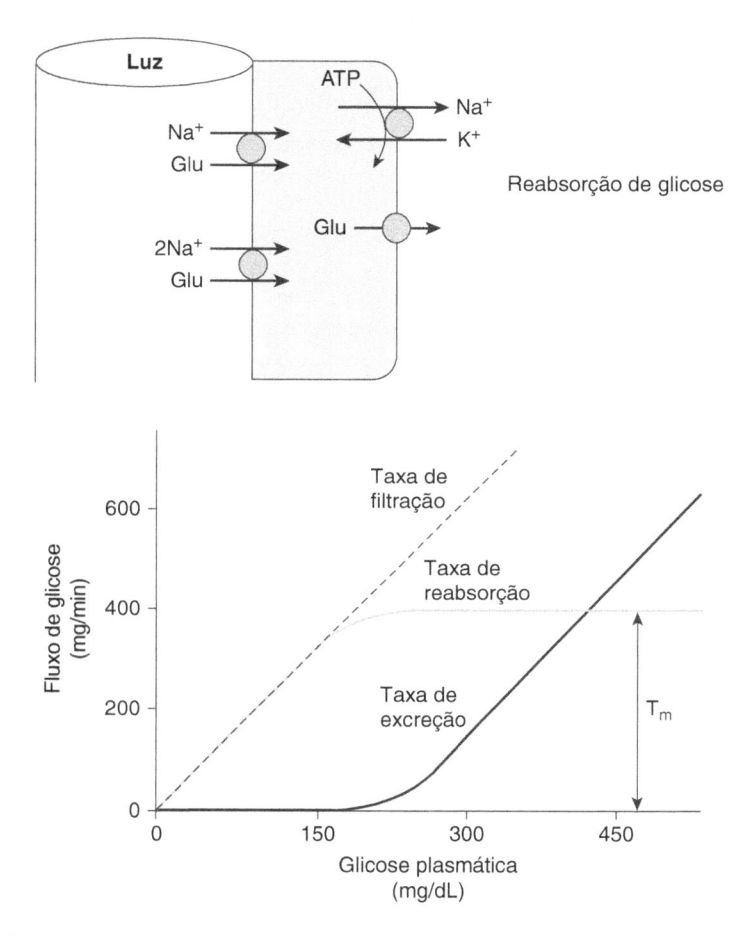

Figura 5.1 Processamento da glicose pelo rim. (Parte superior) A glicose é captada através da membrana apical por simportadores de sódio-glicose e deixa a célula através da membrana basolateral por uniportadores de glicose (família GLUT). Na maior parte do túbulo proximal, a estequiometria de sódio-glicose é de 1 para 1 (isoforma SGLT-2). Na parte final do túbulo proximal, a estequiometria passa a ser de 2 para 1 (isoforma SGLT-1). (Parte inferior) As taxas de filtração, reabsorção e excreção estão representadas graficamente em função da concentração plasmática de glicose. Em determinada TFG, a taxa de filtração da glicose é exatamente proporcional à sua concentração plasmática. Na presença de níveis normais de glicose plasmática, essa taxa é bem inferior ao T_m e, portanto, toda a glicose filtrada é reabsorvida, não havendo qualquer excreção. Entretanto, quando a glicose plasmática aumenta e alcança a faixa hiperglicêmica, o T_m é alcançado, e toda a glicose filtrada acima do T_m é excretada.

lugar, os peptídeos e as proteínas menores (p. ex., angiotensina, insulina), apesar de presentes em baixas concentrações no sangue, são filtrados em quantidades consideráveis. Em segundo lugar, embora a passagem de grandes proteínas plasmáticas através da barreira de filtração glomerular seja extremamente limitada, uma pequena quantidade consegue fazê-lo para dentro do espaço de Bowman. No caso da albumina, a proteína plasmática com maior concentração no sangue, sua concentração no filtrado costuma ser de cerca de 1 mg/dL, ou cerca de 0,02% da concentração plasmática de albumina (5 g/dL). Devido ao enorme volume de líquido filtrado por dia, a quantidade total filtrada de proteína não é insignificante. Normalmente, todas essas proteínas e peptídeos são reabsorvidos por completo, embora não de maneira convencional, sendo degradados enzimaticamente em seus aminoácidos constituintes, que então retornam ao sangue.

Para as proteínas maiores, a etapa inicial no processo de recuperação é a endocitose na membrana apical. Esse processo, que necessita de energia, é desencadeado pela ligação das moléculas de proteínas filtradas a receptores específicos na membrana apical. A taxa de endocitose aumenta de modo proporcional à concentração de proteína no filtrado glomerular, até uma taxa máxima de formação de vesículas e, portanto, até que seja alcançado o T_m para a captação de proteínas. As vesículas intracelulares resultantes da endocitose fundem-se com lisossomos, cujas enzimas degradam a proteína em fragmentos de baixo peso molecular, principalmente aminoácidos individuais. Em seguida, esses produtos finais saem das células através da membrana basolateral e passam para o líquido intersticial, a partir do qual entram nos capilares peritubulares.

Para entender o problema potencial associado a uma falha na captação da proteína filtrada, convém lembrar que, para um adulto jovem saudável,

Proteínas totais filtradas = TFG × concentração de proteínas no filtrado
= 180 L/dia × 10 mg/L = 1,8 g/dia   Equação 5.1

Se essa proteína não for removida da luz, toda a quantidade de 1,8 g será perdida na urina. De fato, quase toda a proteína filtrada sofre endocitose e é degradada, de modo que a excreção de proteínas na urina costuma ser de apenas 100 mg/dia. O mecanismo de endocitose pelo qual as proteínas são captadas é facilmente saturado, de modo que a ocorrência de um grande aumento nas proteínas filtradas, em consequência de um aumento na permeabilidade glomerular, provoca a excreção de grandes quantidades de proteínas.

As discussões sobre o processamento renal das proteínas logicamente tendem a focalizar a albumina, visto que ela é, sem dúvida alguma, a proteína plasmática mais abundante. Naturalmente, existem muitas outras proteínas plasmáticas. Embora presentes em níveis mais baixos do que a albumina, elas são menores e, portanto, filtradas de modo mais fácil. Por exemplo, o hormônio do crescimento (peso molecular de 22.000 Da) tem uma taxa de filtração de cerca de 60%, enquanto a da insulina menor é de 100%. A massa total desses hormônios filtrados é insignificante; todavia, visto que até mesmo níveis muito pequenos no plasma possuem importantes funções de sinalização no organismo, a filtração renal passa a constituir uma influência considerável sobre as concentrações no sangue. Frações relativamente grandes dessas proteínas plasmáticas menores são filtradas e, em seguida, degradadas nas células tubulares. Os rins constituem os principais locais de catabolismo de muitas proteínas plasmáticas, incluindo os hormônios peptídicos. A redução nas taxas de degradação que ocorre em doenças renais pode resultar em elevação das concentrações plasmáticas de hormônios.

Os peptídeos muito pequenos são catabolizados em aminoácidos ou di e tripeptídeos na luz tubular proximal por peptidases localizadas na superfície apical da membrana plasmática. Esses produtos são então reabsorvidos pelos mesmos transportadores que costumam reabsorver os aminoácidos filtrados.

Processamento renal de solutos orgânicos 67

Por fim, em certos tipos de lesão renal, as proteínas liberadas pelas células tubulares lesionadas podem aparecer na urina e fornecer informações importantes para o diagnóstico.

SECREÇÃO PROXIMAL DE CÁTIONS ORGÂNICOS

5 Até agora, descrevemos a reabsorção de substâncias orgânicas úteis que em geral não são excretadas pelo corpo. Naturalmente, existem muitos cátions orgânicos que são excretados, tanto produtos de degradação produzidos de modo endógeno quanto substâncias químicas exógenas (ver uma lista parcial no Quadro 5.1). Muitos desses cátions orgânicos são filtráveis nos corpúsculos renais, com contribuição da secreção proximal para a quantidade filtrada. Outros se ligam extensamente às proteínas plasmáticas e sofrem filtração glomerular apenas em grau limitado; por conseguinte, a secreção tubular proximal constitui o único mecanismo significativo para sua excreção.

Os túbulos proximais possuem diversos sistemas de transporte estreitamente relacionados para os cátions orgânicos. Como existe certo número de transportadores diferentes que não são relativamente seletivos quanto aos tipos de solutos que aceitam, ocorre transporte de um número substancial de cátions orgânicos exógenos e endógenos. Embora os transportadores manifestem uma limitação do T_m, em muitos casos, mais de 90% de determinado cátion que entra na circulação renal são removidos, indicando uma alta capacidade de transporte. O processo começa pela Na-K-ATPase, que estabelece um gradiente de concentração de potássio e um consequente potencial de membrana negativo. Os cátions orgânicos entram através da membrana basolateral por meio de um de vários uniportadores, membro da família dos OCTs (*organic cation transporters*, de transportadores de cátions orgânicos), impulsionados energeticamente pelo potencial de membrana negativo. Isso eleva a concentração do cátion no citosol bem acima daquela no interstício. Em seguida, os cátions saem para a luz por meio de um antiportador, que troca um próton pelo cátion orgânico (Figura 5.2). Como esse antiportador troca dois cátions univalentes, ele é eletricamente neutro e não é afetado pelo potencial de membrana.

Quadro 5.1 Alguns cátions orgânicos ativamente secretados pelo túbulo proximal

Substâncias endógenas	Fármacos
Acetilcolina	Atropina
Adrenalina	Morfina
Colina	Isoproterenol
Creatinina	Cimetidina
Dopamina	Meperidina
Guanidina	Procaína
Histamina	Quinina
Serotonina	Tetraetilamônio
Noradrenalina	
Tiamina	

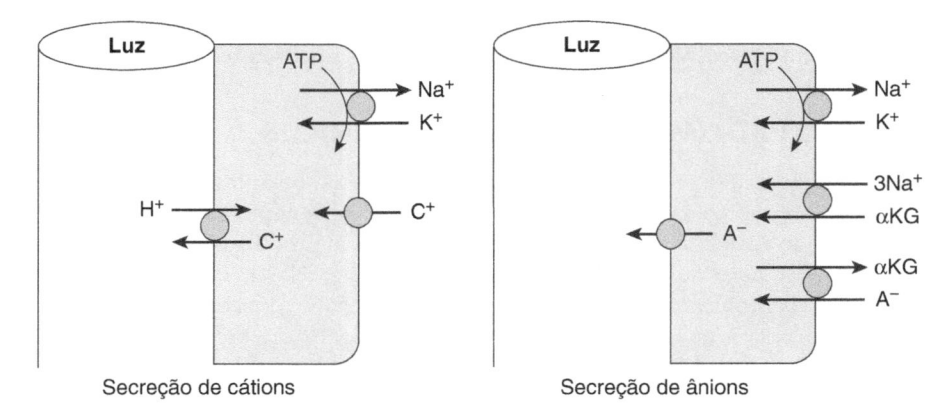

Figura 5.2 Mecanismos comuns de secreção tubular para cátions e ânions orgânicos. Os cátions secretados são captados pelo epitélio tubular por meio de OCTs, impulsionados pelo potencial de membrana negativo e secretados através da membrana apical por meio de antiportadores, em troca de prótons. Os ânions secretados são captados através da membrana basolateral por antiportadores, em troca de αKG. São secretados através da membrana apical por vários transportadores diferentes, incluindo a proteína de resistência a múltiplos fármacos MDR-2.

SECREÇÃO PROXIMAL DE ÂNIONS ORGÂNICOS

A via secretora ativa para muitos ânions orgânicos no túbulo proximal utiliza a reciclagem do α-cetoglutarato (αKG, de *α-ketoglutarate*) como ferramenta. Em primeiro lugar, o αKG, que é um ânion divalente, é ativamente captado a partir da luz e do interstício por um simportador de sódio-αKG (estequiometria de três sódios para um αKG), com elevação dos níveis celulares de αKG. Em seguida, ocorre efluxo do αKG através da membrana basolateral por meio de um antiportador que importa um ânion orgânico destinado a ser secretado. Esse antiportador é membro da família do OAT (*organic anion transporter*, de transportador de ânions orgânicos) de proteínas da membrana basolateral. O αKG continua o processo de reciclagem, entra com o sódio e retorna ao interstício em troca do outro soluto orgânico. Por fim, o segundo soluto orgânico é secretado através da membrana apical por uma de diversas vias, incluindo a proteína de resistência a múltiplos fármacos, MDR-2 (*multidrug resistence protein*), que é uma ATPase que impulsiona o efluxo de muitos ânions orgânicos diferentes (Figura 5.2).

De maneira análoga aos transportadores para cátions, a membrana basolateral das células epiteliais do túbulo contorcido proximal contém vários tipos de OAT, aceitando, cada um deles, múltiplos solutos para serem transportados. Por conseguinte, o túbulo proximal tem a capacidade de secretar todos os ânions orgânicos listados no Quadro 5.2 e muitos outros. Esses ânions orgânicos não são significativamente permeáveis através das junções firmes ou das membranas lipídicas, e seu transporte caracteriza-se por T_m.

Quadro 5.2 Alguns ânions orgânicos ativamente secretados pelo túbulo proximal

Substâncias endógenas	Fármacos
Sais biliares	Acetazolamida
Ácidos graxos	Clorotiazida
Hipuratos	Etacrinato
Hidroxibenzoatos	Furosemida
Oxalato	Penicilina
Prostaglandinas	Probenecida
Urato	Sacarina
	Salicilatos
	Sulfonamidas

Se a concentração plasmática de determinado ânion orgânico for excessivamente alta, ele não será removido de maneira eficiente do sangue pelos rins.

As transformações metabólicas no fígado são muito importantes, onde muitas substâncias exógenas (e endógenas) são conjugadas com glucuronato ou com sulfato. A adição desses grupos torna a molécula original muito mais hidrossolúvel. Esses conjugados são transportados de modo ativo pela via secretora dos ânions orgânicos.

Urato

O urato, um ânion que é a forma básica do ácido úrico, fornece um exemplo fascinante do processamento renal de ânions orgânicos, que é particularmente importante para a clínica médica e ilustrativo para a patologia renal. A elevação da concentração plasmática de urato pode causar gota, e acredita-se que ele esteja envolvido em algumas formas de doença cardíaca e doença renal, razão pela qual sua remoção do sangue é importante. Entretanto, em vez de excretarem todo o urato possível, os rins na realidade reabsorvem a maior parte do urato filtrado. O urato é livremente filtrável. Quase todo o urato filtrado é reabsorvido na parte inicial do túbulo proximal, principalmente por antiportadores (URAT1), que o trocam por outro ânion orgânico. Mais adiante no túbulo proximal, o urato sofre secreção tubular ativa. Em seguida, na porção reta, parte do urato é mais uma vez reabsorvida. Como a taxa total de reabsorção normalmente é muito maior do que a taxa de secreção, apenas uma pequena fração da carga filtrada é excretada.

Embora a reabsorção de urato seja maior do que sua secreção, o processo secretório é controlado para manter uma constância relativa do urato plasmático. Em outras palavras, se o urato plasmático começar a aumentar, devido a um aumento na produção de urato, sua secreção ativa proximal é estimulada, aumentando, assim, sua excreção.

Tendo em vista esses mecanismos de processamento renal do urato, o leitor deve estar apto para deduzir as três maneiras pelas quais a alteração da função renal pode levar a uma diminuição da excreção de urato e, consequentemente, a um aumento do urato plasmático, como ocorre na gota: (1) diminuição da filtração de urato secundária a uma redução da TFG, (2) reabsorção excessiva de urato e (3) diminuição da secreção de urato.

REABSORÇÃO OU SECREÇÃO PASSIVA DEPENDENTE DE PH

Muitos dos solutos orgânicos processados pelos rins são ácidos ou bases fracas e ocorrem nas formas tanto neutra quanto ionizada. O estado de ionização afeta tanto a solubilidade aquosa quanto a permeabilidade da membrana à substância. Os solutos neutros são mais permeáveis do que os solutos ionizados. Como a água é reabsorvida a partir do túbulo, qualquer substância que permanece no túbulo se torna progressivamente mais concentrada. Conforme descrito no Capítulo 9, o pH luminal pode modificar-se de modo substancial durante o fluxo através dos túbulos. Por conseguinte, tanto a concentração progressiva dos solutos orgânicos quanto a mudança de pH influenciam de modo acentuado o grau de reabsorção por difusão passiva através das regiões do túbulo além do túbulo proximal.

Os ácidos fracos são predominantemente neutros (forma ácida) em pH baixo, ao passo que se dissociam em um ânion e um próton em pH alto. Imagine o caso em que o líquido tubular se torna acidificado em relação ao plasma, o que ocorre de fato com uma dieta típica ocidental. Para um ácido fraco no líquido tubular, a acidificação converte grande parte do ácido para a forma neutra e, portanto, aumenta sua permeabilidade. Isso favorece a difusão para fora da luz (reabsorção). A urina altamente ácida (pH baixo) tende a aumentar a reabsorção passiva de ácidos fracos (e promover menos excreção). Para muitas bases fracas, a dependência do pH é justamente o contrário. Em pH baixo, elas são cátions protonados (retidos na luz). À medida que a urina se torna acidificada, uma fração maior é convertida na forma com carga, impermeável, sendo retida na luz. Uma quantidade menor sofre reabsorção passiva, e maior quantidade é excretada. Esses eventos estão ilustrados na Figura 5.3. Na parte superior da figura, a acidificação tubular converte ácidos fracos na forma neutra, possibilitando a reabsorção passiva, e converte as bases fracas em cátions, retendo-as na luz. Na parte inferior da figura, a alcalinização tubular mantém os ácidos fracos ionizados e, portanto, retidos na luz, enquanto mantém as bases fracas neutras, possibilitando sua reabsorção passiva.

Então, qual a importância dessa dependência do pH? Como muitos fármacos de utilidade clínica são bases e ácidos orgânicos fracos, todos esses fatores têm implicações clínicas importantes. Por exemplo, se desejarmos aumentar a excreção de um fármaco que é um ácido fraco, devemos procurar alcalinizar a urina (visto que isso irá reter a forma iônica na luz). Já a acidificação da urina é desejável se quisermos impedir a excreção desse fármaco. É evidente que ocorre exatamente o oposto com bases orgânicas fracas. Em qualquer pH do líquido luminal, o aumento do fluxo urinário aumenta a excreção tanto dos ácidos fracos quanto das bases fracas.

Por fim, alguns solutos orgânicos – embora a membrana seja mais permeável à forma neutra –, são menos solúveis em solução aquosa e tendem a precipitar. Isso se aplica especificamente ao urato. A combinação de níveis excessivos de urato no plasma e baixo pH urinário, que converte o urato em ácido úrico neutro, com frequência leva à formação de cálculos renais de ácido úrico.

Processamento renal de solutos orgânicos 71

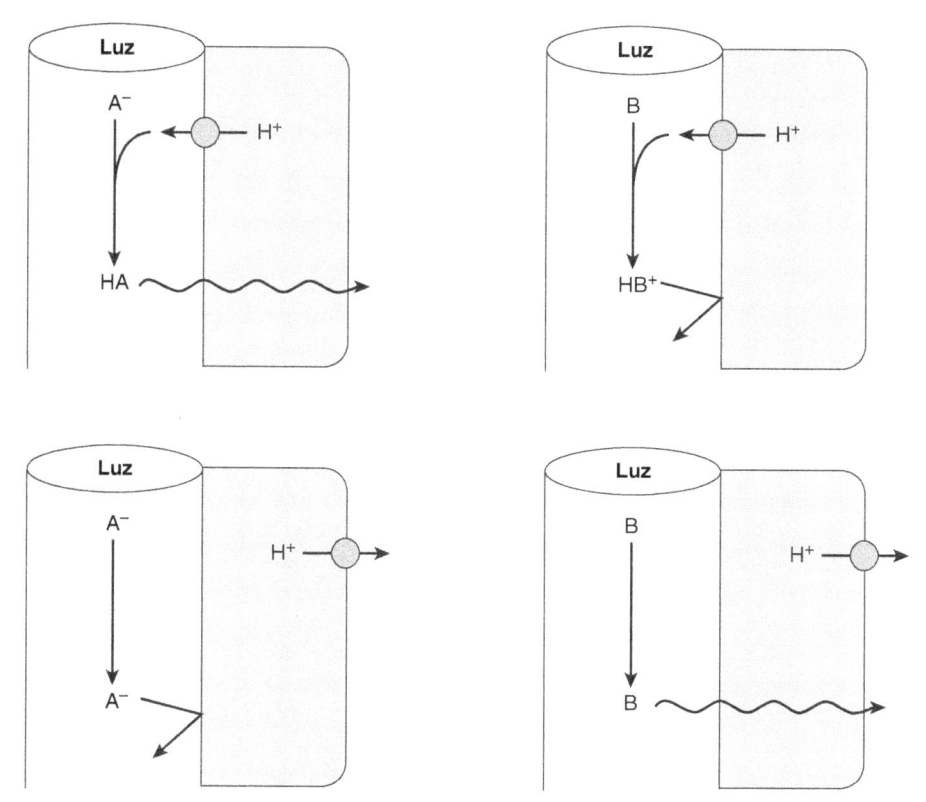

Figura 5.3 Efeito da acidificação e da alcalinização da urina no túbulo sobre a reabsorção de ácidos e bases fracos. A acidificação favorece a reabsorção e, portanto, a retenção de ácidos fracos, visto que as formas protonadas neutras podem sofrer difusão passiva para fora do túbulo (parte superior, à esquerda). Ao mesmo tempo, a acidificação favorece a perda de bases fracas, visto que as formas protonadas têm carga elétrica e são retidas na luz (parte superior, à direita). A alcalinização tem os efeitos opostos (parte inferior, à esquerda e à direita). Os processos que acidificam a urina são descritos no Capítulo 9.

UREIA

A ureia é uma substância muito especial para o rim. Trata-se de um produto final do metabolismo das proteínas, que deve ser excretado, bem como um componente importante na regulação da excreção de água. A ureia difere de todos os outros solutos orgânicos discutidos neste capítulo de diversas maneiras significativas. (1) Não existe qualquer mecanismo de transporte pela membrana no túbulo proximal; em vez disso, a ureia atravessa facilmente as junções firmes do túbulo proximal, onde é reabsorvida por via paracelular. (2) Os elementos tubulares depois do túbulo proximal expressam transportadores de ureia e a processam de maneira regulada e complexa.

A ureia deriva das proteínas, que formam grande parte da substância funcional e estrutural dos tecidos corporais. As proteínas também constituem uma fonte de combustível metabólico. A proteína da dieta é inicialmente digerida através de seus aminoácidos constituintes. Em seguida, esses aminoácidos são usados como unidades para a síntese de proteína tecidual (p. ex., músculo), convertidos em gordura ou oxidados imediatamente. Durante o jejum, o corpo degrada as proteínas em aminoácidos que são usados como combustível, autoconsumindo-se em essência. O metabolismo dos aminoácidos produz um componente nitrogênio (amônio) e um componente carboidrato. O carboidrato sofre processamento metabólico adicional, enquanto o amônio não pode ser mais oxidado e representa um produto de degradação. O amônio em si é bastante tóxico para a maioria dos tecidos (exceto o interstício medular; ver Capítulo 9), e o fígado converte imediatamente a maior parte do amônio em ureia e em uma quantidade menor, porém crucial, de glutamina. Enquanto os níveis normais de ureia não são tóxicos, as quantidades abundantes produzidas diariamente, em particular com uma dieta rica em proteínas, representam uma grande carga osmótica que precisa ser excretada. Independentemente de o indivíduo estar bem nutrido ou em jejum, a produção de ureia ocorre de modo contínuo e constitui cerca da metade do conteúdo habitual de solutos da urina.

> A ureia constitui cerca da metade do conteúdo habitual de solutos da urina.

O nível normal de ureia no sangue é muito variável (3 a 9 mmol/L),[1] refletindo variações tanto no aporte de proteínas quanto no processamento renal da ureia. Ao longo de dias a semanas, a excreção renal de ureia deve se igualar à produção hepática; caso contrário, haverá aumento dos níveis plasmáticos para uma faixa patológica, produzindo uma condição denominada *uremia*. A curto prazo (dentro de horas a vários dias), a taxa de excreção de ureia pode não ser exatamente igual à taxa de produção, visto que sua excreção também é regulada para outros propósitos, além de manter os níveis plasmáticos estáveis.

A característica essencial do processamento renal da ureia é que ela é livremente filtrada. Cerca da metade sofre reabsorção passiva no túbulo proximal. Em seguida, uma quantidade igual àquela reabsorvida é secretada de volta à alça de Henle. Por fim, cerca da metade é reabsorvida uma segunda vez no ducto coletor medular. O resultado consiste na excreção de cerca da metade da carga filtrada (Figura 5.4).

6 Como molécula, a ureia é pequena (peso molecular de 60 Da), hidrossolúvel e livremente filtrada. Em virtude de sua natureza altamente polar, as bicamadas lipídicas não são permeáveis a ela; entretanto, uma série de uniportadores (família UT) transporta a ureia em vários locais além do túbulo proximal e em outros locais dentro do corpo (particularmente as hemácias). Como a ureia é livremente filtrada, o filtrado contém uma concentração de ureia idêntica àquela no plasma. Vamos assumir um nível plasmático normal (5 mmol/L). À medida que a água é reabsorvida, a concentração de

---

[1] A concentração plasmática de ureia costuma ser expressa como ureia sanguínea (nitrogênio ureico sanguíneo [BUN, de *blood urea nitrogen*]) em unidades de miligramas por decilitro. Cada molécula de ureia contém 2 átomos de nitrogênio; assim, 1 mmol de ureia contém 2 mmol de nitrogênio, com peso combinado de 28 mg. Desse modo, os níveis normais de ureia plasmática são expressos como valores de BUN, variando de 8,4 a 25,2 mg/dL. Usamos unidades de milimoles por litro, visto que podemos convertê-las diretamente em osmolalidade.

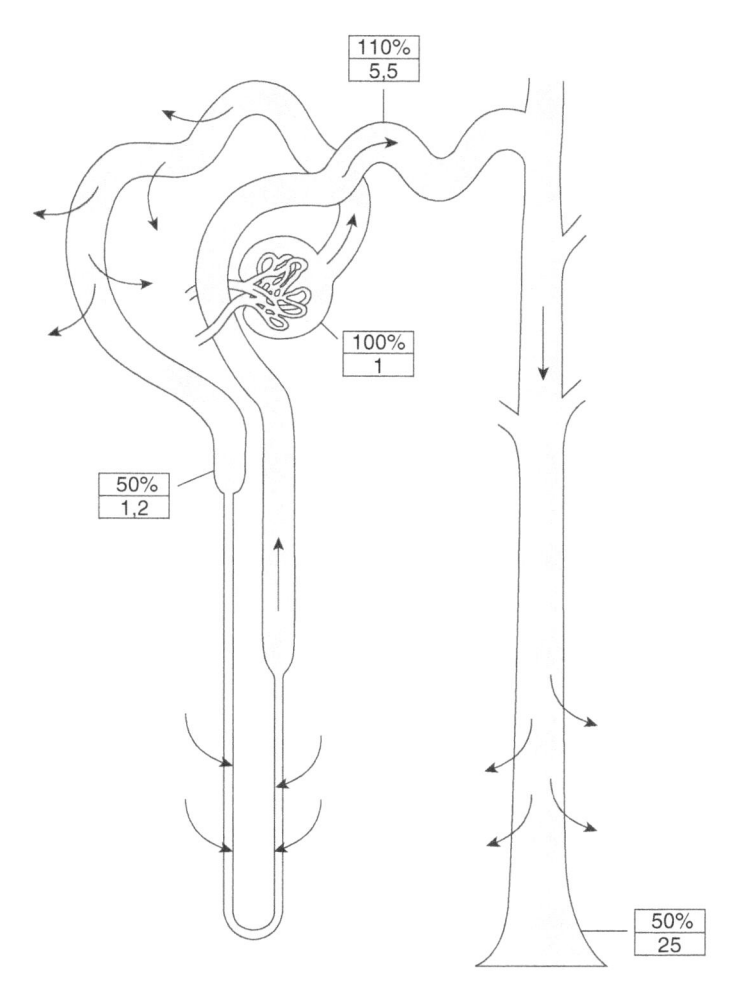

Figura 5.4 Processamento da ureia pelo rim. As setas indicam a reabsorção da ureia no túbulo proximal, sua secreção nas porções delgadas da alça de Henle e a reabsorção novamente nos ductos coletores medulares internos. A metade superior dos quadros indica a porcentagem da carga filtrada que permanece no túbulo em determinado local, enquanto a metade inferior indica a concentração tubular em relação ao plasma. Observe que, embora a quantidade remanescente no ducto coletor (e, portanto, excretada) seja metade da quantidade filtrada, a *concentração* é muito mais alta do que no plasma, visto que a maior parte da água foi reabsorvida. Esses números são altamente variáveis, dependendo de diversos fatores, em particular do estado de hidratação.

ureia eleva-se bem acima de 5 mmol/L, impulsionando a difusão através das junções firmes permeáveis. Cerca da metade da carga filtrada é reabsorvida no túbulo proximal por via paracelular. À medida que o líquido tubular entra na alça de Henle, cerca da metade da ureia filtrada permanece, porém a concentração de ureia aumenta um pouco acima de seu nível no filtrado, visto que uma quantidade proporcionalmente maior de água do que de ureia foi reabsorvida. Nesse ponto, o processo torna-se bastante complicado. Em primeiro lugar, as condições na medula dependem extremamente do estado de hidratação do indivíduo. Em segundo lugar, existe uma diferença entre os néfrons superficiais, com alças de Henle curtas que só penetram na medula externa, e os néfrons justamedulares, com alças de Henle longas que se estendem até a papila. Para maior simplicidade, iremos considerar todos os néfrons juntos.

O interstício da medula apresenta uma concentração de ureia consideravelmente mais alta que aquela no plasma (por razões explicadas adiante). A concentração aumenta da medula externa para a interna. Como a concentração de ureia no interstício da medula é maior que a do líquido tubular que entra na alça de Henle, existe um gradiente de concentração que favorece a *secreção* para a luz. As junções firmes na alça de Henle não são mais permeáveis (como eram no córtex), porém as membranas epiteliais das regiões *delgadas* das alças de Henle expressam uniportadores de ureia, membros da família UT. Isso possibilita a secreção de ureia no túbulo. De fato, a ureia secretada do interstício medular para as regiões delgadas da alça de Henle substitui a ureia previamente reabsorvida no túbulo proximal. Por conseguinte, quando o líquido tubular entra no ramo ascendente espesso, a quantidade de ureia na luz é, pelo menos, tão grande quanto a carga filtrada (a alça de Henle reverteu o que ocorreu no túbulo proximal). Todavia, como cerca de 80% da água filtrada já foram reabsorvidos, a *concentração* luminal de ureia agora é várias vezes maior do que aquela no plasma. Começando pelo ramo ascendente *espesso* e continuando em toda a extensão até os ductos coletores medulares internos (pelo túbulo distal e pelos ductos coletores corticais), a permeabilidade da membrana apical à ureia (e a permeabilidade das junções firmes) é essencialmente zero. Por conseguinte, uma quantidade de ureia aproximadamente igual à carga filtrada permanece dentro da luz tubular e flui dos ductos coletores corticais para os ductos coletores medulares.

> Parte da ureia é reciclada entre o túbulo e o interstício medular; cerca da metade da carga filtrada é excretada.

Durante o trânsito pelos ductos coletores corticais, ocorre reabsorção de quantidades variáveis de água, concentrando a ureia de modo significativo. A quantidade exata depende de fatores que serão discutidos no próximo capítulo, porém a concentração luminal de ureia é bem superior à do plasma. Anteriormente, assinalamos que a concentração de ureia no interstício medular é muito maior que a no plasma, porém a concentração luminal nos ductos coletores medulares é ainda mais alta, de modo que, na medula interna, o gradiente favorece a reabsorção, e a ureia é reabsorvida uma segunda vez por meio de outra isoforma do uniportador de ureia UT. É essa ureia reabsorvida na medula interna que produz a alta concentração intersticial medular, impulsionando a secreção de ureia nas regiões delgadas da alça de Henle. Isso significa que parte da ureia é *reciclada*, isto é, é reabsorvida a partir dos ductos coletores medulares internos e secretada nos ramos delgados da alça de Henle, a partir dos quais flui dentro do túbulo até os ductos coletores para repetir o processo. O resultado desses eventos é que metade da quantidade original de ureia filtrada passa para a urina final, uma quantidade que, a longo prazo, precisa corresponder à produção hepática de ureia para que o corpo permaneça em equilíbrio dessa substância. A concentração de ureia na urina final pode ser mais de 50 vezes a do plasma, dependendo da quantidade de água reabsorvida. Esses processos estão resumidos na Figura 5.4.

PRINCIPAIS CONCEITOS

1. *Os metabólitos orgânicos importantes são reabsorvidos quase por completo (preservados), enquanto os produtos de degradação são, em sua maioria, excretados.*

2. *Os solutos orgânicos são, em sua maior parte, transportados apenas no túbulo proximal, em geral por uma combinação de multiportadores.*

3. *As cargas filtradas normais de glicose sofrem reabsorção completa no túbulo proximal; todavia, em condições de hiperglicemia patológica, o transporte torna-se saturado, levando ao aparecimento de glicose na urina.*

4. *Os peptídeos são reabsorvidos por endocitose ou como aminoácidos individuais após degradação enzimática na borda em escova do epitélio proximal.*

5. *Alguns solutos orgânicos, quando convertidos em formas neutras por mudanças do pH tubular, podem sofrer reabsorção passiva no néfron distal.*

6. *A ureia é reabsorvida proximalmente e reciclada entre os ductos coletores e as alças de Henle na medula, resultando na excreção final de cerca da metade da carga filtrada.*

QUESTÕES PARA ESTUDO

5-1. Quando a glicose plasmática alcança níveis muito elevados a ponto de levar ao aparecimento de quantidades substanciais na urina (glicosúria),
   a. ocorre retrovazamento da glicose no túbulo através das junções firmes.
   b. não há uma quantidade suficiente de sódio luminal para se mover no processo de simporte com a glicose.
   c. todos os transportadores de glicose estão atuando em sua taxa máxima.
   d. os transportadores de glicose estão sendo inibidos pelos altos níveis de glicose.

5-2. Os pequenos metabólitos orgânicos úteis que não devem ser excretados
   a. geralmente não são filtrados.
   b. são reabsorvidos por via paracelular.
   c. são captados por endocitose e degradados.
   d. são reabsorvidos por via transcelular.

5-3. A secreção de ânions orgânicos
   a. envolve uma etapa de influxo ativo através da membrana basolateral.
   b. é passiva e paracelular.
   c. ocorre por difusão simples através das membranas tubulares.
   d. utiliza os mesmos transportadores inespecíficos da secreção de cátions orgânicos.

5-4. Um pH urinário alto favorece
   a. uma baixa excreção de fármacos que são ácidos fracos.
   b. a reabsorção ativa de fármacos que são bases fracas.
   c. uma baixa excreção de fármacos que são bases fracas.
   d. uma alta permeabilidade passiva a fármacos que são ácidos fracos.

5-5. A concentração tubular de ureia
   a. ultrapassa a concentração plasmática na curva da alça de Henle.
   b. diminui abaixo da concentração plasmática no final da alça de Henle.
   c. diminui abaixo da concentração plasmática na parte final do túbulo proximal.
   d. alcança seu valor máximo no ducto coletor cortical.

5-6. A ureia é secretada
   a. nos túbulos proximais.
   b. nos ramos descendentes delgados.
   c. nos ductos coletores medulares.
   d. em qualquer um desses locais, dependendo do estado de hidratação.

Processos renais básicos para o sódio, o cloreto e a água

6

OBJETIVOS

- Listar as porcentagens aproximadas de reabsorção de sódio nos principais segmentos tubulares.
- Listar as porcentagens aproximadas de reabsorção de água nos principais segmentos tubulares.
- Descrever a reabsorção de sódio no túbulo proximal, incluindo as funções dos mecanismos de entrada do sódio na membrana apical e da Na-K-ATPase basolateral.
- Explicar por que a reabsorção de cloreto está associada à reabsorção de sódio e listar as principais vias de reabsorção de cloreto no túbulo proximal.
- Estabelecer os valores máximo e mínimo da osmolalidade da urina.
- Definir diurese osmótica e diurese aquosa.
- Explicar por que há sempre uma perda obrigatória de água.
- Descrever o processamento do sódio pelos ramos descendente e ascendente, pelo túbulo distal e pelo sistema de ductos coletores.
- Descrever o papel dos simportadores de sódio-potássio-2 cloreto no ramo ascendente espesso.
- Descrever o processamento da água pelos ramos descendente e ascendente, pelo túbulo distal e pelo sistema de ductos coletores.
- Descrever o processo de "separação do sal da água" e por que ele é necessário para a excreção de urina concentrada ou diluída.
- Descrever como o hormônio antidiurético afeta a reabsorção de água e de ureia.
- Descrever as características do gradiente osmótico medular.
- Explicar o papel do ramo ascendente espesso, da reciclagem da ureia e do fluxo sanguíneo medular na geração do gradiente osmótico medular.
- Estabelecer por que o gradiente osmótico medular é parcialmente "eliminado" durante a diurese aquosa.

VISÃO GERAL

Este capítulo e o Capítulo 7 são inteiramente dedicados ao processamento renal do sódio, do cloreto e da água. O sódio e o cloreto são substâncias essenciais, visto que respondem pela maior parte do conteúdo osmótico do líquido extracelular, enquanto a água constitui a maior parte do volume corporal. A água é o solvente para todos os solutos dissolvidos. Conforme descrito no Capítulo 7, essas substâncias desempenham um enorme papel na função do sistema cardiovascular e estão sujeitas a uma regulação complexa.

Compartimentos de líquidos corporais

Cerca de 60% do peso corporal são constituídos de água, que está distribuída em vários espaços aquosos, de modo proporcional a seu conteúdo osmótico. O volume total de todas as células no corpo é denominado *líquido intracelular* (LIC), contendo cerca de dois terços do conteúdo osmótico corporal e, portanto, dois terços da água. O terço remanescente do conteúdo osmótico e de água é denominado *líquido extracelular* (LEC), constituído principalmente pelo líquido intersticial e pelo plasma sanguíneo. Devido à facilidade com que a água atravessa as membranas da maioria das células (ver Capítulo 4), o LEC e o LIC estão em equilíbrio osmótico. O total dos dois volumes varia com o aporte e a perda de água, enquanto a proporção relativa em cada compartimento é influenciada pelo aporte e pela perda de sódio. O acréscimo ou a perda de sódio do corpo ocorrem principalmente para o LEC ou a partir dele, visto que as ações das Na-K-ATPases celulares impedem alterações significativas na concentração intracelular de sódio.[1] Se o aporte ou a perda de líquido forem isotônicos com o sódio, apenas o volume do LEC será afetado; entretanto, se o líquido for hiper ou hiposmótico, haverá uma mudança de volume de ambos os compartimentos. Esses eventos estão ilustrados na Figura 6.1. O acréscimo de água exclusivamente provoca expansão tanto do LIC quanto do LEC (indicada pelas linhas pontilhadas). O acréscimo de cloreto de sódio sem água não modifica o volume total, porém causa um deslocamento da água do LIC para o LEC, a fim de restabelecer a igualdade da osmolalidade entre os dois compartimentos.

> O volume está distribuído entre os compartimentos de líquido de modo proporcional a seu conteúdo osmótico.

O sódio, o cloreto e a água são livremente filtrados no corpúsculo renal. Todos sofrem considerável reabsorção tubular (em geral mais de 99%), porém normalmente nenhuma secreção tubular. A maior parte da energia do trifosfato de adenosina (ATP, de *adenosine triphosphate*) renal é usada diariamente para executar essa enorme tarefa de reabsorção. Em termos de mecanismos de transporte, o transporte da água é o mais simples. Conforme assinalado no Capítulo 4, "a água acompanha os osmóis". Por conseguinte, grande parte da descrição sobre o transporte de água consiste, na realidade, em descrever o transporte de solutos, levando em conta o fato de que, em algumas regiões do rim, o epitélio apresenta baixa permeabilidade à água, deixando-a na luz tubular, mesmo quando o soluto é removido. O transporte de cloreto envolve várias etapas; todavia, com frequência é passivo e, devido às restrições da eletroneutralidade, está ligado ao de sódio. O transporte de sódio é mais complicado. Em primeiro lugar, está ligado àquele de muitas outras substâncias, e, em segundo lugar, sua taxa em vários locais

---

[1] Em adição ao sódio dissolvido nos líquidos corporais, existe uma quantidade considerável de sódio no componente mineral do osso que não é osmoticamente ativa. Além disso, os polissacarídeos do tecido conectivo ligam-se frouxamente ao sódio em uma forma não osmótica.

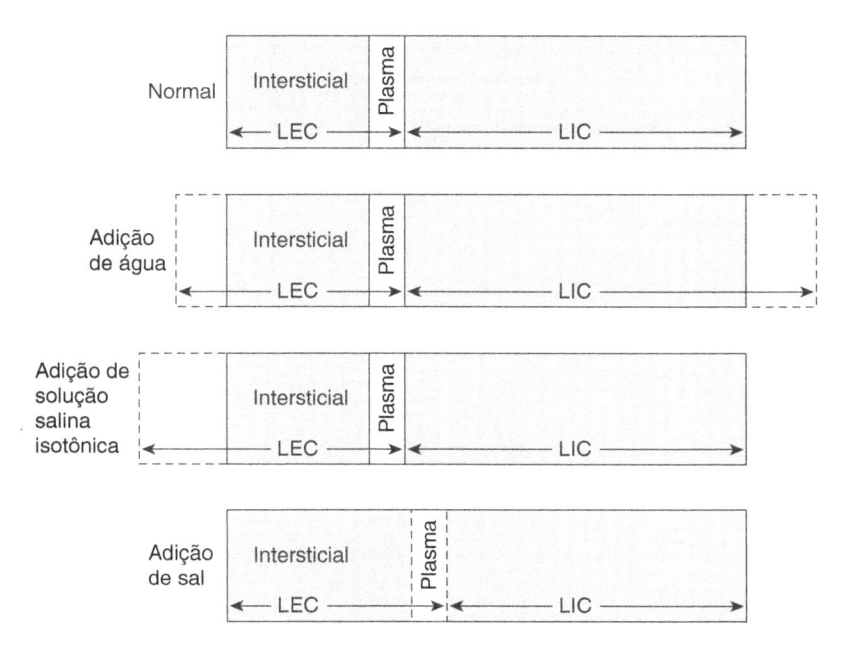

Figura 6.1 Distribuição da água corporal total nos compartimentos intracelular (LIC) e extracelular (LEC). A adição de água provoca expansão de ambos os compartimentos. A adição de solução salina isotônica só causa expansão do LEC, enquanto a adição de sal sem água expande o LEC à custa do LIC.

está sujeita à regulação por múltiplos tipos de controle. Entretanto, se tivermos em mente o modelo generalizado de transporte epitelial apresentado no Capítulo 4 (Figura 4.4), não é difícil compreender as características essenciais do transporte de sódio.

As entradas e, portanto, as taxas de excreção de sódio, de cloreto e de água variam dentro de uma faixa extremamente ampla. Por exemplo, algumas pessoas podem ingerir 20 a 25 g de cloreto de sódio por dia, enquanto uma pessoa com uma dieta pobre em sal pode ingerir apenas 0,05 g. O rim normal é capaz de alterar rapidamente sua excreção de sal dentro dessa faixa. De modo semelhante, a excreção de água na urina pode variar de cerca de 0,4 a 25 L/dia, dependendo de o indivíduo estar perdido no deserto ou bebendo água em excesso por razões não fisiológicas.

> Cerca de dois terços do sódio, do cloreto e da água filtrados são reabsorvidos no túbulo proximal em todas as condições.

Reabsorção de sódio

O Quadro 6.1 fornece um balanço para o cloreto de sódio. Em circunstâncias normais, a principal via de excreção do sal é, claramente, por meio dos rins. A grande quantidade excretada não deve obscurecer o fato de que quase todo o sódio filtrado é reabsorvido. O Quadro 6.2 fornece um resumo da contribuição quantitativa aproximada de cada

Quadro 6.1 Vias normais de aporte e perda de sódio

Via	Quantidade (g/dia)
Aporte	
Alimentação	10,5
Eliminação	
Suor	0,25
Fezes	0,25
Urina	10,00
Débito total	10,50

segmento tubular para a reabsorção de sódio. Em um indivíduo com ingestão regular de sal, o túbulo proximal reabsorve cerca de 65% do sódio filtrado, os ramos ascendentes delgado e espesso da alça de Henle reabsorvem 25%, e o túbulo contorcido distal e o sistema de ductos coletores reabsorvem a maior parte dos 10% restantes, de modo que a urina final contém menos de 1% do sódio total filtrado. Conforme discutido no Capítulo 7, a reabsorção em vários desses locais no túbulo está sob controle fisiológico por múltiplos sinais, de modo que a quantidade exata de sódio excretada é homeostaticamente controlada. Devido à filtração de uma quantidade tão grande de sódio, até mesmo uma pequena alteração na porcentagem de reabsorção resulta em uma mudança relativamente grande em sua excreção.

Em todos os segmentos dos néfrons, o evento essencial para a reabsorção transcelular ativa de sódio é o transporte ativo primário de sódio da célula para o líquido intersticial pelas bombas de Na-K-ATPase presentes na membrana basolateral. Essas bombas mantêm a concentração intracelular de sódio mais baixa do que no meio circundante. Além disso, o interior da célula tem uma carga negativa em relação à luz, e os íons sódio luminais entram passivamente na célula, ao longo de sua concentração e seus gradientes elétricos.

Quadro 6.2 Comparação entre a reabsorção de sódio e a de água ao longo do túbulo

	Porcentagem da carga filtrada reabsorvida (%)	
Segmento tubular	Sódio	Água
Túbulo proximal	65	65
Ramo descendente delgado da alça da Henle	–	10
Ramo ascendente delgado e ramo ascendente espesso da alça de Henle	25	–
Túbulo contorcido distal	5	–
Sistema de ductos coletores	4 a 5	5 (durante a sobrecarga hídrica) > 24 (durante a desidratação)

Reabsorção de cloreto

Os locais no túbulo que reabsorvem cloreto e as porcentagens de cloreto filtrado que são reabsorvidas por esses segmentos se assemelham àqueles para o sódio, devido à necessidade de manutenção da eletroneutralidade (ver Quadro 6.1). Qualquer volume finito de líquido *precisa* conter quantidades iguais de ânions e cátions equivalentes. Um litro de filtrado normal contém 140 mEq de sódio e aproximadamente 140 mEq de ânions, em especial cloreto (110 mEq) e bicarbonato (24 mEq). (Diz-se "aproximadamente" devido à presença de outros cátions [p. ex., potássio e cálcio] e ânions [p. ex., sulfato e fosfato], porém suas contribuições são muito menores que as do sódio, do cloreto e do bicarbonato.) Se 65% do sódio em 1 L de filtrado são reabsorvidos no túbulo proximal (0,65 × 140 = 91 mEq), então a eletroneutralidade requer que 91 mEq de alguma combinação de cloreto e bicarbonato também sejam reabsorvidos no túbulo proximal para acompanhar o sódio. Conforme descrito no Capítulo 9, cerca de 90% do bicarbonato filtrado são reabsorvidos no túbulo proximal (0,9 × 24 ≈ 22). Isso deixa 91 − 22 = 69 mEq de cloreto que precisam ser reabsorvidos no túbulo proximal, representando mais de 60% do cloreto filtrado e assemelhando-se muito à reabsorção fracional de sódio. Os segmentos subsequentes reabsorvem quase todos os 40% remanescentes.

Ocorre reabsorção paracelular passiva de cloreto, bem como reabsorção transcelular ativa. Na reabsorção transcelular ativa de cloreto, a etapa de transporte de importância crítica para o cloreto em geral é da luz para a célula. O processo de transporte do cloreto na membrana luminal deve ocorrer contra o potencial de membrana negativo que repele ânions e deve alcançar uma concentração intracelular de cloreto alta o suficiente para impulsionar o movimento de cloreto para fora da célula através da membrana basolateral. Por conseguinte, os transportadores de cloreto da membrana luminal desempenham essencialmente a mesma função para o cloreto que as bombas de Na-K-ATPase da membrana basolateral para o sódio: utilizam a energia para mover o cloreto da luz para a célula contra seu gradiente eletroquímico.

REABSORÇÃO DE ÁGUA

O Quadro 6.3 fornece um balanço para a água corporal total. Trata-se de valores médios, que estão sujeitos a variações consideráveis. As duas fontes de água corporal são a água produzida metabolicamente, resultante, em grande parte, da oxidação dos carboidratos, e a água ingerida obtida dos líquidos e dos denominados alimentos sólidos (p. ex., um bife mal-assado tem cerca de 70% de água). Existem vários locais a partir dos quais a água é sempre eliminada para o ambiente externo: a pele, os pulmões, o trato gastrintestinal e os rins. O fluxo menstrual e, durante a lactação, o leite materno constituem duas outras fontes potenciais de perda de água nas mulheres.

A perda de água por evaporação a partir das células da pele e do revestimento das vias respiratórias é um processo contínuo, com frequência designado como *perda insensível*, visto que a pessoa não tem consciência de sua ocorrência. A água adicional evapora da pele durante a produção do suor. A perda de água fecal costuma ser muito pequena, mas pode ser grande em caso de diarreia. A perda gastrintestinal também pode ser grande durante episódios graves de vômitos. Em condições de hidratação normal, os rins são, naturalmente, a principal fonte de perda de água.

Quadro 6.3 Vias normais de obtenção e perda de água em adultos

Via	mL/dia
Aporte	
Bebidas	1.200
Alimentos	1.000
Produção metabólica	350
Total	2.550
Eliminação	
Perda insensível (pele e pulmões)	900
Suor	50
Fezes	100
Urina	1.500
Total	2.550

4 A resposta renal a uma grande carga de água consiste em produzir um grande volume de urina muito diluída (osmolalidade muito mais baixa que a do plasma sanguíneo). Em contrapartida, durante o estado de desidratação, o volume de urina é baixo e muito concentrado (i.e., a osmolalidade é muito maior que a do plasma sanguíneo). O fato de a osmolalidade da urina ser tão variável nos leva a um aspecto da função renal de importância crítica. Os animais terrestres devem ser capazes de controlar independentemente a excreção de sal e de água, visto que sua ingestão e sua eliminação nem sempre estão ligadas entre si (ver Quadros 6.1 e 6.3). Para excretar mais água do que sal e vice-versa (i.e., produzir uma gama de osmolalidades urinárias), os rins devem ser capazes de separar a reabsorção de solutos da reabsorção de água, isto é, "separar o sal da água", um processo descrito mais adiante, neste capítulo. A reabsorção de água sempre ocorre no túbulo proximal (65% da água filtrada), no ramo descendente delgado da alça de Henle (10%) e no sistema de ductos coletores (onde a reabsorção fracional é altamente variável). Uma comparação entre a reabsorção de água e a de sódio (ver Quadro 6.2) revela diversos aspectos importantes. Em primeiro lugar, a reabsorção de sódio e a de água ocorrem em mesmo grau no túbulo proximal. Em segundo lugar, ambos também são reabsorvidos na alça de Henle, mas *não* em proporções iguais. A parte da alça envolvida na reabsorção de água é diferente daquela envolvida na reabsorção de sódio, e a fração de sódio reabsorvida pela alça como um todo é sempre maior que a da água (i.e., a alça de modo global constitui um local onde o sal é reabsorvido, e o excesso de água é deixado na luz do néfron: "separando o sal da água"). Quando o líquido tubular deixa a alça de Henle e entra no túbulo distal, a perda de soluto costuma diminuir a osmolalidade para apenas um terço do valor do plasma. Em terceiro lugar, a reabsorção de sódio, mas não a de água, ocorre no túbulo contorcido distal. Em quarto lugar, ambas ocorrem no sistema de ductos coletores, porém as porcentagens de sódio e de água reabsorvidas no sistema de ductos coletores variam muito, dependendo das condições corporais.

A água pode atravessar o epitélio tubular por diversas vias. Pequenas quantidades podem se mover por difusão simples através da bicamada lipídica, porém não o suficiente para serem significativas. A maior parte da água move-se através das aquaporinas na membrana plasmática das células tubulares e através das junções firmes entre as células. A quantidade de água que se move com determinado gradiente osmótico e sua via dependem da permeabilidade dos diferentes componentes celulares à água. As membranas basolaterais de todas as células renais são muito permeáveis à água, devido à presença de aquaporinas. Em consequência, a osmolalidade do citosol é sempre próxima à do interstício circundante. É na membrana *luminal* e nas *junções firmes* onde se observa grande parte da variabilidade. Os segmentos do túbulo renal são divididos, quanto à sua permeabilidade à água, em várias categorias gerais: (1) Apenas no túbulo proximal é que as junções firmes são permeáveis à água de modo significativo. As membranas luminais das células tubulares proximais também são altamente permeáveis à água. (2) As membranas luminais das partes iniciais do ramo descendente delgado da alça de Henle também apresentam uma permeabilidade muito alta à água. (3) As membranas luminais dos ramos ascendentes da alça de Henle (tanto o ramo delgado quanto o espesso; lembre-se, no Capítulo 1, que apenas as alças longas possuem ramos ascendentes delgados) e as membranas luminais do túbulo contorcido distal são sempre relativamente *impermeáveis* à água, assim como as junções firmes. (4) A permeabilidade das membranas luminais do sistema de ductos coletores à água é intrinsecamente baixa, mas pode ser regulada para que aumente de modo substancial. Essas diferenças na permeabilidade à água respondem pelos locais de reabsorção de água, bem como pela grande variação de sua reabsorção, cujos valores para o sistema de ductos coletores são apresentados no Quadro 6.2.

A capacidade dos rins de produzir uma urina hiperosmótica com baixo volume constitui um importante determinante de nossa capacidade de sobreviver sem água, por um período, para a maioria das pessoas, de vários dias e até mesmo mais longo em condições ideais. Em situação de extrema desidratação, o rim humano pode produzir uma concentração máxima de urina de 1.400 mOsm/kg. Isso corresponde a quase cinco vezes a osmolalidade do plasma. A soma da ureia, do sulfato, do fosfato, de outros produtos de degradação e de um pequeno número de íons não residuais excretados diariamente costuma ser de cerca de 600 mOsm/dia, em média. Por conseguinte, o volume mínimo de água em que essa massa de solutos pode ser dissolvida é de cerca de 600 mmol/1.400 mOsm/L = 0,43 L/dia.

> *A excreção contínua de produtos de degradação orgânicos exige uma perda obrigatória de água.*

Esse volume de urina é conhecido como *perda obrigatória de água*. Não é um valor estritamente fixo, visto que muda na presença de diferentes estados fisiológicos. Por exemplo, o aumento do catabolismo tecidual, como aquele que ocorre durante o jejum ou em caso de traumatismo, libera um excesso de solutos e, assim, aumenta a perda obrigatória de água.

A perda obrigatória de água contribui para a desidratação quando uma pessoa é privada de água, limitando o tempo de sua sobrevivência. Por exemplo, se pudéssemos produzir uma urina com osmolalidade de 6.000 mOsm/L, a perda obrigatória de água seria de apenas 100 mL, e o tempo de sobrevivência seria acentuadamente aumentado. Um roedor do deserto, o rato-canguru, faz exatamente isso. Esse animal não precisa ingerir

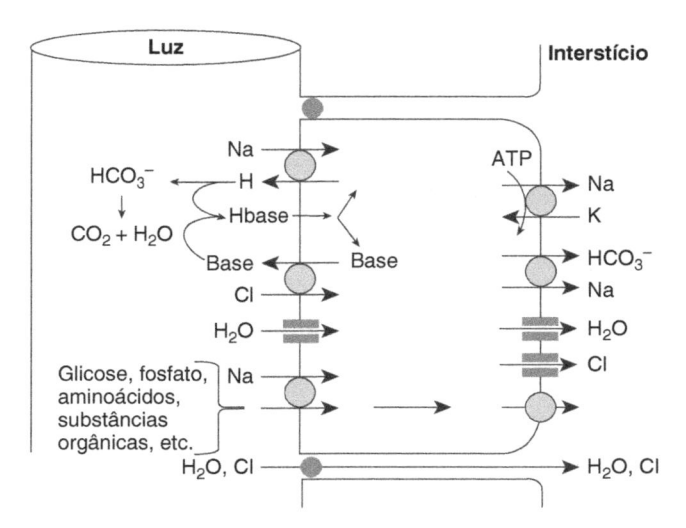

Figura 6.2 Principais vias para a reabsorção de sódio, cloreto e água no túbulo proximal. O túbulo proximal constitui o principal local para a reabsorção de água e sal. A entrada de sódio está acoplada com a secreção ou a captação de uma variedade de substâncias, das quais a principal secretada consiste em íons hidrogênio através do antiportador NHE-3. Esses íons hidrogênio combinam-se com o bicarbonato filtrado e a base orgânica secretada (ver o texto e o Capítulo 9 para uma explicação mais detalhada). O sódio adicional entra no simportador com glicose, aminoácidos e fosfato. O sódio é transportado para o interstício principalmente por meio da Na-K-ATPase basolateral, mas também por meio do simportador com bicarbonato. (O acoplamento entre o sódio e o bicarbonato é descrito em detalhes no Capítulo 9.) O cloreto que entra no antiportador com bases orgânicas deixa a célula principalmente por meio de canais. Além disso, uma quantidade substancial de cloreto é reabsorvida por via paracelular. A água se movimenta pelas vias tanto paracelular quanto intracelular através das aquaporinas. (ATP, trifosfato de adenosina.)

água, visto que o conteúdo de água de seus alimentos e aquela produzida pelo metabolismo dos alimentos são suficientes para atender suas necessidades.[1]

SEGMENTOS TUBULARES INDIVIDUAIS

Os princípios importantes que precisam ser entendidos no que se refere aos segmentos tubulares individuais são (1) os mecanismos para a reabsorção de sódio, cloreto e água, (2) como eles se relacionam uns com os outros, e (3) como a quantidade de reabsorção varia quantitativamente de um segmento para outro.

Túbulo proximal

Conforme ilustrado na Figura 6.2, o sódio entra nas células tubulares proximais por várias etapas de entrada luminal. Na porção inicial, uma grande fração do sódio tubular

---
[1] A excreção obrigatória de solutos explica por que um marinheiro com sede não pode beber água do mar, mesmo se a osmolalidade da urina for ligeiramente mais alta que a da água do mar. Para excretar todo o sal presente em 1 L de água do mar (para impedir um ganho efetivo de sal) mais os solutos orgânicos obrigatórios produzidos pelo corpo, o volume de urina deveria ser muito maior do que 1 L.

entra nas células através da membrana luminal por meio de antiportador com prótons provenientes das células. Tendo em vista a grande quantidade de sódio reabsorvido em comparação com os níveis baixos em declínio dos prótons celulares, como pode haver prótons o suficiente para suprir o transportador? Além disso, o que acontece com todos esses prótons uma vez na luz? Essas questões são descritas em detalhes no Capítulo 9, mas, por enquanto, precisamos assinalar que os prótons são gerados continuamente pela combinação de dióxido de carbono com água, um processo que produz prótons e bicarbonato. Os prótons saem da célula através da membrana luminal em troca da entrada de sódio, enquanto o bicarbonato sai da célula através da membrana basolateral no simportador com sódio. Muitos dos prótons secretados combinam-se com o bicarbonato filtrado para formar novamente dióxido de carbono e água. Por conseguinte, na parte inicial do túbulo proximal, o bicarbonato constitui o principal ânion reabsorvido com o sódio, e a concentração luminal de bicarbonato diminui de modo acentuado (Figura 6.3). Os outros prótons secretados combinam-se com outras bases secretadas, conforme descrito adiante. Os nutrientes orgânicos, como a glicose, também são absorvidos com o sódio, e suas concentrações luminais diminuem rapidamente.

Uma importante porcentagem da reabsorção de cloreto no túbulo proximal ocorre por difusão paracelular. A concentração de cloreto na cápsula de Bowman é, com

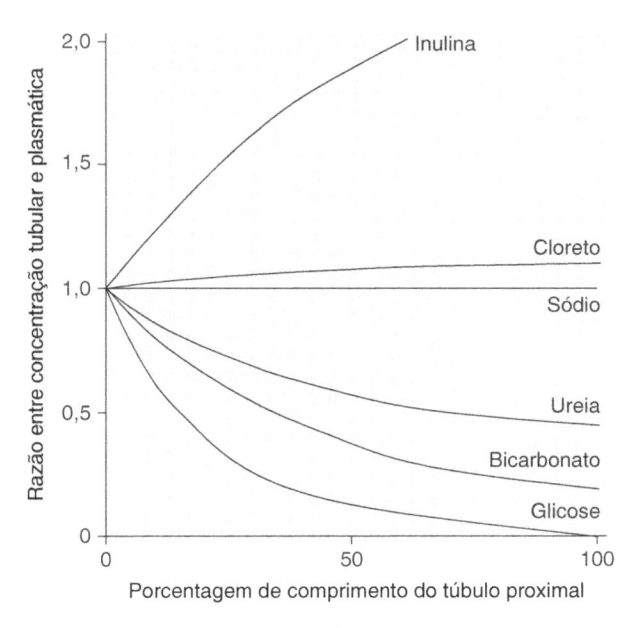

Figura 6.3 Concentrações de solutos no líquido tubular em relação às concentrações plasmáticas, como função da distância ao longo do túbulo proximal. As concentrações de solutos modificam-se devido à reabsorção de água e ao transporte de solutos. A inulina não é transportada, porém sua concentração aumenta, devido à reabsorção de água. A concentração de sódio não se modifica, visto que o sódio e a água são reabsorvidos em proporções iguais. As concentrações das outras substâncias diminuem, pois elas são reabsorvidas em proporções progressivamente maiores do que a água. O valor para a glicose diminui para zero, visto que praticamente toda ela é reabsorvida. (Com base em Rector FC. *Am J Physiol.* 1983;249:F461.)

certeza, essencialmente a mesma que no plasma (cerca de 110 mEq/L). Entretanto, ao longo da parte inicial do túbulo proximal, a reabsorção de água, impulsionada pelo gradiente osmótico criado pela reabsorção de sódio mais seus solutos cotransportados e bicarbonato, faz a concentração de cloreto na luz tubular aumentar um pouco acima daquela encontrada nos capilares peritubulares (ver Figura 6.3). Em seguida, à medida que o líquido flui pelas partes média e final do túbulo proximal, esse gradiente de concentração, mantido pela reabsorção contínua de água, fornece a força propulsora para a reabsorção paracelular de cloreto por difusão.

Existe também um importante componente de transporte ativo de cloreto da luz para a célula na parte final do túbulo proximal. Conforme ilustrado na Figura 6.2, ele utiliza antiportadores paralelos de Na-H e Cl-base. O transporte de cloreto para dentro da célula é impulsionado pelo efluxo corrente abaixo de bases orgânicas, em particular formato e oxalato. Essas bases são geradas de modo contínuo na célula pela dissociação de seus respectivos ácidos em um próton e na base. Ao mesmo tempo, os prótons gerados dentro da célula pela dissociação dos ácidos são transportados de modo ativo para dentro da luz pelos antiportadores Na-H descritos anteriormente. Na luz, os prótons e as bases orgânicas recombinam-se para formar o ácido, que é uma molécula neutra. Em seguida, esse ácido neutro apolar difunde-se através da membrana luminal de volta à célula, onde todo o processo se repete. Convém observar que tanto os prótons quanto as bases orgânicas sofrem *reciclagem* ininterrupta, movendo-se para dentro das células enquanto estão pareados na forma de molécula neutra e, em seguida, movendo-se para fora por meio de transportadores separados após a dissociação dos prótons. O resultado global dos antiportadores paralelos de Na-H e Cl-base é o mesmo resultado se o cloreto e o sódio fossem simplesmente cotransportados para dentro da célula. É importante assinalar que a reciclagem de prótons e da base significa que a maior parte dos prótons não está se acumulando na luz, mas simplesmente se combinando com a base e retornando às células. Além disso, deve-se ressaltar também que todo o processo depende, em última análise, das Na-K-ATPases da membrana basolateral para estabelecer o gradiente para o sódio que impulsiona o antiportador de Na-H luminal (Quadro 6.4).

No que concerne à reabsorção de água, o túbulo proximal apresenta uma permeabilidade muito alta à água. Isso significa que diferenças muito pequenas na osmolalidade (menos de 1 mOsm/kg de H_2O) são suficientes para impulsionar a reabsorção de quantidades

---

Quadro 6.4 Resumo dos mecanismos pelos quais a reabsorção de sódio impulsiona a reabsorção de outras substâncias no túbulo proximal

---

1. Gera uma diferença na osmolalidade transtubular, que favorece a reabsorção de água por osmose; por sua vez, a reabsorção de água concentra muitos solutos luminais (p. ex., cloreto e ureia), favorecendo, assim, sua reabsorção por difusão.
2. Efetua a reabsorção de muitos nutrientes orgânicos, fosfato e sulfato por simportador através da membrana luminal.
3. Efetua a reabsorção de bicarbonato pela secreção de íons hidrogênio por antiportador através da membrana luminal. Esses íons hidrogênio convertem o bicarbonato filtrado em CO_2 e água, enquanto o bicarbonato produzido dentro da célula é transportado para o interstício, conforme descrito no Capítulo 9.
4. Efetua a reabsorção de cloreto por meio de antiportadores paralelos de Na/H e Cl/base.

muito grandes de água, normalmente de cerca de 65% da água filtrada. Essa diferença de osmolalidade é criada pela reabsorção de soluto. A osmolalidade do líquido tubular recém-filtrado na parte inicial do túbulo proximal é, com certeza, essencialmente a mesma do plasma e do líquido intersticial. Em seguida, à medida que o soluto é reabsorvido a partir do túbulo proximal, a osmolalidade luminal diminui ligeiramente (i.e., a concentração de água *aumenta*). De modo simultâneo, o soluto reabsorvido tende a aumentar a osmolalidade do líquido intersticial. Entretanto, a osmolalidade intersticial só aumenta em pequeno grau, visto que a perfusão elevada através dos capilares peritubulares mantém essa osmolalidade próxima ao valor do plasma. O gradiente osmótico da luz para o líquido intersticial, apesar de pequeno, causa osmose da água da luz através das membranas plasmáticas, por meio das aquaporinas e das junções firmes, para o líquido intersticial. As forças de Starling através dos capilares peritubulares no interstício favorecem a reabsorção, conforme explicado no Capítulo 4, de modo que a água e os solutos se movem para dentro dos capilares peritubulares e retornam à circulação geral.

Alça de Henle

5 A alça de Henle, como um todo, reabsorve proporcionalmente mais sódio e cloreto (aproximadamente 25% da carga filtrada) do que água (10% da água filtrada). Como resultado, a concentração de sódio no líquido tubular é reduzida para a faixa de ~50 mEq/L, e o líquido que chega ao néfron distal (túbulo distal e depois dele) é hiposmótico em relação ao plasma.

Como mostra o Quadro 6.2, a reabsorção de cloreto de sódio e a de água ocorrem em locais diferentes. O ramo descendente reabsorve água, mas não sódio nem cloreto. Até o ponto que antecede a curva em "U", as membranas luminais expressam aquaporinas, que possibilitam a entrada de água nas células. As outras porções da alça de Henle não expressam aquaporinas luminais e são impermeáveis à água. Os néfrons são, em sua maior parte, superficiais e só se estendem até a borda entre a medula externa e a interna antes de efetuarem sua curva. Existem menos néfrons de alças longas com ramos delgados que ultrapassam a borda e penetram na medula interna. Em virtude dessa característica anatômica, a maior parte da reabsorção de água pela alça de Henle só ocorre na medula externa.

Diferentemente dos ramos descendentes, os ramos *ascendentes* (tanto delgados quanto espessos) reabsorvem sódio e cloreto, mas *não* água. Quais são os mecanismos de reabsorção de sódio e cloreto pelos ramos ascendentes? A reabsorção de água no ramo descendente concentra o sódio e o cloreto luminais, criando um gradiente favorável para a reabsorção passiva. As células do ramo ascendente delgado expressam canais de cloreto tanto na membrana luminal quanto na basolateral, através dos quais ocorre reabsorção passiva de cloreto. As junções firmes são ligeiramente permeáveis ao sódio, de modo que ele acompanha o cloreto.

O simportador de Na-K-2Cl no ramo ascendente espesso é a máquina que separa o sal da água.

À medida que o líquido tubular entra no ramo ascendente espesso (na junção entre a medula interna e a medula externa), as propriedades de transporte do epitélio modificam-se novamente, e os processos ativos passam a predominar.

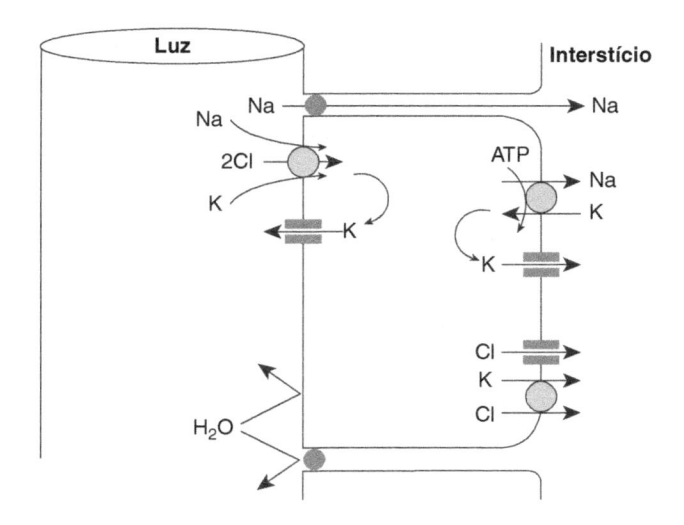

Figura 6.4 Principais vias de transporte de sódio e de cloreto no ramo ascendente espesso da alça de Henle. O transportador essencial no ramo ascendente espesso é o simportador de Na-K-2Cl (NKCC), que constitui o alvo dos diuréticos de alça, como a furosemida e a bumetanida, para inibição. As células contêm canais de potássio que efetuam a reciclagem de potássio da célula para a luz tubular e para o interstício (ver Capítulo 8). Além das vias transcelulares, ocorre um considerável movimento paracelular de sódio em resposta ao potencial positivo da luz. As membranas apicais e as junções firmes apresentam uma permeabilidade muito baixa à água. Como as células reabsorvem sal, mas não água, o ramo ascendente espesso constitui a região do néfron onde o sal é separado da água. Isso finalmente possibilita o controle independente da excreção de água e de sal. Defeitos no NKCC, no canal de reciclagem de potássio, ou no canal de cloreto basolateral levam, respectivamente, a três tipos diferentes de síndrome de Bartter. (ATP, trifosfato de adenosina.)

Como os néfrons têm, em sua maioria, alças curtas e não apresentam ramos ascendentes delgados, a reabsorção de sódio e de cloreto pela alça de Henle ocorre, em sua maior parte, no ramo ascendente espesso na medula externa (e, naturalmente, no córtex, visto que todos os ramos ascendentes espessos continuam até alcançarem suas cápsulas de Bowman originais).

Conforme ilustrado na Figura 6.4, a principal etapa na entrada luminal do sódio e do cloreto no ramo ascendente espesso ocorre por meio do simportador de Na-K-2Cl. Esse simportador constitui o alvo de uma importante classe de diuréticos, coletivamente conhecidos como *diuréticos de alça*, que incluem a furosemida (Lasix) e a bumetanida. A estequiometria do simportador de Na-K-2Cl tem várias consequências importantes. Em primeiro lugar, requer o transporte de quantidades iguais de potássio e de sódio dentro da célula. Todavia, há uma quantidade bem menor de potássio do que de sódio na luz, e parece que haveria depleção do potássio luminal bem antes da reabsorção de uma grande quantidade de sódio. É interessante assinalar o fato de que a membrana luminal apresenta uma quantidade considerável de canais de potássio que possibilitam o retrovazamento de grande parte do potássio, isto é, sua reciclagem entre o citosol e a luz.

Por conseguinte, em circunstâncias normais, o potássio luminal não limita a reabsorção de sódio e de cloreto através dos simportadores de Na-K-2Cl.

O simportador de Na-K-2Cl transporta duas vezes mais cloreto do que sódio para dentro da célula; portanto, uma quantidade duas vezes maior de cloreto também precisa sair da célula através da membrana basolateral. O cloreto deixa a célula através de uma combinação de canais de cloreto e simportador de cloreto-potássio, enquanto o sódio sai principalmente por meio da Na-K-ATPase. Entretanto, como dois íons cloreto saem da célula para cada íon sódio, de onde vem o resto do sódio para equilibrar esse fluxo de cloreto? Ele move-se por via paracelular. O movimento do cloreto estabelece um potencial luminal positivo. Isso impulsiona os cátions luminais, especificamente o sódio, por via paracelular através das junções firmes. Assim, cerca da metade do sódio move-se através das células, e metade move-se por difusão paracelular. Existe também alguma entrada de sódio por meio de antiportadores de Na/H apicais, que são responsáveis pela reabsorção da maior parte do bicarbonato tubular remanescente. Naturalmente, nenhum desses mecanismos transcelulares ou paracelulares poderia atuar sem a operação contínua da Na-K-ATPase na membrana basolateral.

Para resumir as características mais importantes da alça de Henle, o ramo descendente reabsorve água, mas não cloreto de sódio, principalmente na medula externa. O ramo ascendente reabsorve cloreto de sódio, mas não água, principalmente na medula externa e no córtex. A função efetiva da alça como um todo consiste em reabsorver mais sal do que água. O ramo ascendente é denominado *segmento diluidor*, visto que o líquido que deixa a alça e entra no túbulo contorcido distal é hiposmótico (mais diluído) em comparação com o plasma.

Túbulo contorcido distal

Os elementos tubulares depois da alça de Henle são coletivamente designados "néfron distal", começando pelo túbulo contorcido distal. O túbulo contorcido distal situa-se por completo dentro do córtex e começa exatamente depois da mácula densa, no local onde o túbulo passa entre as arteríolas aferente e eferente no polo vascular da cápsula de Bowman. Sua atividade acompanha paralelamente a do ramo ascendente espesso ao reabsorver sal sem água e, portanto, ele também é um segmento diluidor, embora utilize mecanismos de transporte diferentes. A principal etapa na reabsorção luminal ativa de sódio e cloreto pelo túbulo contorcido distal ocorre por meio do simportador de Na-Cl (Figura 6.5). As características desse transportador diferem de modo significativo daquelas do simportador de Na-K-2Cl. Ele é sensível a diferentes fármacos. Em particular, o simportador de Na-Cl é bloqueado pelos diuréticos tiazídicos, o que o torna um importante local de intervenção farmacológica. O sódio sai da célula pela Na-K-ATPase, enquanto a saída de cloreto ocorre por meio dos canais e de um simportador de K-Cl.

> *A maior parte da água filtrada é reabsorvida proximalmente. Quantidades variáveis da água que permanece sofrem reabsorção distal, sob o controle do hormônio antidiurético (ADH, de antidiuretic hormone).*

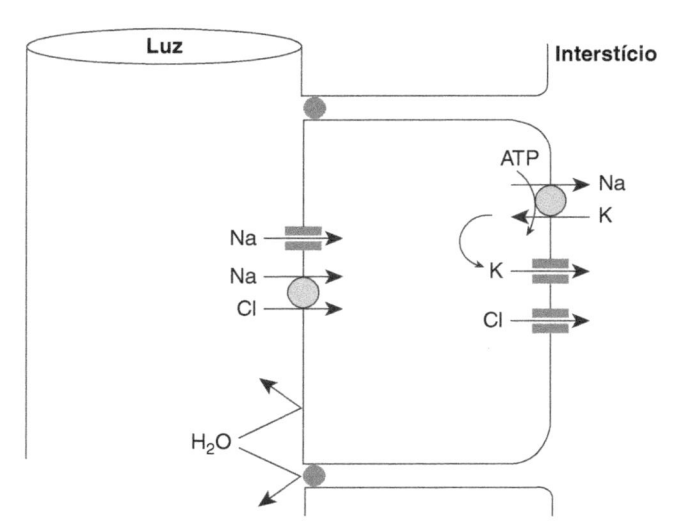

Figura 6.5 Principais vias de transporte para o sódio e o cloreto no túbulo contorcido distal. A membrana apical contém o simportador de Na-Cl (NCC), que constitui o alvo dos diuréticos tiazídicos, que exercem uma ação inibitória. Ocorre também alguma reabsorção de sódio pelos canais de sódio apicais (ENaCs). As membranas apicais e as junções firmes apresentam uma permeabilidade muito baixa à água. Um defeito no NCC leva à síndrome de Gitelman. (ATP, trifosfato de adenosina.)

Túbulo conector e sistema de ductos coletores

Os elementos depois do túbulo distal executam um conjunto totalmente novo de tarefas. É nesse local que a água é reabsorvida em quantidades altamente variáveis, dependendo das condições corporais. Esses elementos continuam reabsorvendo quantidades adicionais de sódio e de cloreto e possuem mecanismos importantes para o controle da excreção de potássio e de ácidos/bases, conforme descrito em capítulos subsequentes.

Do ponto de vista anatômico, os elementos tubulares depois do túbulo distal podem ser divididos em túbulo conector, ducto coletor cortical, ducto coletor medular externo e ducto coletor medular interno (convém lembrar que cada néfron é uma entidade separada até o ducto coletor cortical, quando, nesse ponto, vários túbulos conectores se unem para formar um ducto coletor). Por enquanto, iremos considerar esses elementos em conjunto. O epitélio tubular caracteriza-se por vários tipos de células – as células principais e pelo menos três tipos de células intercaladas. A reabsorção de sódio e de água ocorre nas células principais (assim denominadas por constituírem cerca de 70% das células; Figura 6.6). As células principais também desempenham um importante papel na manutenção da homeostasia do potássio (ver Capítulo 8). Como essas células reabsorvem sódio, a etapa de entrada luminal ocorre por meio dos canais epiteliais de sódio (ENaCs, de *epithelial sodium channels*). A regulação dessa etapa de entrada é de suma importância para a fisiologia corporal, e esse tópico será discutido de modo mais detalhado no Capítulo 7.

O manuseio do cloreto no néfron distal é ainda mais complexo, visto que o processamento de solutos diferentes do sódio constitui um importante componente do

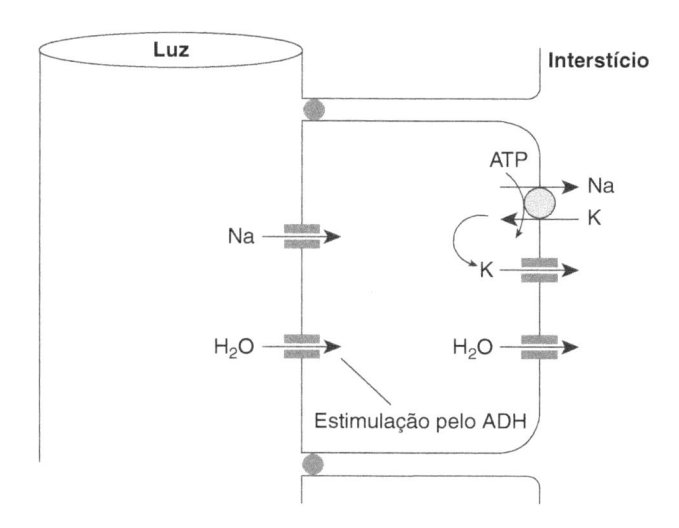

Figura 6.6 Vias essenciais de transporte para o sódio, o cloreto e a água nas células principais do ducto coletor cortical, que constituem o tipo de célula fundamental. A reabsorção de sódio ocorre através dos canais de sódio (ENaCs) apicais. A reabsorção de cloreto é principalmente transcelular por meio das células intercaladas (ver Capítulo 9). A reabsorção de água ocorre através das aquaporinas, cuja atividade é controlada pelo hormônio antidiurético (ADH). (ATP, trifosfato de adenosina.)

transporte de íons. O cloreto move-se por meio de vários tipos de transportadores nas células intercaladas, que desempenham um papel essencial no transporte de potássio e de ácido/base descrito no Capítulo 9 (ver Figura 9.3). Como em todos os segmentos do néfron, o fluxo total de ânions deve ser igual ao fluxo total de cátions. Assim, o fluxo de cloreto deve corresponder ao transporte efetivo de sódio, potássio e ácido-base.

Como o sistema de ductos coletores processa água? À medida que o líquido tubular deixa os segmentos diluidores e entra no sistema de ductos coletores, a osmolalidade luminal é baixa, em geral pouco acima de 100 mOsm/kg. Por conseguinte, existe um gradiente osmótico que favorece a reabsorção de água. A permeabilidade à água nas células principais do sistema de ductos coletores é finamente controlada pelo ADH (ver Figura 6.6) circulante. O ducto coletor medular interno possui pelo menos uma permeabilidade limitada à água, mesmo na ausência de ADH; entretanto, as regiões da medula externa e corticais apresentam uma permeabilidade muito baixa à água sem a ação desse hormônio.

Dependendo dos níveis de ADH, a permeabilidade à água na maior parte do sistema de ductos coletores pode ser muito baixa, muito alta ou estar entre esses dois extremos. Quando a permeabilidade à água é muito baixa (ausência de ADH), o líquido hiposmótico que entra no sistema de ductos coletores, proveniente do túbulo contorcido distal, permanece hiposmótico à medida que flui ao longo dos ductos. Quando esse líquido alcança a porção medular dos ductos coletores, existe, nesse momento, um grande gradiente osmótico que favorece a reabsorção. Parte da água é reabsorvida na região medular, porém a maior parte flui para o ureter. O resultado é a excreção de um grande volume de urina muito hiposmótica (diluída), ou *diurese hídrica*.

Convém lembrar que quase 25% da água filtrada ainda se encontram no túbulo no início do sistema de ductos coletores, de modo que isso representa uma enorme quantidade de água não reabsorvida.

Mesmo quando ocorre pouquíssima reabsorção de água além da alça de Henle, a reabsorção de sódio não é, em grande parte, reduzida. Por conseguinte, a concentração tubular de sódio pode estar reduzida para quase zero nesses segmentos, e a osmolalidade pode se aproximar de 50 mOsm/kg, sendo a maior parte do conteúdo osmótico constituída de ureia e outros produtos de degradação orgânicos. A baixa concentração de sódio é possível, visto que esses segmentos tubulares apresentam epitélios "firmes", e há muito pouco retrovazamento de sódio do interstício para a luz tubular, apesar do grande gradiente eletroquímico que favorece a difusão.

O que acontece quando a permeabilidade do sistema de ductos coletores à água é muito alta (nível elevado de ADH)? À medida que o líquido hiposmótico entra nos segmentos corticais do sistema de ductos coletores, a maior parte da água é rapidamente reabsorvida. Essa reabsorção é impulsionada pela grande diferença de osmolalidade entre o líquido luminal hiposmótico e o líquido intersticial isosmótico (285 mOsm/kg) do córtex. Em essência, o ducto coletor cortical está reabsorvendo o grande volume de água que não acompanhou a reabsorção de solutos nos ramos ascendentes da alça de Henle e no túbulo contorcido distal. Em outras palavras, esse ducto *reverte* a diluição realizada pelos segmentos diluidores. Quando a osmolalidade do líquido luminal se aproxima daquela do líquido intersticial, o ducto coletor cortical comporta-se de modo análogo ao túbulo proximal, reabsorvendo uma proporção aproximadamente igual de solutos (em especial cloreto de sódio) e água. O resultado é que o líquido tubular que deixa o ducto coletor cortical para entrar no ducto coletor medular tem seu volume acentuadamente reduzido e é isosmótico em comparação com o plasma cortical.

No ducto coletor medular, a reabsorção de solutos continua, porém a reabsorção de água é proporcionalmente ainda maior. O líquido tubular torna-se muito hiperosmótico, e seu volume fica ainda mais reduzido em sua passagem pelos ductos coletores medulares, visto que o líquido intersticial da medula é muito hiperosmótico (por razões discutidas mais adiante).

Como o ADH converte a permeabilidade epitelial à água de muito baixa para muito alta? Um nome alternativo para o ADH é vasopressina, devido à capacidade do hormônio de contrair as arteríolas e, assim, aumentar a pressão arterial; todavia, o principal efeito renal do ADH consiste em antidiurese (i.e., "contra um grande volume de urina"). O ADH atua nos ductos coletores, nas células principais, as mesmas que reabsorvem sódio. Os receptores renais de ADH (receptores de vasopressina tipo 2) estão localizados na membrana basolateral das células principais e são diferentes dos receptores vasculares (receptores de vasopressina tipo 1). A ligação do ADH a seus receptores resulta na ativação da adenilato-ciclase, que catalisa a produção intracelular de monofosfato de adenosina cíclico (AMPc, de *cyclic adenosine monophosphate*). Em seguida, esse segundo mensageiro induz, por uma sequência de eventos, a migração de vesículas intracelulares para a membrana luminal e sua fusão com essa membrana. Convém lembrar, no Capítulo 4, que esta é uma das maneiras de regular a permeabilidade da membrana. As vesículas contêm aquaporina 2, através da qual a água pode se mover, de modo que a membrana luminal se torna altamente permeável à água. Na ausência de ADH, as aquaporinas são removidas da membrana luminal por endocitose. (Conforme assinalado anteriormente, a permeabilidade das membranas *basolaterais* das células epiteliais renais à água é sempre alta, devido à presença constitutiva de outras isoformas de aquaporinas; por conseguinte, a permeabilidade da membrana luminal é limitadora de velocidade.)

CONCENTRAÇÃO URINÁRIA: O GRADIENTE OSMÓTICO MEDULAR

Anteriormente, ressaltamos que os rins podem produzir uma variedade de osmolalidades da urina, dependendo dos níveis de ADH. Esperamos, assim, que a produção de urina hiposmótica seja um processo fácil de entender: os túbulos (em particular o ramo ascendente espesso da alça de Henle) reabsorvem relativamente mais solutos do que água, e o líquido diluído que permanece na luz é excretado. A produção de urina hiperosmótica também é simples, visto que a reabsorção de água da luz para o interstício hiperosmótico concentra o líquido luminal, deixando uma urina concentrada para ser excretada. A questão é saber como os rins geram um interstício medular que é hiperosmótico em relação ao plasma? Não apenas o interstício medular é hiperosmótico, como também existe um *gradiente* de osmolalidade, aumentando desde um valor quase isosmótico, na borda corticomedular, até um valor máximo superior a 1.000 mOsm/kg, na papila. Esse valor máximo não é rigidamente fixo; trata-se de uma variável que se modifica dependendo das condições. Ele é mais alto durante períodos de privação de água e desidratação, quando a excreção urinária é baixa, e é *"washed out"* para aproximadamente metade durante hidratação excessiva e quando a excreção urinária é alta. Alguns aspectos de como os rins geram um gradiente osmótico medular ainda não estão bem esclarecidos. Entretanto, os pontos essenciais são claros, e são esses pontos fundamentais que iremos focalizar agora.[1]

Convém diferenciar inicialmente o *desenvolvimento* do gradiente osmótico medular de sua manutenção, uma vez estabelecida. No estado de equilíbrio dinâmico, deve haver um equilíbrio de massa, isto é, toda substância que entra na medula por meio de túbulo ou vaso sanguíneo deve sair dela por meio de túbulo ou vaso sanguíneo. Entretanto, durante o desenvolvimento do gradiente, há um acúmulo transitório de solutos, ao passo que, durante o *"washout"* do gradiente, ocorrem perdas. Para descrever o gradiente osmótico medular, é mais fácil, do ponto de vista conceitual, começar por uma condição em que não haja qualquer gradiente e, em seguida, acompanhar seu desenvolvimento com o decorrer do tempo. Os principais componentes do sistema que produz o gradiente osmótico medular são (1) o transporte ativo de NaCl pelo ramo ascendente espesso, (2) a disposição paralela dos vasos sanguíneos e dos segmentos tubulares na medula, estando os componentes descendentes em estreita aposição com os ascendentes, e (3) a reciclagem da ureia entre os ductos coletores medulares e as porções profundas das alças de Henle (Figura 5.4).

---

[1] Para maior simplicidade e clareza, decidimos descrever o gradiente osmótico medular sem a utilização de parte do vocabulário encontrado na maioria dos textos e das discussões, como "multiplicador por contracorrente", "efeito único" e "mecanismo passivo". São termos desenvolvidos em modelos históricos da medula renal, que podem ser suplantados por descobertas mais recentes, como os eventos que ocorrem em microambientes locais criados pelo agrupamento anatômico dos elementos tubulares e vasculares.

Para que ocorra desenvolvimento do gradiente osmótico no interstício medular, é preciso haver uma maior deposição de solutos do que de água. É a reabsorção de sódio e de cloreto pelo ramo ascendente espesso em maior grau do que a água reabsorvida nos ramos descendentes delgados que efetua essa tarefa. Na junção entre a medula externa e a interna, os ramos ascendentes de todas as alças de Henle, tanto longas quanto curtas, passam a constituir regiões espessas, e assim permanecem por todo o trajeto de volta, até alcançarem a cápsula de Bowman a partir da qual se originaram no córtex. À medida que reabsorvem solutos sem água e diluem o líquido luminal, estão acrescentando de modo simultâneo soluto sem água ao interstício circundante. Essa ação do ramo ascendente espesso é absolutamente essencial e constitui o padrão para todos os processos que ocorrem. Se o transporte no ramo ascendente espesso for inibido (por diuréticos de alça que bloqueiam o simportador de Na-K-2Cl), o líquido da luz não estará diluído, e o interstício não estará concentrado, tornando a urina isosmótica. Para as porções do ramo ascendente espesso no córtex, o soluto reabsorvido simplesmente mistura-se com o material reabsorvido pelos túbulos contorcidos proximais adjacentes. Como o córtex contém uma quantidade abundante de capilares peritubulares e apresenta um alto fluxo sanguíneo, o material reabsorvido move-se imediatamente para a rede vascular, retornando à circulação geral. Todavia, na medula, a anatomia vascular exibe uma disposição diferente, e o fluxo sanguíneo total é muito mais lento. O soluto que é reabsorvido e depositado no interstício medular externo durante o estabelecimento do gradiente osmótico não é removido de imediato, isto é, acumula-se. O grau de acúmulo antes de ser alcançado o estado de equilíbrio dinâmico é uma função da disposição dos vasos retos, de suas propriedades de permeabilidade e do volume de sangue que flui neles.

Imagine inicialmente uma situação hipotética sem fluxo sanguíneo. Haveria acúmulo de sódio na medula externa sem limite, visto que não haveria qualquer maneira de removê-lo. Todavia, a medula externa é naturalmente suprida com sangue, assim como todos os tecidos. O sangue entra e sai da medula externa por meio de feixes paralelos de vasos retos descendentes e ascendentes. Esses vasos são permeáveis ao sódio. Por conseguinte, o sódio entra nos vasos retos impulsionado pelo aumento de concentração no interstício circundante. O sódio que entra nos vasos ascendentes retorna à circulação geral, porém o sódio nos vasos descendentes distribui-se mais profundamente na medula, onde sofre difusão através do endotélio dos vasos retos e capilares entre os feixes que eles suprem, elevando, assim, o conteúdo de sódio (e a osmolalidade) em toda a medula.

> Sem a reabsorção ativa de sódio pelo ramo ascendente espesso não haveria qualquer gradiente osmótico.

> O gradiente osmótico medular é composto principalmente de NaCl na medula externa e de ureia na medula interna.

É nesse local que a anatomia da rede vascular se torna particularmente importante. Se o sangue medular com sua concentração um pouco elevada de sódio fluísse simplesmente para um sistema de drenagem venosa, não haveria qualquer aumento adicional na concentração de sódio. Entretanto, os capilares entre os feixes drenam para os vasos retos ascendentes que estão situados perto dos vasos retos descendentes. As paredes dos vasos retos ascendentes são fenestradas, possibilitando o movimento de água e pequenos solutos entre o plasma e o interstício. À medida que a concentração de sódio aumenta no interstício medular, o sangue nos vasos ascendentes também apresenta uma concentração cada vez mais alta de sódio. Entretanto, o sangue que *entra* na medula sempre apresenta uma concentração normal de sódio (cerca de 140 mEq/L). Por conseguinte, parte do sódio começa a recircular, difundindo-se para fora dos vasos ascendentes e entrando novamente nos vasos descendentes adjacentes que contêm uma menor concentração de sódio. O processo de movimentação dos vasos ascendentes para os descendentes é denominado *troca por contracorrente*. Nesse local, o sódio que entra nos vasos retos descendentes provém de duas fontes – o sódio que recirculou proveniente dos vasos retos ascendentes e o novo sódio proveniente dos ramos ascendentes espessos. Com o passar do tempo, um estado de equilíbrio dinâmico é alcançado, em que a quantidade de novo sódio que entra no interstício, proveniente dos ramos ascendentes espessos, corresponde à quantidade de sódio que deixa o interstício nos vasos retos ascendentes. Em seu valor máximo, a concentração de sódio na medula pode alcançar 300 mEq/L, mais do que o dobro de seu valor na circulação geral. Como o sódio é acompanhado de um ânion, principalmente cloreto, a contribuição do sal para a osmolalidade medular é de cerca de 600 mOsm/kg.

O que acontece com a água na medula durante esse tempo? Antes de responder a essa pergunta, vários princípios condicionantes devem ser considerados: (1) Embora o soluto possa se acumular sem qualquer efeito significativo sobre o volume renal, a quantidade de água no interstício medular precisa permanecer quase constante; caso contrário, a medula irá sofrer um grau significativo de edema ou constrição. (2) Como a água sempre está sendo reabsorvida dos túbulos medulares para o interstício (a partir dos ramos descendentes delgados e ductos coletores medulares), esse movimento de água deve ser correspondido com um movimento igual de água do interstício para a rede vascular. (3) O sangue que entrou na medula passou pelos glomérulos, concentrando, assim, as proteínas plasmáticas (e não foi submetido à diluição pela captação de água nos capilares peritubulares). Enquanto o conteúdo osmótico global (osmolalidade) desse sangue é essencialmente isosmótico com o plasma sistêmico, sua pressão *oncótica* é consideravelmente mais alta.

O desafio para os rins é impedir a diluição do interstício hiperosmótico pela água reabsorvida dos túbulos e pela água que se difunde para fora do sangue isosmótico e entra na medula. As células endoteliais dos vasos retos descendentes contêm aquaporinas. A água é atraída osmoticamente para o interstício medular externo pelo elevado conteúdo de sal, de modo semelhante à água que está sendo retirada dos elementos tubulares. À primeira vista, parece que esse processo possibilita a ocorrência efetiva do efeito diluidor não desejado. Todavia, naturalmente, o soluto também está sendo adicionado de modo constante a partir dos ramos ascendentes espessos adjacentes. A perda de água dos vasos retos descendentes na medula externa atua com o propósito útil de elevar a osmolalidade do sangue que penetra na medula interna e diminuir seu volume, reduzindo, assim, a tendência à diluição do interstício medular interno. Os vasos retos ascendentes possuem endotélio fenestrado, possibilitando o movimento livre de água e de pequenos solutos. Como a pressão oncótica é elevada, a água que entra no interstício da medula externa, proveniente dos vasos retos descendentes, é captada pelos vasos retos

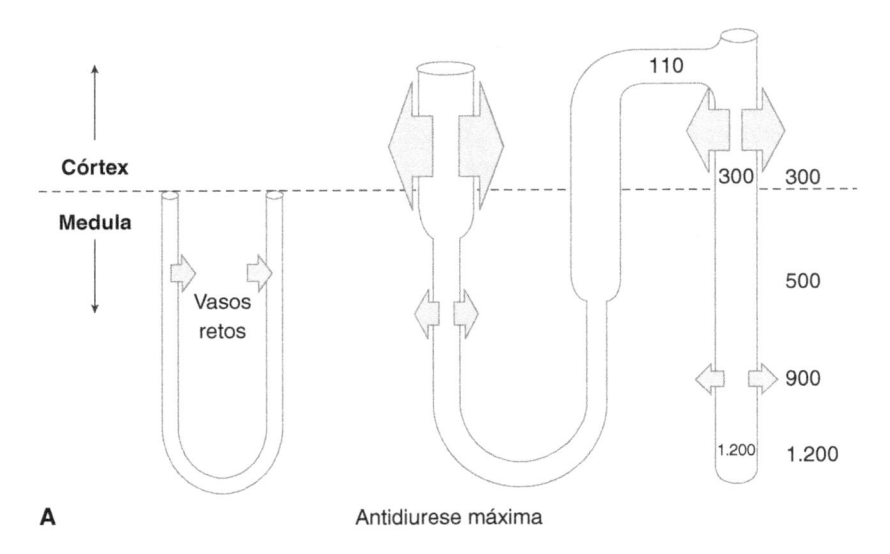

Figura 6.7 Processamento renal de água nos estados de antidiurese máxima e diurese máxima. Os números à direita indicam a osmolalidade intersticial; os números nos túbulos indicam a osmolalidade luminal. A linha pontilhada indica a borda corticomedular. As setas indicam os locais de movimento da água. Tanto na antidiurese quanto na diurese, a maior parte da água filtrada (65%) é reabsorvida no túbulo proximal, e outros 10%, na alça de Henle descendente. A reabsorção relativamente maior de soluto *versus* água pela alça como um todo e pelo túbulo distal resulta em um líquido luminal muito diluído (110 mOsm) quando entra nos ductos coletores. Durante a antidiurese (**A**), as ações do ADH possibilitam a reabsorção da maior parte da água remanescente no ducto coletor cortical. Uma reabsorção adicional nos ductos coletores medulares resulta em um líquido final que é hiperosmótico (1.200 mOsm).

ascendentes e removida da medula. Assim como há uma troca por contracorrente de solutos entre os vasos descendentes e ascendentes, existe uma troca por contracorrente de água. Nos vasos descendentes, ocorre saída de água e entrada de solutos, ao passo que a água entra nos vasos ascendentes e os solutos saem deles (ver Figuras 1.5 e 6.7). É o movimento da água por contracorrente que impede que o sangue que chega provoque diluição da medula interna. Naturalmente, toda a água reabsorvida a partir dos elementos tubulares também é captada pelos vasos retos ascendentes e removida, preservando, assim, a constância do conteúdo de água medular total.

> *O fluxo sanguíneo por contracorrente impede a remoção imediata dos solutos reabsorvidos.*

A *magnitude* do fluxo sanguíneo nos vasos retos é uma variável crucial. A osmolalidade máxima no interstício depende da razão entre o bombeamento de sódio pelos ramos ascendentes espessos e o fluxo sanguíneo nos vasos retos. Se essa razão for alta (o que significa um fluxo sanguíneo baixo), a água proveniente do plasma isosmótico que entra na medula nos vasos retos descendentes não dilui o interstício hiperosmótico.

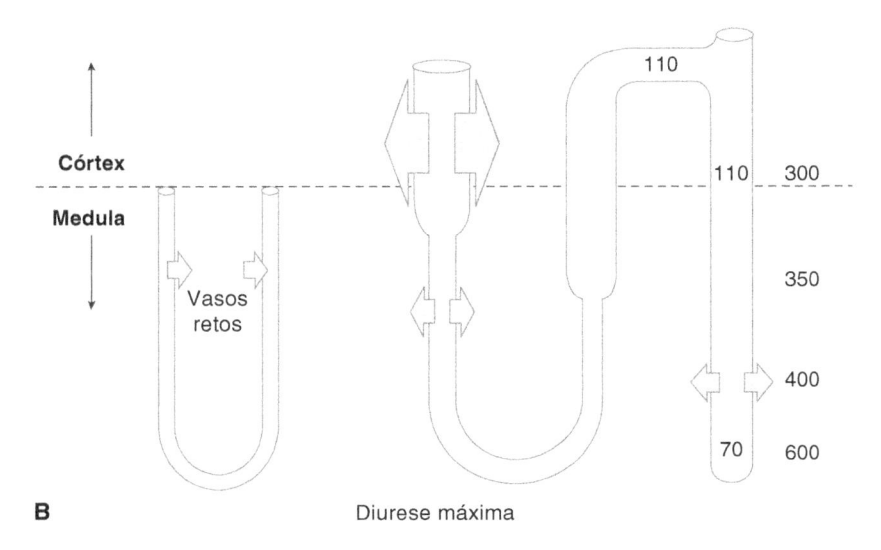

Processos renais básicos para o sódio, o cloreto e a água 97

```
                           110

Córtex
                                     110   300
Medula
                                           350
    Vasos
    retos
                                           400

                                     70    600

B                    Diurese máxima
```

Figura 6.7 (Continuação) Durante a diurese (**B**), não ocorre reabsorção de água no túbulo coletor cortical, porém ocorre alguma reabsorção no túbulo coletor medular interno, independente do ADH. Apesar da reabsorção de água medular, a reabsorção medular contínua de soluto reduz a quantidade de soluto relativamente mais do que a quantidade de água, e a urina final é muito diluída (70 mOsm). Nos vasos retos paralelos, ocorre uma considerável troca tanto de soluto quanto de água. Os vasos retos ascendentes finalmente removem todo o soluto e a água reabsorvidos na medula. Como há sempre algum volume efetivo reabsorvido na medula, o plasma dos vasos retos que flui para fora da medula sempre excede o plasma que flui para dentro.

Com efeito, o "sal vence", e a osmolalidade permanece em um valor máximo. Todavia, em condições de excesso de água, essa razão é muito baixa (fluxo sanguíneo elevado), e o efeito diluidor da água que se difunde para fora dos vasos retos descendentes é considerável. A tendência a diluir é, em parte, controlada pelo ADH. Além de aumentar a permeabilidade dos ductos coletores à água, o ADH causa vasoconstrição dos pericitos que circundam os vasos retos descendentes, limitando, assim, o fluxo sanguíneo. Por conseguinte, quando a água está sendo conservada (níveis elevados de ADH), o fluxo sanguíneo medular é baixo, e a osmolalidade elevada é preservada.

O terceiro componente importante envolvido no desenvolvimento do gradiente osmótico medular é a ureia. Conforme assinalado anteriormente, a osmolalidade máxima na papila renal alcança mais de 1.000 mOsm/kg. Cerca da metade desse valor é devida ao sódio e ao cloreto, e a maior parte do restante (500 a 600 mOsm/kg) resulta da ureia. Para desenvolver e manter essa concentração elevada de ureia (lembre-se de que a concentração plasmática normal é de apenas cerca de 5 mmol/L) deve haver um processo de reciclagem. Isso envolve os túbulos, bem como os vasos retos.

Descrevemos esse processo de reciclagem no Capítulo 5 e o revisamos aqui. A ureia é livremente filtrada, e cerca da metade é reabsorvida no túbulo proximal. Ela é secretada na alça de Henle (regiões delgadas), impulsionada pela concentração elevada de ureia no interstício medular. Isso essencialmente restaura o conteúdo tubular de ureia à carga filtrada. A partir da extremidade dos ramos delgados até os ductos coletores medulares internos, ocorre pouco transporte de ureia, de modo que toda a ureia que chega ao ramo ascendente espesso ali permanece no túbulo até o início dos ductos coletores medulares internos. Como grande parte da água já foi reabsorvida antes de chegar aos ductos coletores medulares internos (pelos ductos coletores corticais e medulares externos), a *concentração* luminal de ureia aumentou até 50 vezes em relação a seu valor plasmático (i.e., 500 mmol/L ou mais). Nos ductos coletores medulares internos, cerca da metade da ureia é reabsorvida por uniportadores de ureia, enquanto a outra metade é excretada. Como o fluxo sanguíneo nessa região é muito baixo em condições de antidiurese (níveis elevados de ADH), a ureia reabsorvida acumula-se e aumenta a concentração intersticial para um valor próximo àquele da luz. (É essa elevada concentração intersticial que impulsiona a secreção nos ramos delgados.) A combinação da ureia elevada com a alta concentração de sódio e de cloreto leva a osmolalidade medular a um valor acima de 1.000 mOsm/kg. A importância da ureia na geração do gradiente osmótico da medula é enfatizada no caso da dieta pobre em proteína, que resulta em acentuada redução da produção metabólica de ureia. Nessa condição, a capacidade dos rins de produzir um interstício medular hiperosmótico encontra-se reduzida.

Revisão do controle do hormônio antidiurético

Conforme assinalado anteriormente, um regulador essencial do gradiente osmótico é o ADH, que, além de aumentar a permeabilidade à água nos ductos coletores corticais e medulares e causar constrição dos pericitos em torno dos vasos retos descendentes, também aumenta a permeabilidade à ureia nos ductos coletores medulares internos por meio da estimulação de uma isoforma específica sensível ao ADH dos uniportadores de ureia. Considere como isso afeta o gradiente osmótico medular. Quando uma pessoa está desidratada, a taxa de filtração glomerular (TFG) está um tanto diminuída, enquanto os níveis de ADH estão elevados. A extração de água no ducto coletor cortical remove a maior parte da água da luz (e a torna isosmótica com o interstício cortical, isto é, cerca de 300 mOsm/kg). Em seguida, à medida que o volume remanescente, porém acentuadamente reduzido, flui pela medula com alta osmolalidade, ocorre mais concentração. A permeabilidade aumentada à ureia, sinalizada pelo ADH, ajuda de modo acentuado na geração do gradiente osmótico medular ao possibilitar a reciclagem da ureia.

Compare isso com o estado de super-hidratação. Parte do soluto medular é eliminado e há redução da magnitude do gradiente osmótico. Como isso ocorre? Nos estados de super-hidratação, os níveis de ADH estão baixos. A TFG é substancial. A maior parte do líquido tubular que entra nos ductos coletores corticais flui até os ductos coletores medulares. Por conseguinte, a ureia tubular *não* se torna muito concentrada. Um grande volume de líquido muito diluído com concentração modesta de ureia chega aos ductos coletores medulares internos. Diferentemente dos ductos coletores corticais e medulares externos, que são quase impermeáveis à água na ausência de ADH, os ductos coletores medulares *internos* apresentam uma permeabilidade à água limitada na ausência de ADH. Embora essa permeabilidade à água não seja grande, a força propulsora osmótica é enorme, de modo que são reabsorvidas quantidades substanciais de água. (Entretanto,

Quadro 6.5 Composição do líquido intersticial medular e da urina durante a formação de urina concentrada ou diluída

Líquido intersticial na ponta da medula (mOsm/L)	Urina (mOsm/L)
	Urina concentrada
Ureia = 650	Ureia = 700
$Na^+ + Cl^- = 750$[1]	Outros solutos = 700 (Na^+, Cl^-, K^+, urato, creatinina, etc.)
	Urina diluída
Ureia = 300	Ureia = 30 a 60
$Na^+ + Cl^- = 350$[1]	Outros solutos = 10 a 40 (Na^+, Cl^-, K^+, urato, creatinina, etc.)[2]

[1] Alguns outros íons (p. ex., K^+) contribuem, em pequeno grau, para essa osmolaridade.
[2] Dependendo de seu estado de equilíbrio, o sódio na urina pode variar desde indetectável até a maior parte dos osmólitos.

uma quantidade ainda maior *não* é reabsorvida, de modo que o volume de urina permanece muito grande.) Não há reabsorção de muita ureia; de fato, ela pode ser secretada brevemente, visto que sua concentração luminal é mais baixa do que no interstício medular. O resultado da reabsorção de água e da baixa reabsorção de ureia é que a medula interna se torna parcialmente diluída (i.e., a concentração de ureia e a osmolalidade total do interstício medular diminuem com o tempo). A osmolalidade diminui para cerca da metade de seu valor, de um valor bem acima de 1.000 mOsm/kg para 500 a 600 mOsm/kg (Quadro 6.5). A Figura 6.7 mostra os fluxos de água nos rins nos dois extremos de diurese máxima e antidiurese.

Resumindo a geração do gradiente osmótico renal (Figura 6.8), o sal (sem água) é depositado no interstício pelo ramo ascendente espesso. Esse sal acumula-se, devido a uma combinação de baixo fluxo sanguíneo e troca por contracorrente entre os vasos retos ascendentes e descendentes. Parte do sal é distribuída mais profundamente na medula pelos vasos retos. A ureia contribui para a osmolalidade da medula interna, com sua reciclagem dos ductos coletores medulares internos para os ramos delgados da alça de Henle. O movimento de contracorrente de água dos vasos retos descendentes para os ascendentes limita a tendência a entrar no sangue para diluir o interstício medular.

PERGUNTAS MAIS FREQUENTES

Concluímos este capítulo respondendo a duas perguntas frequentes. Em primeiro lugar, mesmo que o sangue não dilua o interstício, por que a água reabsorvida a partir dos ductos coletores, em condições de níveis elevados de ADH, não dilui o interstício e anula o gradiente osmótico? A resposta simples é que ocorre deposição de mais solutos na medula do que de água. Embora parte da água seja reabsorvida a partir dos ductos coletores medulares pela ação do ADH, a maior parte já foi reabsorvida pelos ductos coletores corticais, de modo que a quantidade remanescente para ser reabsorvida e diluir

1. O sódio é reabsorvido a partir do ramo ascendente espesso e distribuído por toda a medula através dos vasos retos descendentes.
2. A água difunde-se dos vasos retos descendentes para os ascendentes (troca por contracorrente).
3. A ureia é reciclada dos ductos coletores medulares internos para os ramos delgados da alça de Henle.

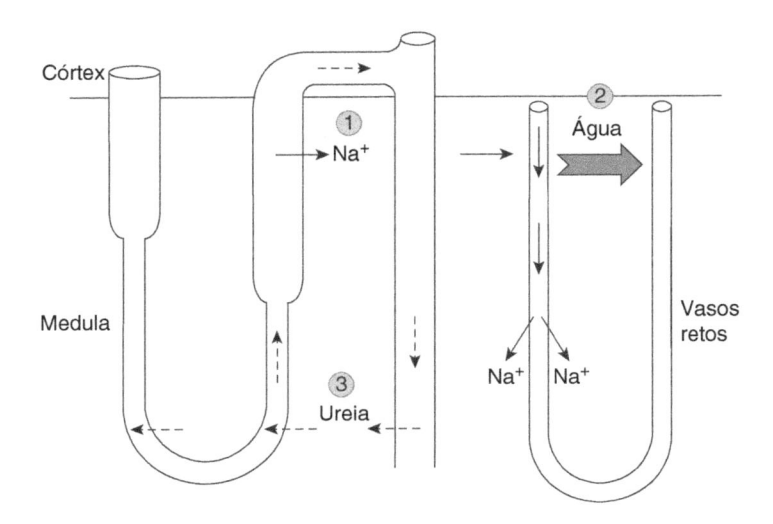

Figura 6.8 Processos essenciais que geram o gradiente osmótico medular. O processo 1 consiste no transporte ativo de sódio da alça de Henle para o interstício da medula externa e em sua distribuição mais profunda na medula por meio dos vasos retos descendentes (setas contínuas). O processo 2 é o movimento de contracorrente da água dos vasos retos descendentes para os ascendentes (seta cheia). O processo 3 é a reciclagem da ureia dos ductos coletores medulares internos para a alça de Henle (setas pontilhadas).

potencialmente o interstício é relativamente pequena. A tendência concorrente a diluir o interstício com água e a concentrá-lo com sal alcança um estado de equilíbrio dinâmico, em que a osmolalidade se encontra elevada. É esse equilíbrio que estabelece o limite superior da osmolalidade medular.

A outra questão formulada com frequência diz respeito à reabsorção medular de água durante a diurese, quando os níveis de ADH estão baixos. Como uma *maior* quantidade de água pode ser reabsorvida na medula sem a ação do ADH em comparação com a situação de antidiurese, quando o nível de ADH está elevado e o corpo está conservando a água? Esse paradoxo aparente é resolvido pelo fato de que, durante a diurese, o líquido que entra nos ductos coletores medulares é muito diluído, proporcionando, assim, uma enorme força propulsora para a reabsorção. Além disso, o ducto coletor medular interno apresenta uma permeabilidade baixa, porém limitada à água, até mesmo na ausência de ADH. Essa combinação impulsiona um grau moderado de reabsorção de água. Entretanto, essa quantidade é acentuadamente ultrapassada pela quantidade *não* reabsorvida, isto é, excretada.

A Figura 6.9 fornece um resumo das alterações previamente descritas no volume e na osmolalidade do líquido tubular em seu fluxo ao longo do néfron e enfatiza como, após a entrada do líquido no sistema de ductos coletores, a osmolalidade depende, em grande parte, dos níveis de ADH.

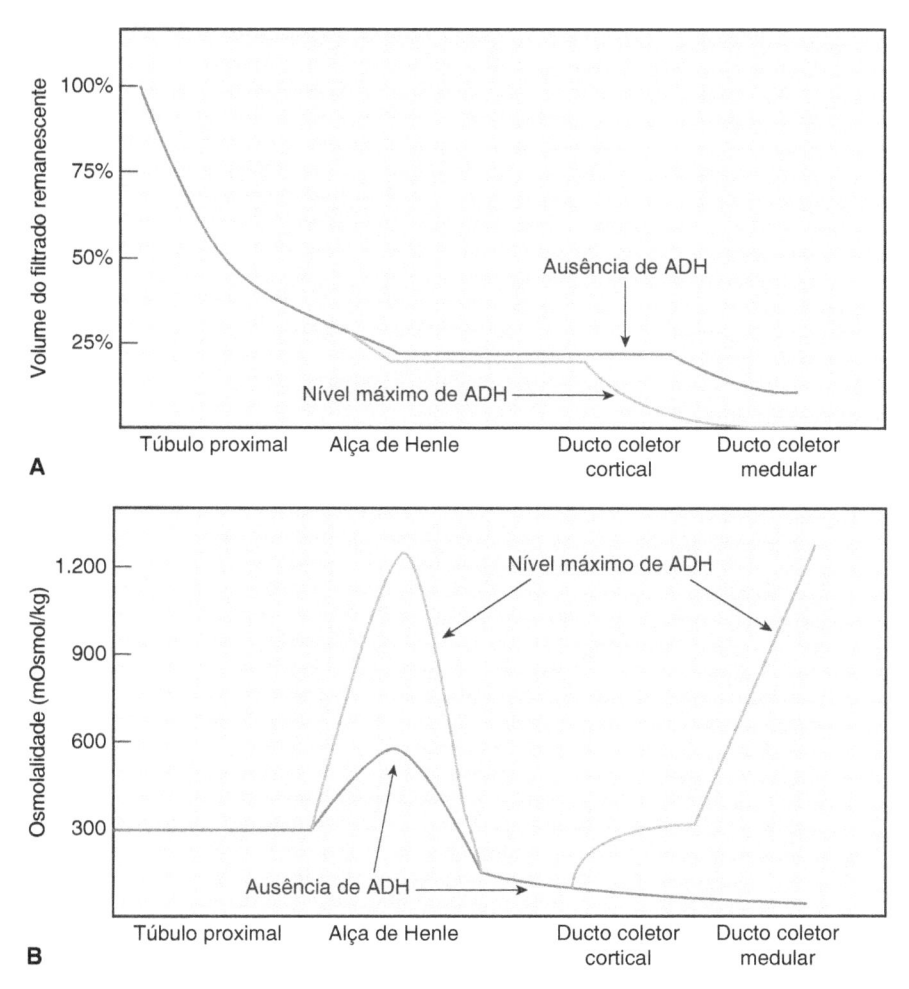

Figura 6.9 Volume do filtrado remanescente (**A**) e osmolalidade tubular (**B**) em diferentes locais ao longo do túbulo, em condições de nível máximo de ADH e ausência de ADH. Em todas as condições, a maior parte do volume filtrado sofre reabsorção no túbulo proximal. Ocorre reabsorção adicional nos ramos delgados da alça de Henle, a quantidade exata dependendo do ADH, visto que a osmolalidade intersticial varia de acordo com esse hormônio. Na ausência de ADH, não ocorre qualquer reabsorção adicional até a medula interna, ao passo que, na presença de níveis máximos de ADH, a maior parte do volume remanescente sofre reabsorção nos ductos coletores corticais. A osmolalidade da urina final depende muito do ADH, assim como a osmolalidade máxima na alça de Henle, visto que a osmolalidade máxima no interstício medular também varia de acordo com o ADH.

PRINCIPAIS CONCEITOS

1 O corpo consiste, em sua maior parte, em compartimentos de líquidos, que são divididos no líquido intracelular (LIC, todos os volumes citosólicos em conjunto) e no líquido extracelular (LEC), constituído principalmente pelo líquido intersticial e plasma sanguíneo.

2 A reabsorção da maior parte da água filtrada, dos ânions (principalmente cloreto e bicarbonato) e do conteúdo osmótico está ligada diretamente à reabsorção ativa de sódio.

3 Em todas as condições, a maior parte (cerca de dois terços) do sódio, cloreto, bicarbonato e volume filtrado sofre reabsorção isosmótica no túbulo proximal.

4 A alça de Henle reabsorve parte da água e uma quantidade proporcionalmente maior de sódio, diluindo, assim, o líquido tubular.

5 O túbulo distal continua a reabsorção de sódio sem água e, com a alça de Henle, é considerado um "segmento diluidor".

6 A reabsorção de água no néfron distal (túbulo conector e ductos coletores) é altamente variável, dependendo do estado de hidratação, possibilitando aos rins a excreção de grandes quantidades de água ou a conservação de quase toda a água.

7 Os níveis de ADH determinam se o líquido hiposmótico que entra no néfron distal é, em grande parte, excretado ou subsequentemente reabsorvido.

8 A conservação de água e a concentração da urina exigem a reabsorção de água no interstício medular de alta osmolalidade.

9 O gradiente osmótico medular é criado (1) pelo transporte de sal sem água no interstício medular pelo ramo ascendente espesso, (2) pelo fluxo sanguíneo por contracorrente de baixo volume nos vasos retos e (3) pela reciclagem da ureia.

QUESTÕES PARA ESTUDO

6-1. A reabsorção de cloreto acompanha paralelamente a de sódio, principalmente porque
   a. o cloreto é quase sempre transportado por um simportador com o sódio.
   b. o cloreto é o íon de carga negativa mais abundante disponível para equilibrar a reabsorção do sódio de carga positiva.
   c. o cloreto apresenta alta permeabilidade passiva.
   d. tanto o cloreto quanto o sódio fazem parte da molécula de cloreto de sódio e não podem ser separados.

6-2. A perda obrigatória de água no rim
   a. é outra designação para a perda insensível de água.
   b. ocorre visto que há sempre pelo menos alguma excreção de solutos de produtos de degradação.
   c. ocorre devido à existência de um limite superior para a velocidade com que as aquaporinas são capazes de reabsorver a água.
   d. é a quantidade de água que acompanha a excreção de sal.

6-3. Qual a região do túbulo que secreta água?
   a. Ramo descendente delgado.
   b. Ducto coletor cortical.
   c. Ducto coletor medular (na ausência de ADH).
   d. Nenhuma região secreta água.

6-4. Se o ramo ascendente espesso interrompe a reabsorção de sódio, então a urina final deve ser
   a. isosmótica com o plasma em todas as condições.
   b. diluída.
   c. concentrada.
   d. diluída ou concentrada, dependendo do ADH.

6-5. Se uma pessoa jovem saudável ingere uma grande quantidade de água, o que provavelmente não irá acontecer?
   a. Aumento do fluxo sanguíneo medular.
   b. Aumento da permeabilidade à água nos ductos coletores medulares.
   c. Redução da osmolalidade intersticial na ponta das papilas renais.
   d. Diminuição da concentração de ureia na urina final.

6-6. Uma pessoa jovem saudável ingere uma grande quantidade de água. No decorrer das próximas horas, a maior parte da água filtrada pelo glomérulo é
   a. excretada.
   b. reabsorvida no ducto coletor cortical.
   c. reabsorvida no túbulo proximal.
   d. reabsorvida na alça de Henle.

Regulação da excreção de sódio e de água

7

OBJETIVOS

▶ Descrever como a excreção de sal e de água atende às necessidades do sistema cardiovascular.
▶ Citar os principais fatores que regulam a excreção de sódio.
▶ Descrever o sistema renina-angiotensina-aldosterona sistêmico e os componentes que o constituem.
▶ Estabelecer as principais ações da angiotensina II.
▶ Estabelecer as principais ações da aldosterona.
▶ Descrever os três principais fatores que regulam a secreção de renina.
▶ Descrever as funções da mácula densa.
▶ Definir o feedback tubuloglomerular e descrever o mecanismo de feedback tubuloglomerular e autorregulação da taxa de filtração glomerular.
▶ Estabelecer a origem dos peptídeos natriuréticos atriais, os estímulos para sua secreção e seus efeitos sobre a reabsorção de sódio e a taxa de filtração glomerular.
▶ Estabelecer os dois fatores urinários que determinam a excreção de água.
▶ Descrever a origem do hormônio antidiurético e os principais fatores que controlam sua secreção.

OBJETIVOS DA REGULAÇÃO

A excreção de sódio e de água é regulada por uma série de sistemas de controle. Aparentemente cada hormônio, citocina, transmissor simpático e agente parácrino exerce uma influência em alguma parte do rim. Tendo em vista essa complexidade, pode parecer impossível fazer uma descrição significativa de como a excreção de sódio e a de água são reguladas. Certamente, não podemos começar com cada um dos processos conhecidos de regulação e antecipar seu comportamento em todas as situações. Entretanto, se olharmos para os objetivos da regulação – o que ela efetua –, podemos perceber os vários processos regulados dentro de um conjunto estruturado de ações cooperativas que suprem as necessidades do organismo.[1]

---

[1] Uma característica da maioria dos sistemas de controle fisiológicos é a redundância. Em casos de patologia renal, estudos de ablação experimental ou nocaute genético de componentes específicos, controles paralelos que podem desempenhar um papel mínimo em circunstâncias normais, podem ser suprarregulados para compensar os elementos deficientes ou ausentes.

1 A regulação da excreção de sódio e de água tem como principal objetivo sustentar as necessidades do sistema cardiovascular (CV). Essa regulação manifesta-se de duas maneiras: (1) os rins mantêm um volume de líquido extracelular (LEC) suficiente para preencher o espaço vascular, e (2) a osmolalidade do LEC é mantida em um nível consistente com a saúde das células. Conforme explicado de modo mais detalhado na próxima seção, os rins e o sistema CV trabalham de modo cooperativo para assegurar uma perfusão suficiente dos tecidos periféricos. A presença de um volume circulante adequado é um dos requisitos essenciais para a perfusão dos tecidos, e esse volume é controlado pelos rins. A osmolalidade é a razão entre o conteúdo de solutos e o conteúdo de água. Juntos, o sódio e o cloreto respondem por 80% dos solutos extracelulares normais; assim, a excreção de sódio e de água pelos rins regula a osmolalidade dentro da faixa estreita necessária para a saúde das células teciduais. Esses objetivos constituem outra maneira de entender o conceito de equilíbrio descrito anteriormente. Quando os rins alteram a excreção de sódio e de água para preservar quantidades adequadas no corpo, eles, na realidade, estão mantendo o equilíbrio.

A regulação tem outro objetivo, que difere daqueles apresentados anteriormente. As variações no fluxo sanguíneo renal (FSR) e na taxa de filtração glomerular (TFG) constituem as principais maneiras de regular a excreção de sódio. Todavia, os rins não podem modificar o fluxo sanguíneo e a filtração em valores extremos a ponto de comprometer a saúde metabólica dos rins ou interferir na excreção de outras substâncias além do sódio, em particular produtos de degradação orgânicos. Assim, outro objetivo consiste em limitar as alterações do FSR e da TFG relacionadas com o sódio, passíveis de alcançar, de outro modo, níveis deletérios.

EXCREÇÃO DE SÓDIO: A CONEXÃO CARDIOVASCULAR

> Os rins fazem parceria com o sistema CV, responsável pela alta pressão necessária para impulsionar a filtração glomerular; cabe aos rins manter o volume sanguíneo necessário para preencher a árvore vascular.

Os rins trabalham em parceria com o sistema CV, que gera a pressão necessária para a filtração glomerular e impulsiona o alto fluxo imprescindível para manter uma composição cortical estável de solutos intersticiais. Por sua vez, os rins mantêm o volume sanguíneo, regulam a osmolalidade do plasma e secretam mediadores que afetam tanto o desempenho cardíaco quanto o tônus vascular (Figura 7.1).

O sangue é constituído principalmente pelos eritrócitos (cerca de 45%) e pelo plasma sanguíneo (cerca de 55%). Os rins são de importância crucial para ambas as partes – secretam o hormônio eritropoetina, que estimula a produção de eritrócitos, e regulam o volume de LEC, do qual o plasma sanguíneo é uma parte significativa (ver Figura 6.1). Embora isso não seja exato, existe uma proporcionalidade aproximada entre o volume sanguíneo e o volume de LEC total. O volume sanguíneo tende a aumentar e a diminuir quando o volume de LEC aumenta e diminui, devido a deslocamentos de líquido entre o plasma e o espaço intersticial tecidual. Por conseguinte, a manutenção do volume sanguíneo deve-se, em grande parte, à manutenção do volume de LEC.

```
                    ┌─────────────┐
                    │ Influências │
                    │    renais   │
                    │   diretas   │
                    └──────┬──────┘
         ┌─────────────────┼─────────────────┐
         ▼                 ▼                 ▼
┌─────────────┐    ┌─────────────┐    ┌──────────────┐
│ Produção de │    │   Volume    │    │  Resistência │
│ eritrócitos │    │   de LEC    │    │periférica total│
└──────┬──────┘    └──────┬──────┘    └───────┬──────┘
       ▼                  ▼                   ▼
   ┌─────────┐       ┌─────────┐        ┌──────────┐
   │ Volume  │──────▶│         │        │ Pressão  │
   │sanguíneo│       │         │───────▶│ arterial │
   └─────────┘       └─────────┘        └──────────┘
```

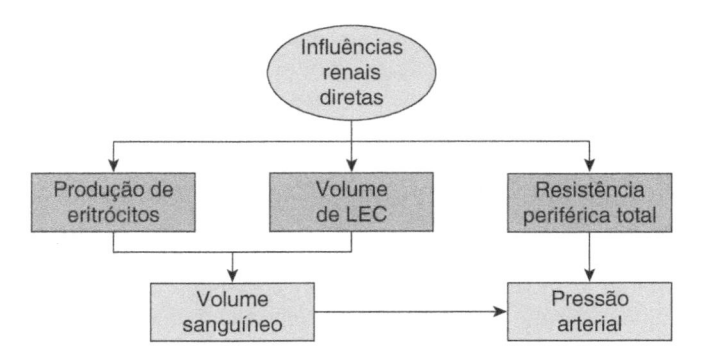

Figura 7.1 Influência dos rins sobre o sistema CV. Os rins afetam o volume sanguíneo pela produção de eritropoetina, que estimula a produção de eritrócitos, e pelo controle exercido sobre a secreção de sal e de água. Eles também influenciam a resistência periférica total por meio de suas ações sobre a angiotensina II (ver mais detalhes no texto). A combinação de volume sanguíneo e resistência periférica total afeta a pressão arterial.

② A razão pela qual a água é de suma importância para o volume de LEC é evidente, porém por que o sódio é tão importante? A resposta baseia-se em dois fatos.
Em primeiro lugar, a osmolalidade do LEC é rigorosamente regulada, e, em segundo lugar, o conteúdo osmótico do LEC depende, de modo crítico, do conteúdo de sódio. Podemos calcular aproximadamente a osmolalidade do LEC da seguinte maneira:

$$\text{Osmolalidade do LEC} = \frac{\text{Conteúdo de solutos do LEC}}{\text{Volume de LEC}} \quad \text{Equação 7.1}$$

Ao reorganizar essa equação, obtém-se:

$$\text{Volume de LEC} = \frac{\text{Conteúdo de solutos do LEC}}{\text{Osmolalidade do LEC}} \quad \text{Equação 7.2}$$

Além disso, como praticamente todo o soluto do LEC consiste em sódio e em um número equivalente de ânions (principalmente cloreto e bicarbonato), a quantidade de solutos do LEC é cerca de duas vezes o conteúdo de sódio. Podemos escrever a expressão anterior da seguinte maneira:

$$\text{Volume de LEC} \approx \frac{2 \times \text{conteúdo de Na}}{\text{Osmolalidade do LEC}} \quad \text{Equação 7.3}$$

Por conseguinte, tendo em vista a osmolalidade do LEC rigorosamente controlada (ver discussão adiante), o volume de LEC varia diretamente com o conteúdo de sódio.
Surge uma questão – como os rins sabem efetivamente a quantidade de sódio presente no LEC; em outras palavras, como eles sabem se é necessário aumentar ou reduzir a excreção de sódio? Não existe qualquer mecanismo no organismo para avaliar em si o conteúdo de sódio. Na verdade, a detecção do conteúdo de sódio é indireta e

depende de uma combinação de avaliação da concentração de sódio e pressão vascular. As células gliais em regiões do cérebro denominadas órgãos circunventriculares (descritos mais adiante, neste capítulo) apresentam canais sensoriais (Na_x) que respondem à concentração extracelular de sódio e que atuam como detectores desse sódio. As células gliais modulam a atividade dos neurônios adjacentes envolvidos no controle do sódio corporal. Existem também neurônios no hipotálamo contendo canais de Na_x, os quais respondem à concentração de sódio no líquido cerebrospinal. Por conseguinte, as células no hipotálamo ou em sua proximidade monitoram a concentração extracelular de sódio.

Conforme descrito anteriormente, o volume de LEC varia de acordo com o conteúdo de sódio em qualquer concentração. O volume afeta as pressões em diferentes regiões da rede vascular. Como as pressões vasculares são tão importantes para a excreção de sódio, iremos rever de modo sucinto a regulação da pressão CV antes de descrevermos seu papel na excreção de sódio.

③ As pressões vasculares são avaliadas por *barorreceptores* – células que se deformam em resposta a mudanças na pressão intravascular local. Três grupos de barorreceptores são importantes no controle da excreção de sódio (Figura 7.2): (1) os barorreceptores arteriais, isto é, células nervosas que mediam o reflexo barorreceptor clássico, (2) os barorreceptores cardiopulmonares, que também são células nervosas que atuam em paralelo com os barorreceptores arteriais, e (3) os barorreceptores *intrarrenais*, que não são células nervosas. Iremos descrever seu mecanismo de ação de

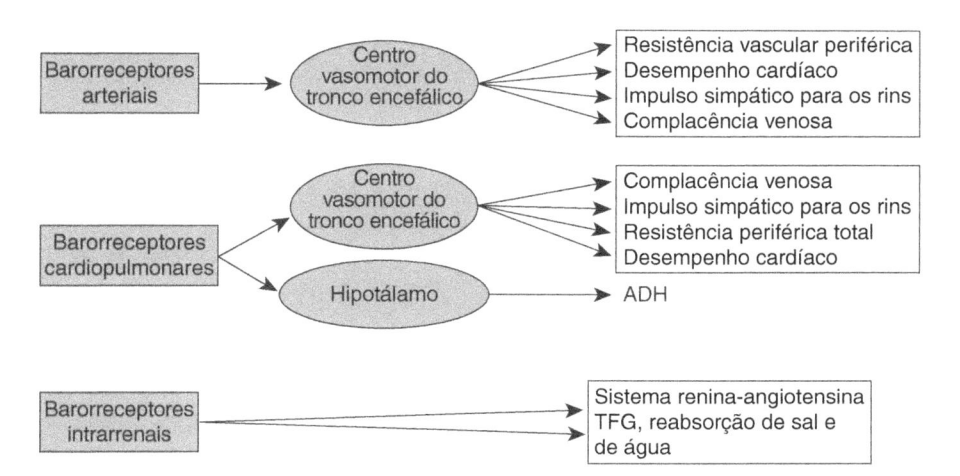

Figura 7.2 Barorreceptores e principais processos que eles influenciam. Os barorreceptores arteriais percebem as pressões na aorta e nas artérias carótidas e transmitem informação aferente ao centro vasomotor do tronco encefálico, que então regula processos CVs e renais via eferentes autônomos. Os barorreceptores cardiopulmonares percebem a pressão nos átrios cardíacos e nas artérias pulmonares, sendo, portanto, responsivos ao enchimento da árvore vascular. Eles transmitem a informação aferente em paralelo aos barorreceptores arteriais. Embora haja superposição entre as influências dos dois conjuntos de barorreceptores, os cardiopulmonares exercem uma influência particularmente importante no hipotálamo, que regula a secreção de hormônio antidiurético (ADH, de *antidiuretic hormone*). Os barorreceptores intrarrenais desempenham um importante papel no sistema renina-angiotensina (ver mais detalhes no texto).

maneira sucinta. Os barorreceptores arteriais estão localizados nas artérias carótidas e no arco da aorta sensíveis a pressão com base a cada batimento cardíaco. Os barorreceptores cardiopulmonares apresentam terminações sensitivas localizadas nos átrios cardíacos e em partes da vascularização pulmonar. À semelhança dos barorreceptores arteriais, transmitem informações neurais aferentes ao sistema nervoso central. Com frequência, são denominados barorreceptores de baixa pressão, visto que avaliam as pressões em regiões da árvore vascular onde elas são muito mais baixas do que nas artérias. Os barorreceptores cardiopulmonares atuam como detectores efetivos do volume sanguíneo, no sentido de que as pressões nos átrios e nos vasos pulmonares aumentam quando o volume sanguíneo aumenta e declinam quando o volume sanguíneo diminui.

A informação proveniente dos barorreceptores neurais é direcionada a um centro de controle das pressões vasculares, que consiste em núcleos no bulbo (região inferior do tronco encefálico, próxima ao local onde o tronco se une com a medula espinal). Em seu conjunto, esses núcleos são denominados *centro vasomotor*, que estimula o tônus vascular (vasoconstrição) em todo o organismo por meio do sistema nervoso simpático. Nas arteríolas da vascularização periférica, esse tônus simpático mantém a resistência periférica total, e, no sistema venoso periférico, mantém a pressão venosa central, em virtude de sua capacidade de diminuir a complacência das veias de grande calibre. Ao alterar a constrição venosa em diferentes leitos vasculares, o centro vasomotor é capaz de distribuir o volume sanguíneo entre diferentes órgãos. O centro vasomotor também envia ao coração sinais tanto estimuladores simpáticos quanto inibitórios parassimpáticos.

Os barorreceptores arteriais exercem *inibição* tônica sobre o centro vasomotor bulbar, resultando em um freio no impulso simpático. A elevação da pressão arterial provoca uma descarga maior dos barorreceptores, mais inibição e, portanto, menos impulso simpático à periferia, enquanto a redução da pressão arterial diminui a descarga dos barorreceptores, provoca menos inibição e possibilita maior impulso simpático. As consequentes alterações no tônus vascular modificam a resistência periférica total e ajudam a estabilizar a pressão arterial. Os barorreceptores cardiopulmonares atuam do mesmo modo, porém não respondem à pressão arterial, mas sim às pressões nos átrios cardíacos e nos vasos pulmonares.

Os rins, como parte da rede vascular periférica, respondem a mudanças do impulso simpático e contribuem com alterações na resistência periférica total. Entretanto, conforme descrito mais adiante, as alterações na excreção de sódio em resposta ao impulso simpático são ainda mais importantes do que a contribuição renal para a resistência periférica total.

A quantidade de impulso simpático sobre o coração, as arteríolas e as veias de grande calibre modifica-se muito rapidamente quando a pressão começa a se alterar em consequência de atividade muscular ou de simples mudanças de postura. O resultado consiste em estabilizar a pressão arterial em seu ponto de ajuste, a pressão arterial média, que, para a maioria das pessoas, é ligeiramente superior a 100 mmHg. Entretanto, o ponto de ajuste não é fixado de maneira tão rígida; com efeito, ele varia durante o dia, dependendo da atividade e dos níveis de excitação, e diminui em cerca de 20% durante o sono.[1]

O sistema barorreceptor/impulso simpático descrito anteriormente é muito efetivo para manter a pressão arterial no ponto de ajuste. Uma importante complicação e área

---

[1] Como exemplo dessa variação, alguns pacientes apresentam "hipertensão do jaleco branco", uma elevação da pressão arterial que se manifesta em resposta ao estresse de estar no consultório de um médico.

de incertezas é o controle de longo prazo da pressão arterial. A questão relativa a "o que estabelece o ponto de ajuste" não pode ser respondida de modo confiável.[1] Todavia, é evidente que a disfunção no processamento renal de sódio ou na sinalização renal pode levar à hipertensão. Qualquer consideração acerca do controle de longo prazo da pressão arterial precisa incluir as ações renais.

PRINCIPAIS FATORES QUE CONTROLAM A EXCREÇÃO DE SÓDIO
Estimulação simpática

Muitos sinais exercem um controle sobre a excreção de sódio. Considerando-se a discussão anterior, deve ter ficado claro que a maioria dos sinais se relaciona, direta ou indiretamente, com eventos do sistema CV. Os principais sistemas de sinalização relacionados ao sistema CV são o sistema nervoso simpático e o sistema renina-angiotensina-aldosterona (SRAA).

O sistema nervoso simpático é capaz de uma resposta de emergência de "luta ou fuga", porém sua atuação normal consiste em uma modulação diferencial de diversas funções em diferentes órgãos. A rede vascular e os túbulos dos rins são inervados por neurônios simpáticos pós-ganglionares, que liberam noradrenalina. Na maioria das regiões do rim, a noradrenalina é reconhecida por receptores α-adrenérgicos. Na rede vascular renal, a ativação dos receptores α_1-adrenérgicos provoca vasoconstrição das arteríolas aferentes e eferentes, o que reduz o FSR e a TFG.

Evidentemente, a TFG constitui um determinante crucial da excreção de sódio. Sem filtração, não há excreção. Todavia, exceto em emergências corporais, como choque hipovolêmico, a TFG é mantida dentro de limites bastante estreitos, devido aos processos de autorregulação descritos em detalhes mais adiante. Por conseguinte, embora o controle neural realmente afete a TFG, é provável que esse componente do controle simpático seja menos importante em circunstâncias normais do que seu efeito sobre a reabsorção de sódio. O controle neural da rede vascular renal é exercido principalmente sobre o fluxo sanguíneo do córtex, possibilitando a preservação da perfusão medular, mesmo quando o fluxo sanguíneo cortical está reduzido.

As células epiteliais do túbulo proximal são inervadas por receptores α_1 e α_2-adrenérgicos. A estimulação desses receptores no túbulo proximal pela noradrenalina ativa ambos os componentes da via transcelular principal de reabsorção de sódio, isto é, o antiportador sódio-hidrogênio NHE3 na membrana apical e a Na-K-ATPase na membrana basolateral. Essa via é ativada em situações nas quais é apropriado reduzir a excreção de sódio, como, por exemplo, depleção de volume ou pressão arterial baixa.

Os efeitos da estimulação simpática sobre as células no néfron distal são menos diretos. Outros agonistas são liberados juntamente com a noradrenalina e

A estimulação simpática aumenta a reabsorção de sódio no túbulo proximal e reduz o FSR e a TFG.

---

[1] A pressão arterial é uma das numerosas variáveis fisiológicas reguladas em torno de um ponto de ajuste, como, por exemplo, temperatura corporal, pressão parcial de dióxido de carbono ou concentração plasmática de glicose. Embora sejam conhecidos muitos aspectos acerca dos mecanismos que mantêm essas variáveis próximas a seus pontos de ajuste, a questão relativa a "o que estabelece o ponto de ajuste" continua sem esclarecimento.

afetam outros tipos de receptores (p. ex., receptores purinérgicos que agem via ATP [de *adenosine triphosphate*]). Todavia, o resultado global da estimulação simpática do rim consiste, claramente, em redução da excreção de sódio.

PRINCIPAIS FATORES QUE CONTROLAM A EXCREÇÃO DE SÓDIO
Sistema renina-angiotensina

O sistema renina-angiotensina é mais importante do que o impulso simpático, em si, para o controle da excreção de sódio. Veremos em breve que o sistema renina-angiotensina e o sistema nervoso simpático são sistemas interativos, que não podem ser vistos como fatores de controle separados. O que tradicionalmente se descreve como *o* sistema renina-angiotensina é, na realidade, um *conjunto* de sistemas renina-angiotensina. Existe um sistema renina-angiotensina circulante sistêmico, bem como sistemas renina-angiotensina específicos em órgãos separados, em muitos tecidos, incluindo o coração, os órgãos sexuais, o cérebro e os rins, porém não limitados a estes. Além disso, o sistema renina-angiotensina circulante está estreitamente envolvido no controle do hormônio esteroide, a aldosterona, e pode ser corretamente denominado SRAA.

Os sistemas renina-angiotensina são sistemas de sinalização de peptídeos que regulam múltiplos processos nos rins e em outros locais do organismo. Eles consistem em um substrato proteico (o angiotensinogênio), a enzima renina que cliva um peptídeo de 10 aminoácidos (angiotensina I) do angiotensinogênio, várias outras enzimas que clivam a angiotensina I em peptídeos menores e, por fim, receptores para os peptídeos que ativam ações celulares quando ocorre ligação. O mais importante desses peptídeos menores é a angiotensina II (AII), um peptídeo de oito aminoácidos. A AII é formada a partir da angiotensina I pela ação da enzima conversora de angiotensina (ECA). A AII é um mediador de múltiplos efeitos nos rins e em outras partes do corpo.

No SRAA circulante, o angiotensinogênio é sintetizado no fígado (Figura 7.3). Os níveis plasmáticos de angiotensinogênio normalmente estão elevados e não se limitam à produção de AII. Além disso, a ECA, que é expressa nas superfícies endoteliais do sistema vascular, em particular dos vasos pulmonares, converte avidamente a maior parte da angiotensina I em AII. Por conseguinte, o principal determinante da AII circulante é a quantidade de renina disponível para formar angiotensina I. Conforme delineado no Capítulo 1 e ilustrado na Figura 7.4, a renina é produzida pelo aparelho justaglomerular (JG). As células secretoras de renina localizam-se no final da arteríola aferente, imediatamente antes do glomérulo, e são designadas como células granulares justaglomerulares (visto que a renina pode ser visualizada como grânulos secretores). A secreção de renina pelas células granulares está sob o controle de três reguladores principais, descritos adiante.

Ações essenciais da angiotensina II

Vasoconstrição – A AII é um potente vasoconstritor que atua sobre a rede vascular de muitos tecidos periféricos, cujo efeito consiste em elevar a pressão arterial. Além disso, provoca vasoconstrição dos vasos tanto corticais quanto medulares nos rins. Isso reduz o FSR total e diminui a TFG, reduzindo, assim, a carga filtrada de sódio. Diversos

```
          ┌──────────────┐              ┌──────────┐
          │     Rim      │              │  Fígado  │
          │ (células JGs)│              └────┬─────┘
          └──────┬───────┘                   │
                 │                           ▼
                 │              ┌──────────────────────┐
                 │              │   Angiotensinogênio  │
                 │              └──────────┬───────────┘
                 ▼                         │
          ┌──────────────┐                 │
          │    Renina    │- - - - - - - - ->
          └──────────────┘                 │
                                           ▼
          ┌──────────────┐      ┌──────────────────────┐
          │    Enzima    │      │    Angiotensina I    │
          │ conversora de│- - ->│   (10 aminoácidos)   │
          │angiotensina  │      └──────────┬───────────┘
          │    (ECA)     │                 │
          └──────────────┘                 ▼
                                ┌──────────────────────┐
                                │   Angiotensina II    │
                                │   (8 aminoácidos)    │
                                └──────────┬───────────┘
                                           │
                                           ▼
                                ┌──────────────────────────┐
                                │ ↑ Reabsorção de sódio    │
                                │ ↑ Vasoconstrição         │
                                │ ↑ Secreção de aldosterona│
                                └──────────────────────────┘
```

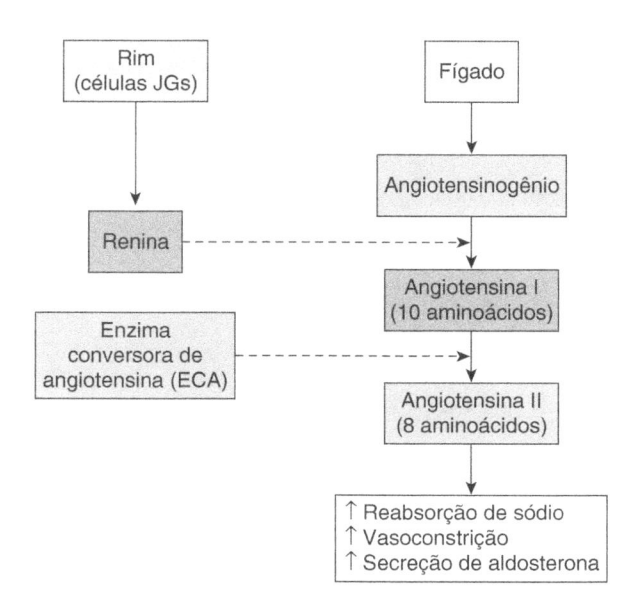

Figura 7.3 Principais componentes do SRAA sistêmico. A renina secretada pelas células granulares dos rins atua sobre o angiotensinogênio do fígado, produzindo angiotensina I. A maior parte da angiotensina I é convertida em angiotensina II (AII) pela enzima conversora de angiotensina (ECA). A AII atua sobre o sistema vascular como vasoconstritor e estimula a produção suprarrenal de aldosterona. A AII atua também dentro dos rins para promover a reabsorção de sódio.

fármacos para o tratamento da hipertensão diminuem a produção de AII (inibidores da ECA) ou bloqueiam os receptores periféricos de AII (ver discussão, mais adiante).

5. **Estimulação da reabsorção tubular de sódio** – A AII estimula a reabsorção de sódio tanto no túbulo proximal quanto no néfron distal. No túbulo proximal, a AII estimula a mesma via de transporte transcelular que a noradrenalina, isto é, o antiportador de sódio/hidrogênio NHE3 na membrana apical e a Na-K-ATPase na membrana basolateral. No túbulo distal e no túbulo conector, ela estimula a atividade de simportadores de sódio/cloreto e canais de sódio (ENaC) que reabsorvem o sódio.

Estimulação do sistema nervoso central (SNC): apetite por sal, sede e impulso simpático – A AII estimula ações comportamentais em resposta à perda de líquido, aumentando o apetite por sal e a sede. Ela atua sobre os órgãos circunventriculares no cérebro, que são descritos mais adiante, neste capítulo. Esses órgãos funcionam como detectores de muitas substâncias no sangue e transferem a informação para várias áreas do cérebro.

> *A AII é um agente de suma importância para preservar o volume sanguíneo e a pressão arterial. Ela estimula diretamente a reabsorção de sódio, estimula a secreção de aldosterona e provoca vasoconstrição geral.*

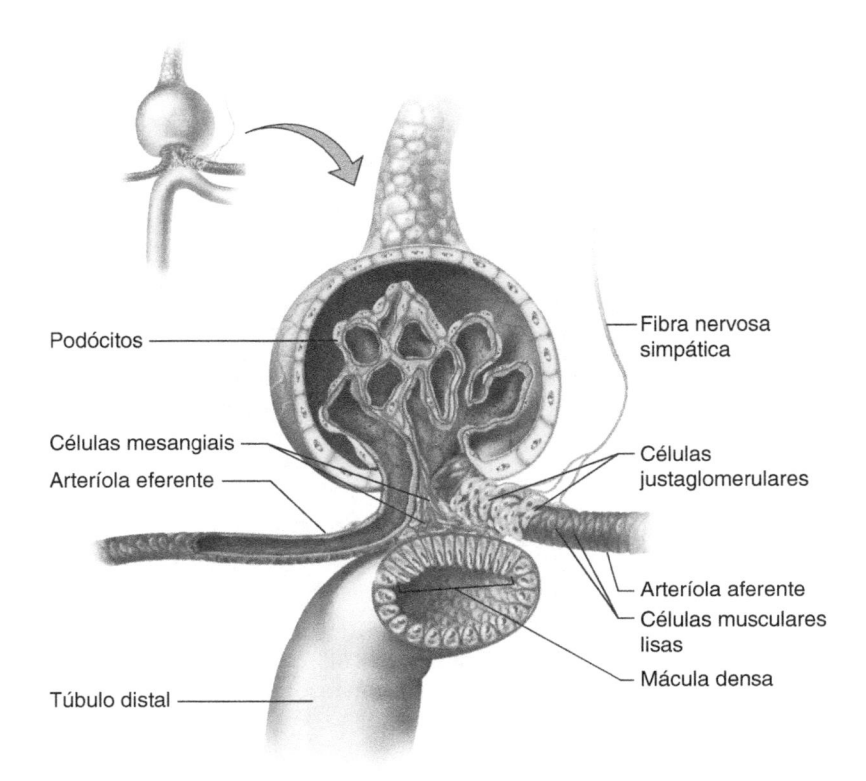

Figura 7.4 Aparelho justaglomerular (JG). É constituído por (1) células justaglomerulares (células granulares), que consistem em células musculares lisas especializadas que circundam a arteríola aferente, (2) células mesangiais extraglomerulares e (3) células da mácula densa, que fazem parte do túbulo. A estreita proximidade desses componentes possibilita a liberação de mediadores químicos de uma célula, que se difundem facilmente para outros componentes. Observe que as células granulares são inervadas por fibras nervosas simpáticas. (Reproduzida, com permissão, de Widmaier EP, Raff H, Strang KT. *Vander's Human Physiology*. 11th ed. McGraw-Hill, 2008).

Em situações de depleção de volume e baixa pressão arterial, quando os níveis circulantes de AII estão elevados, um efeito fundamental, além das ações vasculares e tubulares, consiste em aumentar a sede e o apetite por sal. Essas vias também aumentam o impulso simpático.

Estimulação da secreção de aldosterona – A aldosterona é um importante estimulador da reabsorção de sódio no néfron distal, isto é, regiões do túbulo *além* do túbulo proximal e da alça de Henle. A retenção de sódio estimulada pela aldosterona constitui um sistema efetor vital para a correção de reduções prolongadas do sódio corporal, da pressão arterial e do volume. Iremos focalizar aqui o papel da aldosterona na reabsorção de sódio; todavia, ela exibe muitas outras ações importantes, incluindo estimulação da excreção de potássio e de ácido (ver Capítulos 8 e 9).

Regulação da excreção de sódio e de água 113

O fator fisiológico mais importante no controle da secreção de aldosterona é o nível circulante de AII, que estimula a produção de aldosterona pelo córtex da suprarrenal. Isso leva o néfron distal a aumentar a reabsorção de sódio e, assim, a aumentar o sódio corporal total e o volume sanguíneo para efetuar uma correção prolongada do conteúdo de sódio corporal total e da pressão arterial média.

Os alvos celulares centrais da aldosterona são as células principais no túbulo conector cortical e as células principais no ducto coletor cortical. Uma ação esperada sobre essa porção final do néfron seria a sintonização fina da excreção de sódio, visto que mais de 90% do sódio filtrado já foram reabsorvidos quando o filtrado alcança o sistema de ductos coletores.

A aldosterona, como molécula, é de natureza lipídica o suficiente para atravessar livremente as membranas das células principais; em seguida, liga-se aos receptores de mineralocorticoides no citoplasma. Após ser transportado para o núcleo, o receptor atua como fator de transcrição, promovendo a expressão gênica de proteínas específicas. O efeito dessas proteínas consiste em aumentar a atividade de diversos canais de sódio da membrana luminal (ENaC) e bombas de Na-K-ATPase da membrana basolateral. Assim, os dois principais elementos na reabsorção transcelular de sódio são estimulados (Figura 7.5).

A porcentagem de reabsorção de sódio que depende da influência da aldosterona é de cerca de 2% da carga filtrada. Por conseguinte, mantidos todos os outros fatores constantes, na ausência completa de aldosterona, um indivíduo iria excretar 2%

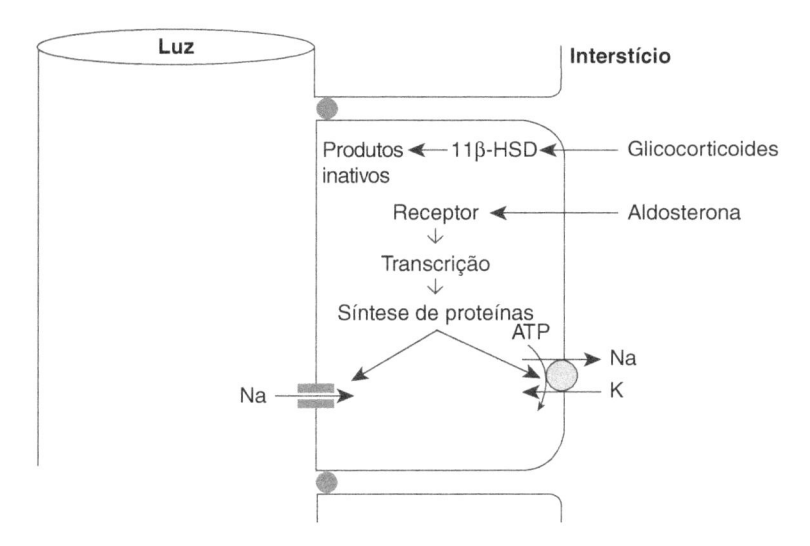

Figura 7.5 Mecanismo de ação da aldosterona. A aldosterona entra nas células principais e interage com receptores citosólicos de aldosterona. Os receptores ligados à aldosterona interagem com o DNA nuclear, promovendo a expressão gênica. Os produtos gênicos induzidos pela aldosterona ativam os canais de sódio na membrana apical e as bombas de sódio na membrana basolateral, provocando aumento da reabsorção de sódio. Os glicocorticoides, como o cortisol, também são capazes de se ligar ao receptor de aldosterona. Entretanto, são inativados pela 11β-hidroxiesteroide-desidrogenase (11β-HSD).

do sódio filtrado, ao passo que, na presença de concentrações plasmáticas elevadas de aldosterona, praticamente não haveria qualquer excreção de sódio. Dois por cento do sódio filtrado podem parecer triviais, porém representam, na realidade, uma quantidade significativa, devido à grande carga de sódio filtrada:

$$\begin{aligned} \text{Na filtrado total/dia} &= \text{TFG} \times \text{Na plasmático} \\ &= 180 \text{ L/dia} \times 140 \text{ mmol/L} \\ &= 25.200 \text{ mmol/dia} \end{aligned} \quad \text{Equação 7.4}$$

Por conseguinte, a aldosterona controla a reabsorção de 0,02 × 25.200 mmol/dia = 504 mmol/dia. Em termos de cloreto de sódio, a forma pela qual a maior parte do sódio é ingerida, isso corresponde ao controle de quase 30 g de NaCl/dia, uma quantidade consideravelmente maior que aquela consumida por um indivíduo de constituição média. Desse modo, por meio do controle da concentração plasmática de aldosterona entre valores mínimos e máximos, a excreção de sódio pode ser finamente ajustada ao aporte, de maneira que o sódio corporal total permaneça constante.

A aldosterona também estimula o transporte de sódio por outros epitélios no corpo, isto é, os ductos das glândulas sudoríparas e salivares e o intestino. O efeito final é o mesmo que aquele exercido sobre os rins: movimento de sódio da luz para o sangue. Assim, a aldosterona é o estimulador da retenção de sódio para todos os propósitos.

A AII produzida pelo SRAA circulante constitui o principal fator estimulador da secreção de aldosterona. Como os níveis de AII são controlados pela renina, isso ressalta a importância da renina no controle da reabsorção de sódio. Tanto a renina quanto a aldosterona apresentam meias-vidas plasmáticas relativamente curtas (~15 minutos), enquanto a meia-vida da AII é muito curta (< 1 minuto). Por conseguinte, a ação prolongada da aldosterona exige a estimulação contínua da secreção de renina.

Embora tenhamos enfatizado a importância da AII como fator estimulador da secreção de aldosterona, existem outros fatores de controle da aldosterona, que também desempenham um papel significativo. Uma complicação na atuação do SRAA é o papel da AII e da aldosterona na excreção de potássio e de ácido. A presença de concentração plasmática elevada de potássio constitui um fator estimulador para a secreção de aldosterona, e a depleção de potássio representa um inibidor, podendo, em alguns casos, contrabalançar o efeito estimulador da AII. Consideraremos esse tópico no Capítulo 8. Os fatores natriuréticos atriais (discutidos adiante) também inibem a secreção de aldosterona.

Com base na discussão precedente, fica claro que a AII é um agente de suma importância para preservar o volume sanguíneo e a pressão arterial. Para isso, a AII retém o sódio, tanto por meio de suas próprias ações e da aldosterona quanto por sua capacidade de provocar vasoconstrição generalizada. As principais ações da AII que levam à retenção de sódio e à elevação da pressão arterial são apresentadas no Quadro 7.1. Iremos descrever sua influência sobre a excreção de potássio no Capítulo 8.

Controle do SRAA circulante – A atividade do SRAA circulante é governada pela quantidade de renina secretada pelas células granulares do aparelho JG.

Existem três principais fatores de controle da secreção de renina. O primeiro fator de controle é o impulso simpático. A noradrenalina liberada por neurônios simpáticos pós-ganglionares atua sobre os receptores β_1-adrenérgicos nas células granulares. Isso ativa uma via mediada pelo monofosfato de adenosina cíclico (AMPc, de *cyclic adenosine*

Quadro 7.1 Ações da angiotensina II que provocam retenção de sódio e, direta ou indiretamente, elevação da pressão arterial

Estimula a reabsorção de sódio no túbulo proximal (NHE e Na-K-ATPase).
Estimula a reabsorção de sódio no túbulo distal (simportador Na-Cl).
Estimula a reabsorção de sódio no túbulo coletor (canais de ENac).
Estimula a constrição da arteríola aferente (diminui a TFG).
Estimula a secreção de aldosterona.
Estimula o fluxo simpático proveniente do SNC.
Estimula a vasoconstrição periférica geral.

monophosphate), que provoca liberação de renina. As células granulares são muito sensíveis à noradrenalina e respondem a baixos níveis de atividade simpática, que pode exercer um efeito direto mínimo sobre a vascularização renal ou o transporte de sódio. Conforme descrito anteriormente, o impulso simpático é altamente influenciado pela retroalimentação detectada por pressões vasculares. A observação de pressões baixas leva a um aumento do impulso simpático para as células granulares e aumento da liberação de renina.

O segundo fator de controle da secreção de renina é a pressão na arteríola aferente. As células granulares não apenas respondem indiretamente a pressões vasculares por meio de estimulação adrenérgica, como também respondem *diretamente* a mudanças na pressão arteriolar aferente. Quando a pressão na arteríola aferente diminui, ocorre aumento na produção de renina. Exceto em casos de bloqueio arterial renal significativo, a pressão na luz arteriolar nas células granulares aproxima-se da pressão arterial sistêmica e modifica-se paralelamente com ela. Como as células granulares respondem à pressão vascular, elas atuam como barorreceptores. De fato, as células granulares são os barorreceptores *intrarrenais* mencionados anteriormente. Embora não sejam neurônios e não tenham uma retroalimentação aferente, são, entretanto, barorreceptores. Considere o que acontece quando a pressão arterial cai. Os barorreceptores intrarrenais (as células granulares) percebem a queda de pressão e aumentam a secreção de renina, simultaneamente, a queda da pressão também é percebida pelos barorreceptores arteriais nas artérias carótidas e na aorta. A queda de sua sinalização aferente possibilita o aumento do impulso simpático pelo centro vasomotor para as células granulares, resultando em enorme estimulação combinada da secreção de renina.

O terceiro fator de controle da liberação de renina origina-se de outro componente do aparelho JG, isto é, a mácula densa. O mecanismo de ação da mácula densa é um tanto complicado, porém fornece um exemplo fascinante de retroalimentação negativa nos sistemas biológicos.

Funções da mácula densa

8 A mácula densa é um sistema de detecção e iniciador de retroalimentação, que ajuda a regular (1) a secreção de renina e (2) a TFG. A regulação da TFG pela mácula densa é denominada *retroalimentação tubuloglomerular* (retroalimentação TG), o que significa do túbulo para o glomérulo. A retroalimentação TG é um componente da autorregulação da TFG descrita no Capítulo 2. Como atuam esses dois sistemas de retroalimentação? A mácula densa está localizada na extremidade da alça de Henle, onde o túbulo passa entre as arteríolas aferente e eferente da cápsula de Bowman. A mácula é capaz de perceber (1) o fluxo e (2) o conteúdo de sal na luz tubular, que constituem o resultado da filtração e da reabsorção dos elementos tubulares precedentes, isto é, percebe "tudo o que foi feito até o momento". O fluxo é percebido por cílios que se projetam das células da mácula densa para a luz tubular. A inclinação dos cílios inicia o processo de sinalização intracelular que leva à liberação de mediadores parácrinos. O cloreto de sódio tubular é percebido por captação por meio de multiportadores Na-K-2Cl, cuja ação modifica as concentrações iônicas dentro das células da mácula densa e também provoca a liberação de mediadores parácrinos. Quando o fluxo tubular e o conteúdo de sódio estão altos, é como se "o corpo tivesse sódio em excesso" e "a TFG fosse alta demais". Os mediadores liberados pela mácula densa reduzem a secreção de renina (possibilitando, assim, uma maior excreção de sódio) e diminuem a TFG (restaurando um nível apropriado da TFG). O mediador imediato é o ATP, que é convertido no meio extracelular em adenosina. Um ou ambos ligam-se a receptores purinérgicos nas células granulares adjacentes. Isso tem o efeito de aumentar o cálcio intracelular e de reduzir a liberação de renina.[1] Por sua vez, a redução da secreção de renina diminui os níveis de AII e possibilita a excreção de maior quantidade do sódio filtrado pelos rins. Simultaneamente, a adenosina liga-se a receptores purinérgicos no músculo liso da arteríola aferente. A elevação subsequente do cálcio nessas células estimula a contração, reduzindo, assim, a pressão e o fluxo através dos capilares glomerulares e diminuindo a TFG.

> A mácula densa atenua as alterações na secreção de renina e na TFG causadas por outros fatores de controle.

O que acontece no caso oposto, isto é, quando o fluxo está baixo e o conteúdo de sal que flui pela mácula densa também é baixo? Nesse caso, "o corpo tem pouco sódio" e "a TFG é baixa demais". Essa situação inicia a liberação de mediadores diferentes, especificamente prostaglandinas (p. ex., PGE_2) e óxido nítrico (NO). Nas células granulares, as prostaglandinas estimulam ou prolongam o tempo de sobrevida do AMPc, estimulando, dessa maneira, a liberação de renina. O SRAA agora ativado diminui a excreção de sódio. Na arteríola aferente, o NO é um dilatador do músculo liso. O efeito consiste em aumentar o fluxo e elevar a pressão nos capilares glomerulares, com restauração da TFG para um nível apropriado. O mecanismo de ação da mácula densa no controle do SRAA por retroalimentação e autorregulação da TFG é mostrado na Figura 7.6.

O mecanismo de retroalimentação TG ajuda a autorregular a TFG nos néfrons individuais, mantendo a filtração dentro de uma faixa aceitável e, ao mesmo tempo, permitindo que outros fatores de controle modifiquem a quantidade de sódio filtrado que é reabsorvida. A retroalimentação TG não inicia alterações globais na TFG nem as impede; na verdade, *atenua* alterações que se originam de outros sistemas de sinalização, como, por exemplo, controle simpático, de modo que a TFG não varie "demais".

---

[1] Na maioria dos processos secretores, por exemplo, nos terminais nervosos, a secreção de materiais armazenados em grânulos secretores é estimulada por uma elevação do cálcio intracelular. Todavia, nas células granulares, o cálcio inibe a secreção.

Condição percebida pela mácula densa	Mediadores liberados pela mácula densa	Ações
↑ Fluxo, ↑ aporte de Na⁺	ATP (adenosina)	↓ TFG, mantém a carga filtrada normal ↓ Secreção de renina, possibilita maior excreção de Na⁺
↓ Fluxo, ↓ aporte de Na⁺	NO, prostaglandinas	↑ TFG, mantém a carga filtrada normal ↑ Secreção de renina, conserva o Na⁺ corporal

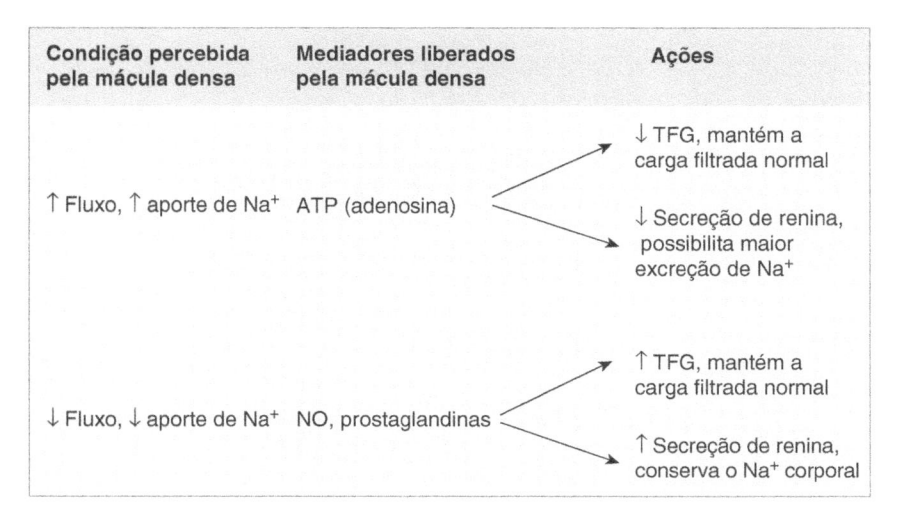

Figura 7.6 Controle de retroalimentação pela mácula densa. A mácula densa, localizada na extremidade da alça de Henle, percebe tanto o fluxo quanto o aporte de sódio. Em resposta, ela modula dois processos diferentes em paralelo. Em primeiro lugar, a retroalimentação TG, que é um componente da autorregulação da TFG, atenua alterações da TFG causadas por outros sinais, mantendo, assim, a TFG dentro de uma faixa estreita. Em segundo lugar, a modulação da secreção de renina ajuda a manter o sódio corporal total e, portanto, a carga filtrada em um nível aceitável.

É preciso ter em mente que mudanças na TFG afetam não apenas o sódio, mas também todas as outras substâncias filtradas, e os rins precisam manter uma filtração apropriada para evitar efeitos deletérios sobre a excreção dessas outras substâncias.

Por fim, as descrições do SRAA focalizam naturalmente sua ativação e a estimulação subsequente da reabsorção de sódio. Isso se deve ao fato de a retenção de sódio ser crucial durante emergências hipovolêmicas e em circunstâncias inusitadas, quando o sódio dietético não é abundante. Entretanto, com dietas ocidentais típicas, o conteúdo de sal das refeições costuma ser excessivo, sendo de suma importância que os rins excretem prontamente as cargas de sal. A principal maneira de efetuar essa excreção consiste em diminuir a atividade do SRAA. A Figura 7.7 fornece um resumo do controle da secreção de renina.

Modulação da excreção de sódio: dopamina

Os principais reguladores descritos nas seções precedentes, isto é, o impulso simpático, a AII e a aldosterona, atuam, todos eles, para aumentar a reabsorção de sódio. Outro regulador importante é a dopamina, porém sua ação é diferente – ou seja, ela *inibe* a reabsorção de sódio. A dopamina em geral é conhecida como neurotransmissor no SNC, que participa de múltiplas funções, incluindo o controle dos movimentos corporais. A dopamina que atua nos rins não é liberada de neurônios; na verdade, é sintetizada nas células tubulares proximais a partir do precursor L-DOPA (a mesma substância empregada no tratamento do Parkinsonismo). A L-DOPA é captada a partir da circulação renal e do filtrado glomerular e convertida em dopamina no epitélio do túbulo proximal; em seguida, é liberada para atuar de maneira parácrina nas

118 Capítulo 7

```
       Diminuição da pressão
       da arteríola aferente
                │
                + 
                ↓
Neurônios  +  Células granulares  ±   Mácula
simpáticos →     (JG)            ←    densa
                │
                ↓
              Renina
                │
                ↓
          Angiotensina II
```

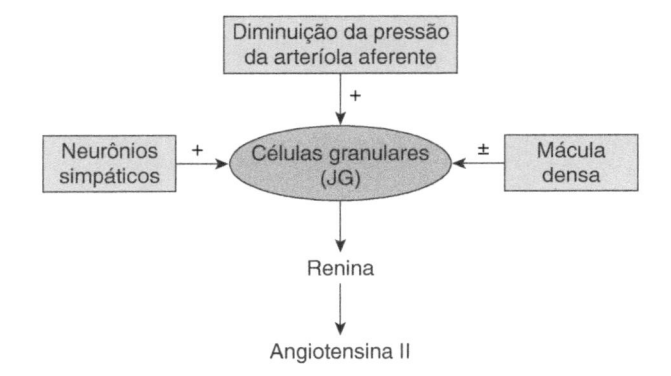

Figura 7.7 Controle da secreção de renina. Tanto a estimulação simpática quanto a diminuição da pressão da arteríola aferente estimulam a secreção de renina. Os agentes parácrinos liberados pela mácula densa estimulam ou inibem a liberação de renina, dependendo das circunstâncias, conforme discutido no texto.

células adjacentes. Embora a via de sinalização ainda não esteja bem esclarecida, sabe-se que aumentos no aporte de sódio levam à produção aumentada de dopamina intrarrenal. A dopamina tem duas ações, ambas reduzem a reabsorção de sódio. Em primeiro lugar, a dopamina provoca retração dos antiportadores NHE e das bombas de Na-K-ATPase em vesículas intracelulares, reduzindo, dessa maneira, a reabsorção transcelular de sódio. Em segundo lugar, diminui a expressão de receptores de AII, reduzindo, portanto, a capacidade da AII de estimular a reabsorção de sódio. Por conseguinte, a dopamina, em associação com o impulso simpático e o SRAA, compreende um verdadeiro sistema estabilizador que exerce controle bidirecional sobre a reabsorção de sódio.

Outros reguladores e influências sobre a excreção de sódio

As mudanças na TFG, no impulso simpático, no SRAA e na dopamina constituem a maneira mais importante de regular a excreção de sódio. Como deve ficar bem claro a partir da discussão precedente, esses processos influenciam-se uns aos outros, produzindo uma taxa final de excreção de sódio que atende os objetivos delineados no início deste capítulo. Existem ainda muitos outros sinais e processos que contribuem para a regulação, alguns dos quais são apresentados adiante.

HORMÔNIO ANTIDIURÉTICO

O papel do ADH foi descrito previamente no processo de regulação da reabsorção de água no sistema de ductos coletores, sendo considerado novamente mais adiante neste capítulo. O ADH também desempenha um papel direto na regulação da excreção de sódio. Quando o ADH se liga aos receptores V2 nas células tubulares, ele aumenta a produção de AMPc. Isso resulta em aumento na atividade do multiportador NKCC no ramo ascendente espesso e em aumento dos canais de sódio (ENaC) nas células principais do néfron distal, aumentando, dessa maneira, a captação de sódio, que, em ambas as regiões, é ativamente transportado no interstício pela Na-K-ATPase. É interessante assinalar que, no néfron distal, o mecanismo prossegue, não apenas pelo movimento de ENaC dentro da membrana, mas também por diminuição de sua remoção e degradação. Conforme mencionado no Capítulo 4, as proteínas de transporte têm um tempo de sobrevida determinado nas membranas antes de sofrerem degradação. Um processo que retarda a degradação de uma proteína de transporte tem o mesmo efeito de um aumento na expressão e na inserção da proteína.

EQUILÍBRIO GLOMERULOTUBULAR

O equilíbrio glomerulotubular (que não deve ser confundido com a retroalimentação TG, descrita anteriormente) refere-se ao fenômeno pelo qual a reabsorção de sódio no túbulo proximal varia paralelamente com a carga filtrada, de modo que cerca de dois terços do sódio filtrado são reabsorvidos, mesmo quando a TFG varia. Como exemplo, vamos considerar o que acontece quando a TFG aumenta 20%. A carga filtrada aumenta 20%, porém a quantidade absoluta de sódio reabsorvido também aumenta 20%, e a reabsorção fracional continua sendo de dois terços. Observe que, embora dois terços da carga filtrada maior sejam reabsorvidos, o um terço remanescente da carga filtrada maior *não* é reabsorvido, e a TFG aumentada continua aumentando a quantidade absoluta de sódio que passa para os elementos situados depois do túbulo proximal. O mecanismo pelo qual a reabsorção varia com a carga filtrada parece consistir em mecanotransdução pelas microvilosidades presentes na superfície apical das células tubulares proximais, um processo semelhante, em princípio, à mecanotransdução pelos cílios principais na mácula densa. À medida que o fluxo se modifica, a quantidade de inclinação das microvilosidades muda, e isso é transformado por mecanismos celulares em alterações do transporte. É preciso ter em mente que o valor de dois terços é apenas uma aproximação. Os vários fatores de controle da excreção de sódio que atuam no túbulo proximal ainda estão funcionando. Em outras palavras, algumas vezes ocorre reabsorção exatamente de dois terços da carga filtrada. Outras vezes, a reabsorção pode ser um pouco maior ou menor.

NATRIURESE PRESSÓRICA E DIURESE PRESSÓRICA

Como os rins respondem à pressão arterial, existem situações nas quais a elevação dessa pressão pode levar diretamente a um aumento na excreção de sódio, em particular quando o corpo contém líquido em excesso. Esse fenômeno é denominado natriurese pressórica, e, como a natriurese costuma ser acompanhada de água (ver discussão mais adiante), com frequência é denominada diurese pressórica. Trata-se de um fenômeno intrarrenal, que não exige sinalização externa. Entretanto, sinais externos normalmente se superpõem à natriurese pressórica, como ocorre, por exemplo, no exercício aeróbico, quando a pressão arterial está ligeiramente elevada, porém a excreção de sódio está diminuída. Além disso, uma causa comum de hipertensão é a patologia renal, que ativa de modo inapropriado o SRA intrarrenal. Nesses casos, a pressão arterial elevada não consegue aumentar a excreção de sódio.

PEPTÍDEOS NATRIURÉTICOS

Vários tecidos no corpo sintetizam membros de uma família de hormônios, denominados *peptídeos natriuréticos*, assim designados por sua capacidade de promover a excreção de sódio na urina. Entre eles, destacam-se o peptídeo natriurético atrial (PNA) e o peptídeo natriurético cerebral (PNC), assim designado por ter sido inicialmente descoberto no cérebro. A principal fonte de ambos os peptídeos natriuréticos é o coração. Os peptídeos natriuréticos possuem ações tanto vasculares quanto tubulares. Eles relaxam a arteríola aferente, promovendo, dessa maneira, um aumento da filtração, e atuam em diversos locais no túbulo. Além disso, inibem a liberação de renina, inibem as ações da AII que normalmente promovem a reabsorção de sódio e atuam no ducto coletor medular para inibir a reabsorção de sódio. O principal estímulo para o aumento da secreção de peptídeos natriuréticos é a distensão dos átrios, que ocorre durante a expansão do volume plasmático. É provável que isso constitua o estímulo para o aumento dos peptídeos natriuréticos que ocorre em indivíduos com dieta rica em sal. Embora muitos especialistas assumam que esses peptídeos desempenham algum papel fisiológico na regulação da excreção de sódio, nesta ou em outras situações em que há expansão do volume plasmático, atualmente não é possível quantificar de modo preciso sua contribuição, embora certamente seja menor que a da aldosterona. Esses peptídeos estão muito elevados em pacientes com insuficiência cardíaca e podem atuar como indicadores diagnósticos.

Resumo do controle da excreção de sódio

A excreção de sódio é controlada por um conjunto de sistemas de controle interatuantes, relacionados com o sistema CV, dos quais os mais importantes são o estímulo simpático, o SRAA e a dopamina (Figura 7.8). Alguns fatores de controle aumentam a excreção de sódio, enquanto outros a diminuem. A sinalização intrarrenal é bidirecional. O principal objetivo do controle é preservar uma massa total de sódio no líquido extracelular capaz de manter um conteúdo osmótico apropriado para o sistema CV. Os sistemas de detecção importantes incluem barorreceptores em várias localizações e células do SNC, que detectam a concentração de sódio. Os barorreceptores neurais respondem às pressões existentes no sistema arterial e no coração e circuito pulmonar, fornecendo, assim, informações a respeito do volume, enquanto os barorreceptores intrarrenais fornecem

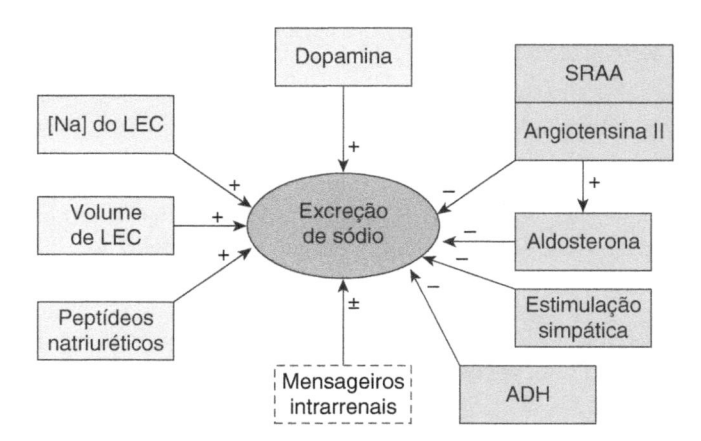

Figura 7.8 Principais fatores de controle da excreção de sódio. Aumentos nos fatores de controle situados à esquerda aumentam a excreção de sódio, enquanto aumentos nos fatores de controle situados à direita inibem sua excreção. Uma importante maneira de aumentar a excreção de sódio consiste em reduzir a atividade dos fatores de controle que estimulam a reabsorção de sódio, em particular o SRAA. Os controles intrarrenais estimulam e também inibem a excreção de sódio.

informações adicionais acerca da pressão arterial. Os sistemas de controle alteram a resistência vascular e a atividade das proteínas de transporte renais. Embora alterações da TFG contribuam para a regulação da excreção de sódio, as mudanças nas taxas de reabsorção de sódio são mais importantes. Os déficits de sódio produzem respostas acentuadas para conservar o sódio, principalmente ao intensificarem os processos reabsortivos tubulares em todos os segmentos do néfron. O excesso de sódio é excretado em especial pela redução da reabsorção tubular. Em todas as circunstâncias, mesmo em caso de excesso considerável de sódio na alimentação, a maior parte do sódio filtrado (mais de 98%) sofre reabsorção; entretanto, devido à filtração dessa grande quantidade de sódio, até mesmo pequenos ajustes na reabsorção resultam em alterações cumulativas pronunciadas do sódio corporal total.

CONTROLE DA EXCREÇÃO DE ÁGUA

A excreção de água, à semelhança da excreção de sódio, é regulada em parceria com o sistema CV. Os principais objetivos na regulação da excreção de sal e de água são (1) preservar o volume vascular e (2) manter a osmolalidade plasmática em um nível que seja saudável para as células teciduais. Os principais fatores que regulam a excreção de água estão relacionados, de modo não surpreendente, com a osmolalidade e o volume.

Em termos quantitativos, a excreção renal de água é determinada por dois valores: (1) a quantidade de soluto na urina e (2) a osmolalidade da urina.

$$\text{Excreção urinária de água} = \frac{\text{excreção urinária de soluto}}{\text{osmolalidade da urina}} \qquad \text{Equação 7.5}$$

O soluto excretado consiste, em sua maior parte, em produtos de degradação orgânicos e eletrólitos em excesso. Em determinado estado metabólico, a taxa de excreção de produtos de degradação orgânicos é mais ou menos constante e não é alterada com a finalidade de controlar a excreção de água. A excreção de eletrólitos é altamente regulada, porém mais para alcançar um equilíbrio de substâncias individuais, como sódio e potássio, do que para controlar a excreção de água propriamente dita. Tendo em vista a acentuada variabilidade da excreção de solutos, a principal maneira de controlar a excreção de água, em circunstâncias normais, é controlar a osmolalidade da urina. Em outras palavras, tendo em vista que certa quantidade de soluto é excretada, o corpo irá controlar a quantidade de água que acompanha esses solutos por meio do controle da osmolalidade urinária.

Quando o corpo excreta uma urina que é mais diluída do que o plasma (osmolalidade abaixo de 285 mOsm/kg de H_2O), o organismo excreta "água livre" (como se fosse acrescentar água pura a uma urina isosmótica). Em contrapartida, quando a urina excretada é mais concentrada do que o plasma, ocorre excreção de "água livre negativa". É como se o corpo tivesse recuperado água pura de uma urina isosmótica.

Conforme já discutido no Capítulo 6, os rins geram inicialmente um líquido tubular hiposmótico na alça de Henle. Em seguida, à medida que o líquido subsequentemente flui através do sistema de ductos coletores, quantidades variáveis de água são reabsorvidas ao permitirem que o líquido tubular se equilibre, em graus variáveis, com o interstício circundante. A osmolalidade final e, portanto, o volume final dependem da osmolalidade medular máxima e do grau com que a osmolalidade tubular se aproxima desse valor. Sabemos também que o equilibro com o interstício é uma função da permeabilidade à água nos ductos coletores, sob o controle do ADH. Por conseguinte, a regulação da excreção de água, que é *independente* da excreção de solutos, está focalizada no controle da secreção de ADH.

O ADH (também denominado arginina vasopressina, em virtude de seu papel como vasoconstritor) é um pequeno peptídeo (nove aminoácidos) sintetizado por neurônios no hipotálamo. Os corpos celulares estão localizados nos núcleos supraópticos e paraventriculares do hipotálamo. Os axônios estendem-se para baixo até a neuro-hipófise, a partir da qual o ADH é liberado no sangue. Normalmente, observa-se uma taxa moderada de secreção de ADH, possibilitando uma reabsorção considerável de água nos ductos coletores renais e resultando em uma urina mais concentrada do que o plasma. A secreção de ADH pode aumentar ou diminuir em relação a esse nível, proporcionando ao sistema de controle uma responsividade bidirecional. Como os ductos coletores são muitos sensíveis ao ADH, isso possibilita ao organismo controlar a taxa de excreção de água dentro de uma faixa muito ampla. Existem muitas fontes de impulsos simpáticos para os neurônios secretores de ADH. Os sinais mais importantes originam-se em osmorreceptores e em barorreceptores CVs.

> *A excreção de água varia proporcionalmente à excreção de solutos e inversamente com a osmolalidade da urina.*

Controle da secreção de hormônio antidiurético por osmorreceptores

11 A osmolalidade plasmática é uma das variáveis mais rigorosamente reguladas no organismo, sendo estabelecida principalmente pela razão entre sódio do LEC (com seus ânions associados) e água. Outros solutos (p. ex., glicose e potássio) podem ter alguma contribuição, porém esses outros solutos são regulados por mecanismos diferentes da osmolalidade plasmática. Por conseguinte, exceto em circunstâncias incomuns, como hiperglicemia grave, as variações da osmolalidade plasmática refletem, em sua maior parte, variações da concentração de sódio. Se o corpo mantiver as entradas e as saídas de sódio e de água em estreita igualdade, a osmolalidade irá permanecer constante. Todavia, as entradas com frequência *não* correspondem às saídas. O principal efeito de ganhar ou perder água ou sal sem uma mudança correspondente no outro consiste em uma alteração na osmolalidade dos líquidos corporais. Quando a osmolalidade se desvia do normal, reflexos poderosos passam a atuar para modificar a secreção de ADH e, portanto, alterar a excreção de água.

Os principais receptores que iniciam os reflexos que controlam a secreção de ADH são os *osmorreceptores*, que são neurônios que respondem a mudanças da osmolalidade. Os osmorreceptores estão localizados, em sua maioria, nos tecidos que circundam o terceiro ventrículo cerebral. Esses tecidos, com aqueles que circundam o quarto ventrículo, são conhecidos, em seu conjunto, como *órgãos circunventriculares*. Embora a maioria do tecido cerebral seja separada do contato direto com substâncias presentes no sangue em virtude da impermeabilidade do endotélio vascular, os órgãos circunventriculares contêm capilares fenestrados. As fenestrações possibilitam um rápido ajuste da composição intersticial local quando ocorrem mudanças na composição do plasma. Os osmorreceptores sofrem constrição e distensão em resposta a mudanças na osmolalidade local. Isso afeta a atividade dos canais sensíveis ao estiramento em suas membranas, e essas alterações osmóticas são transduzidas em sinais elétricos. As células hipotalâmicas que sintetizam ADH recebem impulsos sinápticos dos osmorreceptores nos órgãos circunventriculares. Por meio dessas conexões, um aumento da osmolalidade irá aumentar a taxa de secreção de ADH. Por sua vez, isso provoca aumento da permeabilidade dos ductos coletores à água, a reabsorção de água aumenta, e ocorre excreção de um pequeno volume de urina concentrada (hiperosmótica). Dessa maneira, uma quantidade de água filtrada relativamente menor do que de soluto é excretada, o que diminui a osmolalidade dos líquidos corporais para sua faixa normal. Já a diminuição da osmolalidade inibe a secreção de ADH. Por exemplo, quando um indivíduo bebe água pura, o excesso de água diminui a osmolalidade dos líquidos corporais, o que inibe a secreção de ADH. Em consequência, a permeabilidade dos ductos coletores à água torna-se baixa, ocorre reabsorção de pouca água por esses segmentos, e há excreção de um grande volume de urina diluída (hiposmótica). Dessa maneira, a água em excesso é rapidamente eliminada, e a osmolalidade do plasma aumenta (Figura 7.9).

> Os osmorreceptores nos tecidos que circundam os ventrículos cerebrais estimulam a secreção de ADH quando a osmolalidade aumenta.

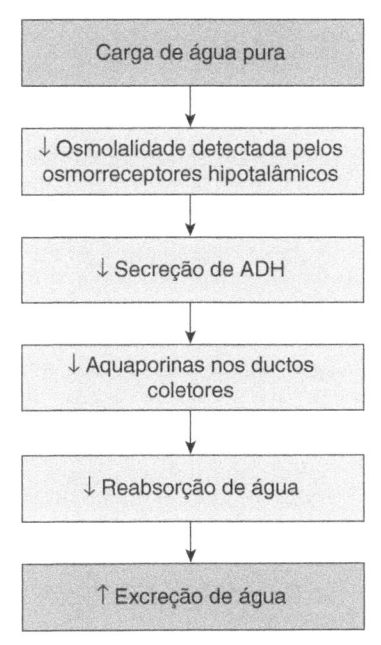

Figura 7.9 Mecanismo para o aumento da excreção de água em resposta a uma carga de água pura. A diminuição da osmolalidade plasmática leva, por meio dos osmorreceptores, a uma redução da secreção de ADH (vasopressina), o que, por sua vez, causa uma diminuição da reabsorção de água nos ductos coletores e excreção de maiores quantidades de água.

Anteriormente, mencionamos a existência de células gliais específicas detectoras de sódio localizadas nos órgãos circunventriculares, bem como neurônios hipotalâmicos que contêm canais de Na_x. A quantidade de ADH que é secretada em determinado nível de osmolalidade plasmática é modulada por informações sobre a concentração de sódio, que são detectadas nessas células. Na maior parte do tempo, a influência das células detectoras de sódio e dos osmorreceptores sobre a secreção de ADH é sinérgica (i.e., tanto a concentração elevada de sódio quanto a osmolalidade alta estimulam o ADH).

O sistema de osmorreceptores e ADH é muito sensível e responde a uma mudança de osmolalidade de apenas 1 ou 2 mOsm/kg. Entretanto, as perturbações comuns com frequência são maiores do que isso. Por exemplo, se um indivíduo de 70 kg ingerir 1 L de água pura, a osmolalidade do LEC é reduzida em cerca de 7 mOsm/kg. E a prática de atividade física por várias horas em um dia quente pode aumentar a osmolalidade do LEC em 10 mOsm/kg ou mais. Essas perturbações rotineiras resultam em respostas poderosas do ADH, que permanecem ativas até que a osmolalidade retorne a seu valor anterior. O ADH tem uma meia-vida plasmática de apenas alguns minutos, de modo que a estimulação prolongada da permeabilidade à água nos rins exige uma estimulação contínua dos neurônios secretores de ADH.

Controle da secreção de hormônio antidiurético por barorreceptores

Existe outra influência importante sobre a secreção de ADH. Essa influência tem sua origem nos barorreceptores sistêmicos (os mesmos que influenciam o impulso simpático para os rins). Uma redução do volume extracelular ou uma acentuada diminuição da pressão arterial ativam de modo reflexo um aumento na secreção de ADH. A resposta é mediada por vias neuronais que se originam nos barorreceptores cardiopulmonares e, se houver redução da pressão arterial, nos barorreceptores arteriais.

A diminuição das pressões CVs provoca menos descarga pelos barorreceptores, o que alivia a inibição das vias estimuladoras e resulta em maior secreção de ADH. Com efeito, as baixas pressões CVs são interpretadas como baixo volume, e a resposta de aumento do ADH serve apropriadamente para minimizar a perda de água (Figura 7.10). Em contrapartida, os barorreceptores são estimulados por um aumento das pressões CVs, que é interpretado como excesso de volume, causando a inibição da secreção de ADH. A diminuição do ADH resulta em reabsorção diminuída de água nos ductos coletores e em maior excreção. O valor adaptativo desses reflexos barorreceptores consiste em ajudar a estabilizar o volume de LEC e, portanto, a pressão arterial.

Existe um segundo valor adaptativo para esse reflexo: grandes reduções do volume plasmático, como as que podem ocorrer depois de uma hemorragia grave, resultam em altas concentrações de ADH – muito mais altas do que aquelas necessárias para produzir antidiurese máxima –, de modo que o hormônio é capaz de exercer efeitos vasoconstritores diretos sobre o músculo liso arteriolar. O resultado consiste em aumento da resistência periférica total, o que ajuda a restaurar a pressão arterial independentemente da recuperação mais lenta do volume de líquidos corporais. As arteríolas renais e as células mesangiais também participam nessa resposta constritora, de modo que uma concentração plasmática elevada de ADH, separada de seu efeito sobre a permeabilidade à água e a reabsorção de sódio no néfron distal, promove a retenção tanto de sódio quanto de água ao reduzir a TFG.

Regulação da excreção de sódio e de água

```
↓ Volume de LEC
       ↓
↓ Pressão detectada pelos baror-
receptores atriais e pulmonares
       ↓
↑ Secreção de ADH
       ↓
↑ Aquaporinas nos ductos
coletores
       ↓
↑ Reabsorção de água
       ↓
↓ Excreção de água
```

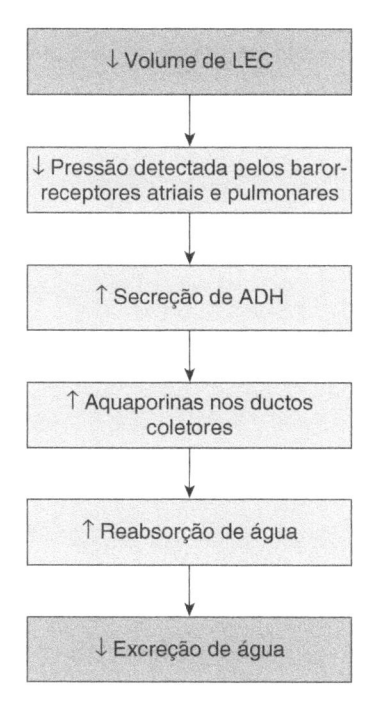

Figura 7.10 Diminuição da excreção de água em resposta a uma redução do volume plasmático. A presença de pressão baixa é percebida pelos barorreceptores neurais. A descarga diminuída desses barorreceptores remove a inibição das células hipotalâmicas, cujos axônios liberam ADH (vasopressina) da neuro-hipófise. O aumento subsequente do ADH aumenta a reabsorção de água nos ductos coletores e ajuda a preservar o volume existente.

Descrevemos duas vias aferentes importantes e diferentes que controlam as células hipotalâmicas secretoras de ADH: uma dos barorreceptores e a outra dos osmorreceptores. Por conseguinte, essas células hipotalâmicas são verdadeiros elementos de integração, cuja atividade é determinada pela estimulação simpática total. Assim, um aumento simultâneo do volume plasmático e redução da osmolalidade dos líquidos corporais causam forte inibição da secreção de ADH. Em contrapartida, uma diminuição simultânea do volume plasmático e aumento da osmolalidade produzem uma estimulação muito acentuada da secreção de ADH. Entretanto, o que acontece quando os impulsos dos barorreceptores e dos osmorreceptores são opostos entre si (p. ex., quando tanto o volume plasmático quanto a osmolalidade estão diminuídos)? Em geral, devido à alta sensibilidade dos osmorreceptores, sua influência predomina sobre a dos barorreceptores quando alterações da osmolalidade e do volume plasmático são pequenas a moderadas. Entretanto, uma redução perigosa do volume plasmático irá dominar em relação a uma redução da osmolalidade dos líquidos corporais em sua influência sobre a secreção de ADH; nessas condições, ocorre maior retenção de água do que de solutos, embora os líquidos corporais se tornem hiposmóticos (pela mesma razão, a concentração plasmática de sódio diminui). Em essência, quando o volume sanguíneo alcança um baixo nível que comporta risco à vida, é

```
                    ┌─────────────────────┐
                    │ Sudorese intensa (perda│
                    │ de líquido hiposmótico)│
                    └──────────┬──────────┘
                ┌──────────────┴──────────────┐
                ▼                             ▼
    ┌───────────────────┐         ┌───────────────────────┐
    │ ↓ Volume de LEC   │         │ ↑ Osmolalidade plasmática│
    └─────────┬─────────┘         └───────────┬───────────┘
              ▼                               ▼
    ┌───────────────────┐             ┌───────────────┐
    │ Ativação do SRAA  │             │    ↑ ADH      │
    └─────────┬─────────┘             └───────┬───────┘
              ▼                               │
    ┌───────────────────┐                     │
    │ ↑ AII e aldosterona│                    │
    └─────────┬─────────┘                     │
              ▼                               ▼
    ┌───────────────────┐         ┌───────────────────────┐
    │ ↑ Reabsorção de sódio├─────▶│ ↑ Reabsorção de água  │
    └───────────────────┘         └───────────────────────┘
```

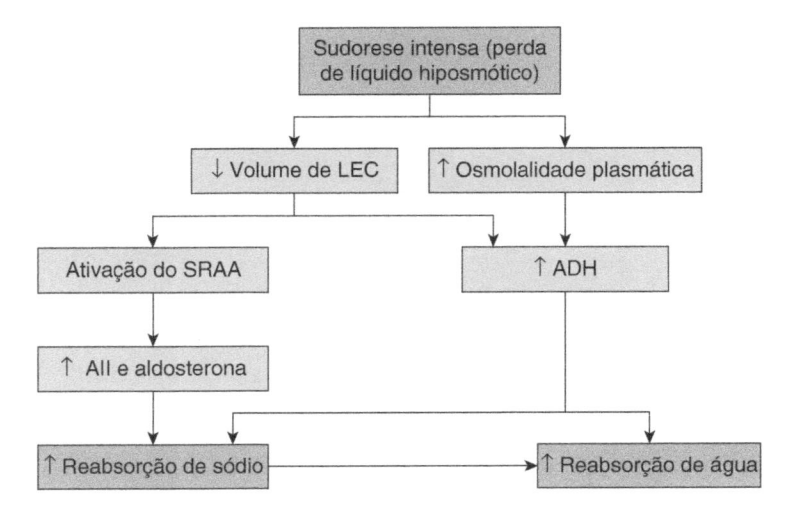

Figura 7.11 Resposta coordenada à sudorese intensa. A secreção das glândulas sudoríparas produz um líquido hiposmótico, de modo que os líquidos corporais remanescentes apresentam uma redução de volume e são ligeiramente hiperosmóticos. Uma combinação de diminuição do volume de LEC e aumento da osmolalidade plasmática ativa reflexos que preservam tanto o sal quanto a água.

mais importante para o corpo preservar o volume vascular e, assim, assegurar um débito cardíaco adequado do que preservar uma osmolalidade normal.

As células que sintetizam ADH no hipotálamo também recebem impulsos sinápticos de muitas outras áreas do cérebro. Assim, a secreção de ADH e, portanto, o fluxo urinário podem ser alterados pela dor, pelo medo e por uma variedade de outros fatores, incluindo substâncias, como o álcool, que inibem a liberação de ADH. Entretanto, essa complexidade não deve obscurecer a generalização de que a secreção de ADH é determinada principalmente, a longo prazo, pelo estado de osmolalidade dos líquidos corporais e volume plasmático.

A Figura 7.11 mostra os principais fatores conhecidos que controlam a excreção renal de sódio e de água em resposta à sudorese intensa. O suor é principalmente uma solução de sal hiposmótica. Por conseguinte, a sudorese provoca uma redução do volume de LEC e um aumento da osmolalidade dos líquidos corporais. Isso ativa fortemente o SRAA e a secreção de ADH, resultando em aumento da reabsorção de sódio e de água. Essas respostas interagem entre si. Em primeiro lugar, os níveis elevados de ADH ajudam na reabsorção de sódio. Em segundo lugar, a redução da excreção de sódio diminui a carga osmótica na urina, o que obriga a água a acompanhá-la.

SEDE E APETITE POR SAL

Os déficits de sal e de água não podem ser corrigidos pela conservação renal, e a ingestão constitui o mecanismo compensatório fundamental. A sensação subjetiva de sede, que leva a pessoa a obter e a ingerir água, é estimulada tanto pela redução do volume plasmático quanto pelo aumento da osmolalidade dos líquidos corporais. A importância adaptativa de ambos é, por si só, evidente. Observe que estas são precisamente as mesmas alterações que estimulam a produção de ADH, e os receptores – osmorreceptores e as células nervosas que respondem aos barorreceptores CVs –, que iniciam os reflexos de controle do ADH estão próximos aos que iniciam a sede. Entretanto, a resposta de sede é significativamente menos sensível do que a resposta do ADH.

Existem também outras vias que controlam a sede. Por exemplo, o ressecamento da boca e da garganta provoca sede intensa, que é aliviada pelo simples umedecimento dessas regiões. Além disso, quando animais como o camelo (e seres humanos, em menor grau) sofrem desidratação profunda, eles rapidamente bebem apenas a quantidade suficiente de água para repor as perdas anteriores e, em seguida, param. O que é admirável é que, quando param, a água ainda não teve tempo de ser absorvida do trato gastrintestinal para o sangue. Ocorreu algum tipo de medição do aporte de água pelo trato gastrintestinal, porém sua natureza continua sendo um mistério. Os aferentes neurais da faringe e do trato gastrintestinal superior provavelmente estejam envolvidos.

Insuficiência cardíaca congestiva e hipertensão: Patologias cardiovasculares que envolvem os rins

Concluímos este capítulo com uma breve descrição da insuficiência cardíaca congestiva e da hipertensão, duas patologias muito comuns, particularmente na população geriátrica. Ambas envolvem, de maneira direta ou indireta, os rins e ilustram as conexões entre os sistemas renal e CV, não apenas em suas funções normais, mas também na patologia. Isso é demonstrado pelo fato de que os principais tratamentos para ambas as patologias fazem uso de fármacos que alteram a função renal. Na insuficiência cardíaca congestiva e na maioria dos casos de hipertensão, a função prejudicada reside em *sinalização* inadequada para os rins, mais do que em uma patologia dos mecanismos de transporte renal em si.

Ocorre insuficiência cardíaca congestiva quando há enfraquecimento do músculo cardíaco (por qualquer uma de várias razões), e o coração passa a ser menos efetivo como bomba. Ele não consegue aumentar o débito cardíaco para suprir as demandas do exercício e, o que é mais importante, só consegue proporcionar um débito cardíaco em repouso adequado na presença de estímulo neuro-humoral excessivo (algo como um carro cujo motor só consegue manter a velocidade quando o acelerador é pressionado até o fundo). O estímulo neuro-humoral caracteriza-se por altos níveis de renina, AII, aldosterona, catecolaminas e ADH. Esses sinais estimulam o coração e fazem os rins reterem sódio e água, o que, em princípio, deve ajudar o coração ao elevar as pressões de enchimento. Todavia, o aumento do volume de líquido leva ao edema dos pulmões e, posteriormente, edema dos tecidos periféricos, razão pela qual a condição é denominada insuficiência cardíaca *congestiva*. Devido ao alto volume de líquido, as pressões atriais percebidas pelos barorreceptores cardiopulmonares são altas. As pressões atriais elevadas devem levar a uma diminuição da secreção de ADH e redução do estímulo simpático para os rins.[1] Em vez disso, há aumento da atividade simpática e do ADH, e os rins operam em um novo ponto de ajuste, em que a excreção normal de sódio e

---

[1] Diferentemente das pressões atriais que são altas, a pressão *arterial* costuma estar dentro da faixa normal, e a insuficiência cardíaca não pode ser diagnosticada com base na pressão arterial.

de água só ocorre se houver um volume excessivo de líquido corporal. Além disso, a concentração plasmática de sódio cai, produzindo hiponatremia, visto que a retenção de água é maior que a de sódio. Se o volume de líquido for de algum modo restaurado a níveis normais, a excreção renal de sódio cai para valores muito baixos. Outra característica da insuficiência cardíaca congestiva é a presença de níveis elevados de peptídeos natriuréticos. Trata-se de uma resposta apropriada à pressão atrial elevada, que se contrapõe de modo parcial aos sinais de retenção de sódio dos rins, mas que não restaura a eliminação de sódio para o nível que ocorre em um indivíduo saudável que transitoriamente desenvolveu um volume de líquido alto (um volume que ocorre cronicamente no paciente com insuficiência cardíaca). A hipervolemia da insuficiência cardíaca congestiva é deletéria para a função pulmonar e, com o passar do tempo, costuma levar a alterações estruturais do coração (dilatação), que exacerbam o bombeamento cardíaco já deficiente. O tratamento para a insuficiência cardíaca congestiva inclui fármacos que interferem, de maneira direta ou indireta, nos processos de retenção de sódio nos rins. Os diuréticos aumentam diretamente a excreção de sódio. Os fármacos que inibem a geração de AII (inibidores da ECA) ou que bloqueiam as ações da AII (antagonistas dos receptores de angiotensina) reduzem os sinais que provocam retenção de sódio.

A hipertensão é mais comum do que a insuficiência cardíaca congestiva e também mais misteriosa. Em alguns casos, a causa da pressão arterial elevada é evidente. Por exemplo, a doença glomerular renal com frequência leva à liberação inadequada de renina, com aumentos subsequentes de AII, aldosterona, reabsorção de sódio pelos túbulos coletores e, por fim, elevação da pressão arterial. A presença de tumor no córtex da suprarrenal pode levar à produção excessiva de aldosterona e à elevação da pressão arterial; ou uma mutação específica com ganho de função no mecanismo de reabsorção do sódio no ducto coletor também leva a uma reabsorção excessiva de sódio e ao desenvolvimento de hipertensão pronunciada. Esses exemplos são, todos eles, formas de hipertensão secundária, isto é, hipertensão em consequência de uma causa conhecida, enquanto a maioria dos casos consiste em hipertensão primária ou essencial, cuja causa não é conhecida. Pesquisas indicam que o SRA intrarrenal é ativado na hipertensão essencial, porém há controvérsias quanto ao fato de isso ser a origem do problema ou o resultado de estimulação simpática inadequada. Diferentemente da insuficiência cardíaca congestiva, é interessante observar que a hipertensão essencial não se caracteriza por sinais evidentes de retenção de sódio, como edema dos pés. Entretanto, o tratamento atual emprega a maior parte dos mesmos fármacos usados para induzir a eliminação de sódio, isto é, diuréticos, inibidores da ECA, bloqueadores dos receptores de AII e bloqueadores dos receptores de aldosterona. À primeira vista, isso pode parecer paradoxal, visto que é natural atribuir a eficiência desses fármacos à redução da retenção de sódio. Entretanto, convém lembrar que o SRA tem ações vasculares diretas, e que a inibição de alterações na resistência periférica e a rigidez vascular podem explicar seu valor. Além disso, muitos fármacos exercem efeitos benéficos que não podem ser explicados com base em seus mecanismos de ação conhecidos, ou os fármacos só demonstram ser efetivos com uso prolongado.

PRINCIPAIS CONCEITOS

1 A excreção de sódio e de água é regulada principalmente para atender às necessidades do sistema CV por meio da preservação do volume vascular e da osmolalidade plasmática.

2 O volume extracelular varia diretamente com o conteúdo de sódio.

3 Os barorreceptores situados em vários locais fornecem informações aos rins sobre a pressão vascular e o estado de volume.

4 A estimulação simpática constitui um importante fator de controle da excreção de sódio.

5 A angiotensina II, produzida por sistemas de renina-angiotensina locais e sistêmicos, é um regulador de suma importância da excreção de sódio e da pressão arterial por meio de suas ações nos rins, na rede vascular periférica e nas glândulas suprarrenais.

6 A aldosterona estimula a reabsorção de sódio nas células principais do néfron distal.

7 Os três principais fatores de controle da secreção da renina são a estimulação simpática, a pressão na arteríola aferente e a retroalimentação da mácula densa.

8 A mácula densa atenua alterações da TFG por meio de retroalimentação tubuloglomerular.

9 A dopamina intrarrenal e vários outros mediadores limitam a reabsorção de sódio (aumentam a excreção).

10 A excreção de água varia proporcionalmente à excreção de solutos e inversamente com a osmolalidade da urina.

11 A secreção de ADH é regulada pela osmolalidade plasmática, por meio de osmorreceptores nos órgãos circunventriculares, e pela pressão arterial, por meio do sistema de barorreceptores-centro vasomotor.

12 A maioria dos casos de insuficiência cardíaca e hipertensão envolve a hiperativação do SRAA, e seu tratamento consiste comumente em fármacos que bloqueiam componentes do SRAA.

QUESTÕES PARA ESTUDO

7-1. Quais dos seguintes tipos de células não são células nervosas?
   a. Células hipofisárias que secretam ADH.
   b. Barorreceptores localizados nos vasos pulmonares.
   c. Barorreceptores localizados no arco da aorta.
   d. Barorreceptores intrarrenais.

7-2. Na produção de aldosterona, a etapa limitadora de velocidade é
   a. a produção de angiotensina I.
   b. a produção de angiotensinogênio.
   c. a atividade da enzima conversora de angiotensina.
   d. a responsividade das glândulas suprarrenais à angiotensina II.

7-3. Uma pessoa come um grande saco de batatas fritas muito salgadas, sem ingerir qualquer bebida. Qual a resposta mais provável?
   a. Movimento de aquaporinas para dentro das membranas das células principais do ducto coletor cortical.
   b. Aumento de atividade dos antiportadores de Na-H no túbulo proximal.
   c. Aumento de atividade das bombas de Na-K-ATPase nas células principais do ducto coletor.
   d. Níveis diminuídos de peptídeos natriuréticos no sangue.

7-4. Em resposta a uma hemorragia grave
   a. a TFG aumenta.
   b. a secreção de ADH é reduzida.
   c. as células granulares (justaglomerulares) são estimuladas por impulsos neurais.
   d. A taxa de descarga dos barorreceptores neurais aumenta.

7-5. A mácula densa gera sinais que regulam diretamente
   a. a TFG.
   b. a atividade neural simpática.
   c. a secreção de ADH.
   d. todos os itens anteriores.

7-6. Qual das seguintes opções NÃO irá aumentar a excreção de sódio?
   a. Um fármaco que bloqueia os receptores α_1-adrenérgicos renais.
   b. Níveis diminuídos de dopamina nos rins.
   c. Níveis diminuídos de AII nos rins.
   d. Níveis diminuídos de ADH nos rins.

Regulação do equilíbrio do potássio

8

OBJETIVOS

- Estabelecer o equilíbrio e a distribuição normais do potássio entre as células e o líquido extracelular.
- Descrever como o potássio se move entre as células e o líquido extracelular e como, a curto prazo, o movimento protege o líquido extracelular de grandes alterações na concentração de potássio.
- Estabelecer por que os níveis plasmáticos de potássio nem sempre refletem o estado do potássio corporal total.
- Estabelecer como a insulina e a adrenalina influenciam a captação celular de potássio e identificar as situações nas quais essas influências hormonais são mais importantes.
- Estabelecer as quantidades relativas de potássio reabsorvidas pelo túbulo proximal e pelo ramo ascendente espesso da alça de Henle, independentemente do estado de aporte de potássio.
- Descrever como os segmentos do néfron, além do ramo ascendente espesso, podem manifestar secreção ou reabsorção efetivas; descrever o papel das células principais e das células intercaladas nesses processos.
- Listar os estímulos que controlam a taxa de secreção de potássio pelo néfron distal.
- Descrever as ações dos canais de potássio ROMK e BK em condições de excreção baixa, normal e alta de potássio.
- Descrever como alterações nos níveis plasmáticos de potássio influenciam a secreção de aldosterona.
- Estabelecer os efeitos da maioria dos agentes diuréticos sobre a excreção de potássio.

REGULAÇÃO DO MOVIMENTO DE POTÁSSIO ENTRE OS COMPARTIMENTOS INTRACELULAR E EXTRACELULAR

A maior parte do potássio corporal está livremente dissolvida no citosol das células teciduais e constitui o principal componente osmótico do líquido intracelular (LIC). Apenas 2% do potássio corporal total encontra-se no líquido extracelular (LEC). Todavia, essa pequena fração é absolutamente essencial para o funcionamento do organismo, e a concentração de potássio no LEC é estreitamente regulada do ponto de vista quantitativo. Elevações e reduções pronunciadas dos níveis plasmáticos (denominadas, respectivamente, hiperpotassemia e hipopotassemia) constituem uma causa de intervenção médica. A importância de manter essa concentração deve-se, principalmente, ao papel que o potássio desempenha na excitabilidade do nervo e do músculo, em particular do coração. A razão entre concentração intracelular e concentração extracelular de potássio constitui o principal determinante do potencial de repouso da membrana dessas células. A ocorrência de um aumento significativo na concentração extracelular de potássio causa despolarização sustentada. As baixas concentrações extracelulares de potássio podem hiperpolarizar ou despolarizar a membrana, dependendo de como as alterações do potássio extracelular afetam a permeabilidade da membrana. Ambas as condições levam a distúrbios musculares e cardíacos.

> A maior parte do potássio corporal encontra-se no interior das células teciduais; apenas cerca de 2% estão no LEC.

Tendo em vista que a maior parte do potássio corporal está dentro das células, sua concentração extracelular depende fundamentalmente (1) da quantidade total de potássio presente no corpo e (2) da *distribuição* desse potássio entre os compartimentos de LEC e LIC. O potássio corporal total é determinado pelo equilíbrio entre seu aporte e sua excreção. Os indivíduos saudáveis permanecem em equilíbrio de potássio, assim como em equilíbrio de sódio, por meio da excreção de potássio em resposta a uma carga alimentar e por meio da interrupção de sua excreção em situações de depleção de potássio corporal. A urina constitui a principal via de excreção do potássio, embora uma pequena quantidade seja eliminada nas fezes e no suor. Em condições normais, as perdas de potássio pelo suor e pelo trato gastrintestinal são pequenas, porém grandes quantidades podem ser perdidas pelo trato digestório durante vômitos ou diarreia. O controle do transporte renal de potássio constitui o principal mecanismo pelo qual o potássio corporal total é mantido em equilíbrio.

A localização da maior parte do potássio corporal no LIC deve-se, estritamente, ao tamanho e às propriedades dos compartimentos intracelular e extracelular. Cerca de dois terços dos líquidos corporais encontram-se no compartimento de LIC, e a concentração citosólica típica de potássio é de cerca de 140 a 150 mEq/L. Um terço dos líquidos orgânicos estão no compartimento de LEC, com uma concentração de potássio de cerca de 4 mEq/L. Em um contexto clínico, apenas a concentração extracelular pode ser medida (o potássio intracelular está, de certo modo, oculto atrás da parede das membranas celulares). Além disso, os valores extracelulares não refletem necessariamente o potássio corporal total. Por exemplo, um paciente pode apresentar hiperpotassemia (concentração plasmática elevada de potássio) e, ao mesmo tempo, depleção do potássio corporal total.

2 O alto nível de potássio no interior celular é mantido pela atuação coletiva das bombas de Na-K-ATPase da membrana plasmática, que transportam ativamente o potássio para dentro das células. Como a quantidade total de potássio no compartimento extracelular é muito pequena (40 a 60 mEq no total), até mesmo um deslocamento muito discreto do potássio para dentro ou para fora das células provoca grandes alterações em sua concentração extracelular. De modo semelhante, uma refeição rica em potássio (p. ex., bife, batata e espinafre) pode facilmente duplicar a concentração extracelular, se a maior parte desse potássio não for transferida do sangue para o compartimento intracelular. Por conseguinte, é fundamental que as cargas alimentares sejam rapidamente transferidas para o compartimento intracelular, a fim de impedir alterações significativas das concentrações plasmáticas de potássio.

O tecido que mais contribui para o sequestro do potássio é o músculo esquelético, simplesmente porque as células musculares, em seu conjunto, contêm o maior volume intracelular. O potássio extracelular é tamponado de modo efetivo pelo músculo, que capta ou libera o potássio para manter sua concentração plasmática próxima dos valores normais. Este é o processo que protege continuamente o LEC de grandes alterações na concentração de potássio. Os principais fatores envolvidos nesses processos homeostáticos incluem a insulina e a adrenalina, ambas provocam aumento da captação de potássio pelo músculo e por outras células por meio da estimulação da Na-K-ATPase da membrana plasmática. Outra influência é o trato gastrintestinal (GI), que contém uma elaborada rede neural (o "segundo cérebro"), que envia sinais ao sistema nervoso central. Ele também contém um complemento de células enteroendócrinas, as quais liberam uma variedade de hormônios peptídicos. Em seu conjunto, esses sinais neurais e hormonais afetam numerosos órgãos-alvo, incluindo os rins (ver discussão adiante), em resposta ao aporte alimentar.

O aumento na concentração plasmática de insulina depois de uma refeição constitui um fator essencial na movimentação do potássio absorvido pelo trato GI para dentro das células, impedindo, assim, seu acúmulo no LEC. Em seguida, esse potássio recém-ingerido sai lentamente das células entre as refeições para ser excretado na urina. Além disso, uma elevação acentuada na concentração plasmática de potássio facilita a secreção de insulina a qualquer momento, e a insulina adicional induz uma maior captação de potássio pelas células, um sistema de retroalimentação negativa para se opor às elevações agudas nas concentrações plasmáticas de potássio. Na ordem natural das coisas, a insulina também estimula a captação de glicose e o metabolismo celular: uma fonte necessária de energia para impulsionar a Na-K-ATPase ativada pela insulina e responsável pela movimentação do potássio para dentro das células.

O efeito da adrenalina sobre a captação de potássio pelas células provavelmente seja de maior importância fisiológica durante o exercício, quando o potássio se move para fora das células musculares que estão rapidamente disparando potenciais de ação. De fato, o exercício intermitente muito intenso, como corrida de curta distância, pode, na verdade, duplicar o potássio plasmático por um breve período. Todavia, ao mesmo tempo, o exercício aumenta a secreção suprarrenal de adrenalina, o que estimula a captação de potássio pela Na-K-ATPase no músculo e em outras células, de modo que os níveis transitoriamente elevados de potássio são normalizados com poucos minutos de repouso.[1] De modo semelhante, o traumatismo provoca perda de potássio das células lesionadas, e a adrenalina liberada em resposta ao estresse estimula a captação do potássio plasmático por outras células.

> Em todo momento, o potássio plasmático é regulado por sua captação ou liberação das células teciduais, principalmente do músculo.

Outra influência sobre a distribuição de potássio entre o LIC e o LEC é a concentração de íons hidrogênio do LEC: um aumento nessa concentração (acidose, ver Capítulo 9) com frequência está associado a um movimento efetivo de potássio para fora das células, enquanto uma diminuição nessa concentração (alcalose) provoca um movimento

---

[1] A atividade intensa da Na-K-ATPase hiperpolariza as células e impede o que de outro modo seria uma despolarização perigosa, devido à concentração extracelular elevada de potássio.

efetivo de potássio para dentro das células. É como se houvesse uma troca entre potássio e íons hidrogênio através das membranas plasmáticas (i.e., entrada de íons hidrogênio na célula durante a acidose e sua saída durante a alcalose, enquanto o potássio realiza exatamente o movimento oposto); no entanto, o mecanismo preciso subjacente a essas "trocas" ainda não foi esclarecido. Todavia, à semelhança do efeito da insulina, ele provavelmente envolva uma inibição (acidose) ou ativação (alcalose) da Na-K-ATPase.

PROCESSAMENTO RENAL DE POTÁSSIO
Visão geral

Embora o músculo esquelético e outros tecidos desempenhem um importante papel no controle da concentração plasmática de potássio a cada momento, em uma análise final, o rim é que determina o conteúdo corporal total de potássio. Por conseguinte, é fundamental conhecer o processamento renal de potássio para entender o equilíbrio corporal total de potássio. É útil ter em mente várias diferenças importantes entre o processamento renal de sódio e o de potássio. Em primeiro lugar, a carga filtrada de sódio é 30 a 40 vezes maior que a de potássio, e os túbulos *sempre* precisam recuperar a maior parte do sódio filtrado. Este não é o caso do potássio. Em segundo lugar, o sódio é apenas reabsorvido e nunca secretado. Em contrapartida, o potássio é tanto reabsorvido quanto secretado, e sua regulação é principalmente exercida em sua secreção. Por fim, o processamento renal de sódio exerce um efeito muito maior sobre o potássio do que o processamento renal deste último sobre o sódio, que, conforme explicado mais adiante, constitui uma importante característica do controle.

O potássio é livremente filtrado no espaço de Bowman. Em todas as condições, quase toda a carga filtrada (~ 90%) é reabsorvida pelo túbulo proximal e pelo ramo ascendente espesso da alça de Henle. Por conseguinte, se o corpo estiver conservando potássio, a maior parte do restante é reabsorvida no néfron distal e nos ductos coletores medulares, de modo que quase nenhum aparece na urina. Em contrapartida, se o corpo estiver eliminando potássio, uma grande quantidade é secretada no néfron distal, resultando em excreção substancial. Quando ocorre secreção em altas taxas, a quantidade excretada pode ultrapassar a carga filtrada. O principal modo de regulação consiste no controle da secreção em partes do néfron depois da alça de Henle. Iremos analisar o processamento de potássio por vários segmentos do néfron e, em seguida, consideraremos a questão do controle.

Tendo em vista que o potássio é livremente filtrado, a presença de um nível plasmático normal de 4 mEq/L e de uma taxa de filtração glomerular (TFG) de 150 L/dia resulta em uma carga filtrada diária de cerca de 600 mEq/dia. Os eventos subsequentes que ocorrem nos vários segmentos tubulares estão resumidos no Quadro 8.1. No túbulo proximal, cerca de 65% da carga filtrada são reabsorvidos, principalmente por via paracelular. O influxo é impulsionado pelo gradiente de concentração estabelecido quando a água é reabsorvida, o que concentra o potássio e outros solutos que permanecem na luz tubular. Esse fluxo essencialmente não é regulado e varia, em grande parte, com a quantidade reabsorvida de sódio e, portanto, de água.

> *Quase todo o potássio filtrado é reabsorvido. A quantidade excretada é controlada pela quantidade secretada.*

Quadro 8.1 Porcentagem da carga filtrada transportada em diferentes locais, dependendo da dieta

Transporte	Dieta normal ou rica em potássio	Dieta pobre em potássio ou depleção de potássio
Túbulo proximal	Reabsorção (65%)	Reabsorção (65%)
Ramo ascendente espesso	Reabsorção (25%)	Reabsorção (25%)
Células do TCD, células principais, túbulo coletor e ducto coletor cortical	Secreção (20 a 150%)	Pouca secreção
Células intercaladas contendo H-K-ATPase, ducto coletor cortical	Reabsorção (5%)	Reabsorção (5%)
Células contendo H-K-ATPase, ducto coletor medular	Reabsorção (5%)	Reabsorção (3%)
Urina final	20 a 150%	2%

(H, hidrogênio; K, potássio; ATPase, adenosina-trifosfatase.)

O transporte ativo do potássio é sempre acoplado ao transporte ativo de outro soluto, seja ele sódio ou hidrogênio. No túbulo proximal, o efluxo de sódio pela Na-K-ATPase é muito vigoroso, exigindo uma alta taxa de captação de potássio do interstício. Como sabemos que existe um transporte efetivo de potássio para *dentro* do interstício, esse potássio bombeado precisa ser, portanto, reciclado de volta por seu fluxo passivo através dos canais na membrana basolateral. Em algumas regiões (descritas mais adiante), o influxo de potássio através das membranas apicais ocorre por meio de antiportadores de H-K, que secretam simultaneamente prótons. Na descrição do processamento renal de potássio em diversos segmentos, em particular no contexto de sua regulação, é preciso ter sempre em mente o destino desses outros solutos.

A reabsorção de potássio continua na alça de Henle. Os principais eventos ocorrem no ramo ascendente espesso, onde o multiportador de Na-K-2Cl na membrana apical das células tubulares capta o potássio (ver Figura 6.4). A interação com o sódio nessas células é ainda mais complicada do que no túbulo proximal, visto que o potássio é transportado para dentro das células tubulares tanto da luz, com o sódio, por meio de simportadores de Na-K-2Cl, *quanto* do interstício por meio da Na-K-ATPase. O túbulo contém muito menos potássio do que sódio, porém o transportador de Na-K-2Cl move quantidades iguais de cada um deles. Por conseguinte, para suprir uma quantidade suficiente de potássio para acompanhar a grande quantidade reabsorvida de sódio pelo simportador, é necessário que o potássio seja reciclado de volta à luz por fluxo passivo através dos canais. Se isso não ocorresse, a reabsorção de sódio seria limitada apenas à quantidade de potássio presente no líquido tubular. Um defeito genético nesse canal leva à síndrome de Bartter tipo 3.

Certa quantidade de potássio que entra a partir da luz não se move através das células e sai através da membrana basolateral, com o potássio que entra por meio da Na-K-ATPase. Esse potássio sai por uma combinação de fluxo passivo através dos canais e através dos simportadores de K-Cl com cloreto, resultando, assim, em reabsorção transcelular efetiva. Ocorre também reabsorção de certa quantidade de potássio pela via paracelular nesse segmento, impulsionada por uma voltagem positiva da luz. A soma desses processos transcelulares e paracelulares consiste na reabsorção efetiva de potássio de cerca de 25% da carga filtrada. Com os 65% previamente reabsorvidos no túbulo proximal, apenas 10% passam para o néfron distal.

④ Conforme descrito no Capítulo 6, o néfron distal é constituído por diversos segmentos. O túbulo contorcido distal e o túbulo coletor destacam-se por serem particularmente importantes no processamento de potássio, em virtude de seu rico complemento de elementos de transporte e sua localização antes dos segmentos onde a maior parte da água é absorvida (i.e., ducto coletor cortical). Essas regiões desempenham um importante papel na secreção de potássio, quando o potássio corporal total está elevado (dieta rica em potássio). O néfron distal expressa mecanismos tanto de reabsorção quanto de secreção, e é a magnitude de cada um deles que determina a excreção efetiva de potássio. Existem vários tipos de células no epitélio do túbulo conector e do ducto coletor cortical: as principais (cerca de 70% das células) e as intercaladas. As células intercaladas são ainda subdivididas em tipo A (mais numerosas), tipo B (espalhadas) e um terceiro tipo, denominado células não A não B. A secreção de potássio ocorre nas células principais, enquanto as intercaladas do tipo A o reabsorvem. Os mecanismos tanto de secreção quanto de reabsorção são simples. A secreção de potássio pelas células principais envolve sua captação do interstício por meio da Na-K-ATPase e secreção na luz tubular através dos canais (Figura 8.1). As células intercaladas do tipo A reabsorvem potássio por meio da H-K-ATPase na membrana apical, que capta ativamente o potássio da luz (ver Figura 9.3A). Em seguida, possibilitam a entrada de potássio no interstício por meio da membrana basolateral através dos canais de potássio.

Por fim, os ductos coletores *medulares* reabsorvem pequenas quantidades de potássio em todas as condições. Quando a soma dos processos corrente acima já reabsorveu quase todo o potássio, os ductos coletores medulares reduzem a excreção final na urina para uma pequena porcentagem da carga filtrada, para uma excreção de cerca de 10 a 15 mEq/dia (em comparação com uma taxa de filtração de cerca de 600 mEq/dia). Contudo, se houver secreção ávida pelos segmentos proximais, a reabsorção modesta nos ductos coletores medulares contribui pouco para impedir uma excreção que pode alcançar 1.000 mEq/dia. A Figura 8.2 mostra o processamento renal global de potássio em diferentes regiões tubulares, em condições de excreção elevada e baixa de potássio.

CONTROLE DA EXCREÇÃO DE POTÁSSIO

Os mecanismos que regulam a excreção de potássio são tão complexos quanto os que regulam a excreção de sódio e, talvez, ainda mais complicados. Conforme assinalado anteriormente, o transporte ativo de potássio está interligado com o transporte de sódio e de íons hidrogênio. Entretanto, dentro da complexidade, um aspecto é particularmente evidente – os rins saudáveis desempenham um notável papel na integração dos sinais para aumentar a excreção de potássio em resposta a altas cargas da dieta e reduzir sua excreção na presença de dietas restritas.

A variável-chave regulada é a secreção de potássio pelas células principais no néfron distal. Nessas células, existem três processos de transporte que determinam o grau de secreção: o influxo de potássio pela Na-K-ATPase, seu efluxo na luz e seu efluxo de volta ao interstício (reciclagem). Grande parte do controle é exercida sobre a atividade dos canais

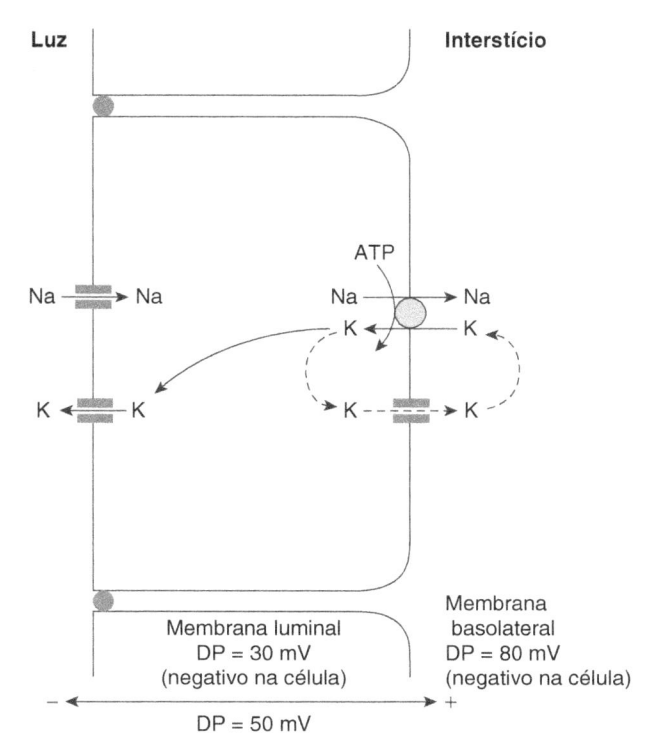

Figura 8.1 Rotas gerais da secreção de potássio pelas células principais. A secreção de potássio é aumentada pela entrada de sódio através dos canais de sódio epiteliais (ENaCs, de *epithelial sodium channels*), visto que (1) isso estimula a Na-K-ATPase e (2) despolariza a membrana luminal. O potássio que entra por meio da Na-K-ATPase, e que não é secretado, é reciclado através dos canais basolaterais.

de potássio. Os rins e outros órgãos expressam numerosos tipos de canais de potássio; para maior simplicidade, não iremos diferenciar esses tipos. Entretanto, na membrana apical das células principais do néfron distal, dois tipos de canais destacam-se por sua capacidade de secretar o potássio de modo regulado: o *ROMK* (de *renal outer medulla* [medula externa renal], visto ter sido o local onde foi identificado pela primeira vez) e *BK* (visto que cada canal tem uma "grande" capacidade de secretar potássio, também denominado maxi-K). Embora ambos os canais ROMK e BK sejam permeáveis ao potássio, eles desempenham papéis diferentes e são regulados por mecanismos muito diferentes.[1] Com a ingestão de dietas muito baixas de potássio, praticamente não há secreção por qualquer tipo de

> O principal determinante da secreção de potássio é o aporte de sódio às células principais além do túbulo distal.

---

[1] Outro tipo de canal, denominado canal SK, medeia grande parte do fluxo de potássio. No restante dessa discussão, o termo ROMK refere-se a ambos os canais, ROMK e SK.

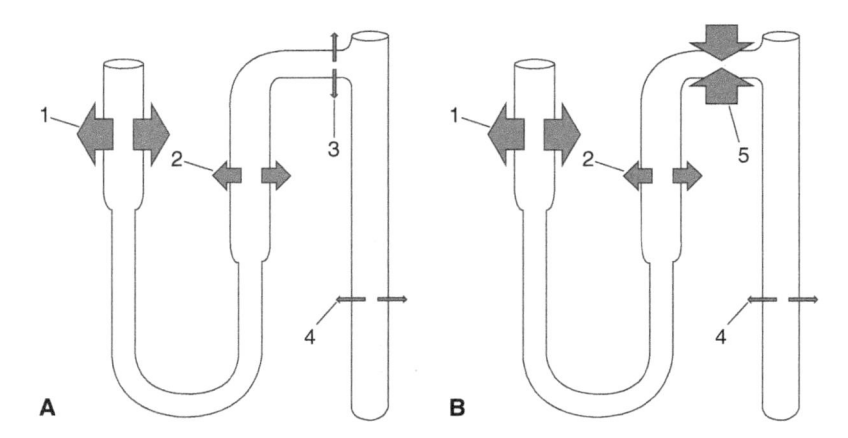

Figura 8.2 Transporte de potássio em condições de excreção alta e baixa. **A**. Quando a excreção está baixa, a maior parte do potássio filtrado sofre reabsorção no túbulo proximal, principalmente pela via paracelular (1). No ramo ascendente espesso, a maior parte do restante é reabsorvida, principalmente por via transcelular (2). No ducto coletor cortical (3) e medular (4), ocorre alguma reabsorção adicional por meio das células intercaladas. **B**. Quando a excreção está alta, os eventos na maioria das regiões do túbulo são iguais aos observados quando há pouca excreção de potássio; todavia, no néfron distal, em particular no túbulo conector, ocorre secreção significativa (5) que, em alguns casos, é maior do que a soma dos processos reabsortivos.

canal. Os canais ROMK são sequestrados em vesículas intracelulares, e os canais BK são fechados. Na presença de cargas normais de potássio, os canais ROMK movem-se até a membrana apical e secretam potássio em uma taxa modesta. Os canais BK ainda permanecem fechados, mantidos como reserva e prontos para responder a sinais apropriados, quando necessário. Na presença de taxas elevadas de excreção, ambos os tipos de canais são encontrados na membrana luminal e secretam intensamente potássio (Figura 8.3) bombeado pela Na-K-ATPase.

A Figura 8.4 mostra os principais fatores conhecidos que influenciam a secreção e, portanto, a excreção final de potássio. O texto a seguir fornece uma breve descrição de como determinados fatores específicos afetam a excreção de potássio. (1) *Potássio plasmático*. O papel do potássio plasmático é a influência que pode ser compreendida de modo mais fácil. Em primeiro lugar, a carga filtrada é diretamente proporcional à concentração plasmática. Em segundo lugar, o ambiente das células principais que secretam potássio, isto é, o interstício cortical, apresenta uma concentração de potássio quase igual à do plasma. A Na-K-ATPase que capta o potássio é altamente sensível à sua concentração nesse espaço, e a taxa de bombeamento varia para cima e para baixo quando os níveis plasmáticos de potássio variam para cima e para baixo, respectivamente. Por conseguinte, a concentração plasmática de potássio exerce uma influência sobre sua excreção, porém não constitui o fator predominante em condições normais. (2) *Potássio dietético*. O potássio da dieta precisa ser equilibrado por sua excreção renal. Os rins saudáveis executam muito bem essa função, aumentando e diminuindo a excreção de potássio de acordo com sua carga dietética. Ainda não foi esclarecido exatamente como os rins "reconhecem" o aporte dietético. Embora cargas muito grandes de potássio possam

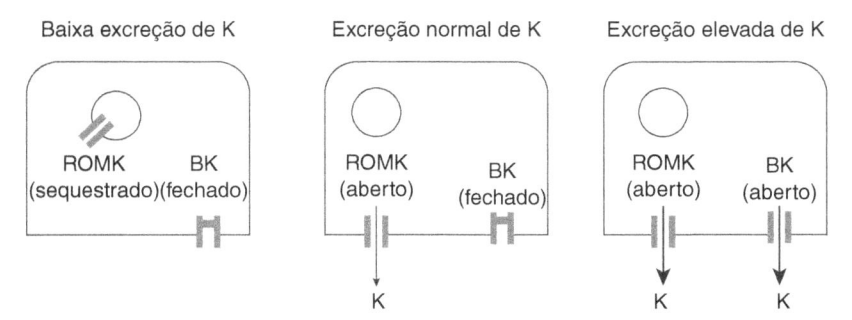

Figura 8.3 Atividade dos canais de potássio ROMK e BK nas células principais em diferentes condições. Quando o corpo está conservando potássio, e apenas uma pequena quantidade é excretada, os canais ROMK são, em sua maior parte, sequestrados em vesículas intracelulares, e os canais BK estão fechados; por conseguinte, praticamente não há secreção. Na presença de cargas modestas de potássio (em condições normais), os canais ROMK secretam potássio, enquanto os canais BK permanecem fechados. Quando a excreção é muito alta, como no caso de uma dieta rica em potássio, a atividade dos canais ROMK torna-se máxima, e os canais BK estão abertos, possibilitando uma secreção substancial de potássio.

aumentar discretamente o potássio plasmático, as alterações de sua excreção associadas a flutuações habituais do aporte dietético não parecem explicar a base das alterações do potássio plasmático ou dos outros fatores identificados. Um fator que reconhecidamente exerce uma influência, apesar de não ser o principal, consiste nos hormônios peptídicos GIs mencionados anteriormente, que são liberados em resposta à ingestão de potássio. Esses hormônios peptídicos influenciam não apenas a captação celular do potássio absorvido pelo trato GI, mas também o processamento renal de potássio, e parecem constituir uma das ligações entre a carga dietética e a excreção de potássio.

Uma manifestação das mudanças das cargas dietéticas com o passar do tempo consiste na regulação da distribuição dos canais ROMK entre a membrana apical e o local de armazenamento intracelular, isto é, as dietas ricas em potássio levam à inserção de canais apicais e, portanto, à maior secreção de potássio. Em contrapartida, durante períodos de

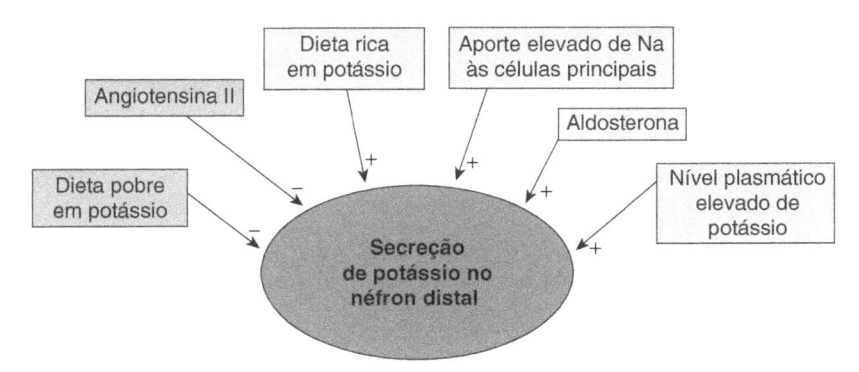

Figura 8.4 Fatores que influenciam a secreção de potássio pelas células principais, conforme descrito no texto.

baixa ingestão prolongada de potássio, há poucos canais ROMK apicais. Contudo, outra adaptação a períodos prolongados de baixa ingestão de potássio consiste no aumento da atividade da H-K-ATPase nas células intercaladas, resultando em reabsorção ainda mais eficiente de potássio filtrado. (3) *Aldosterona*. Discutimos o papel da aldosterona na regulação da excreção de sódio no Capítulo 7. Aqui, iremos descrever seu papel na excreção de potássio. Além da angiotensina II (AII), o aumento da concentração plasmática de potássio constitui um fator de estimulação para a secreção de aldosterona. Trata-se de uma ação direta do potássio, que não envolve o sistema renina-angiotensina. Quando muito, os níveis elevados de potássio diminuem a formação de AII. A aldosterona, bem como o aumento da excreção da Na-K-ATPase e dos ENaCs, também estimula a atividade dos canais ROMK nas células principais do néfron distal. Ambas as ações têm o efeito de aumentar a secreção de potássio. O maior bombeamento pela Na-K-ATPase fornece uma maior quantidade de potássio do interstício para o citosol das células principais, e o maior funcionamento dos canais ROMK proporciona mais vias de secreção. Em contrapartida, a presença de baixos níveis de aldosterona impede a secreção de potássio. Um sintoma comum do hipoaldosteronismo é a hiperpotassemia (ver discussão adiante). (4) *Angiotensina II*. A AII é um *inibidor* da secreção de potássio. Seu mecanismo de ação consiste em diminuir a atividade dos canais ROMK nas células principais e contorcidas distais, limitando, assim, o fluxo de potássio da célula para a luz. Por conseguinte, a AII e a aldosterona exercem uma influência sobre a excreção de potássio em direção oposta. (5) *Aporte de sódio às células principais*. O aporte de sódio às células principais no túbulo conector e no ducto coletor cortical constitui um *importante* regulador. A secreção de potássio é estimulada por um elevado aporte de sódio de duas maneiras. Em primeiro lugar, a entrada de sódio pelos canais de sódio nas células principais despolariza a membrana apical e, portanto, aumenta o gradiente eletroquímico que impulsiona o fluxo de potássio para fora através dos canais (processo semelhante, em princípio, ao que ocorre durante potenciais de ação nas células excitáveis). Em segundo lugar, um maior aporte de sódio significa maior captação de sódio e, portanto, maior quantidade bombeada pela Na-K-ATPase para fora, causando, por sua vez, maior bombeamento de potássio para dentro. O aporte de sódio às células principais e, portanto, a secreção de potássio são fortemente afetados pelo grau de reabsorção de sódio nos segmentos anteriores (ver discussão mais adiante).

Regulação simultânea do sódio e do potássio

As cargas de sódio e de potássio variam com o passar do tempo, algumas vezes paralelamente e, outras vezes, em direções opostas. O corpo saudável é capaz de excretar ou de interromper a excreção de cada um, independentemente. Acabamos de ver que um importante sinal que controla a excreção tanto de sódio quanto de potássio é a aldosterona, o que gera a seguinte questão: como pode um sinal resultar em regulação independente? Essa questão costuma ser designada como *"paradoxo da aldosterona"*. Ela é solucionada ao se reconhecer os papéis da AII, do aporte de sódio às células e da influência do potássio sobre a secreção de aldosterona. Se quase todo o sódio filtrado for reabsorvido nos elementos tubulares proximais ao túbulo conector (i.e., túbulo proximal, alça de Henle e túbulo distal), pouco resta para alcançar as células principais no túbulo conector e no ducto coletor, de modo que a secreção de potássio não é estimulada. Em contrapartida, quando quantidades modestas ou grandes de sódio alcançam as células principais, isso resulta em secreção considerável de potássio. Consideremos vários exemplos de necessidades diferentes de excreção de sódio e de potássio.

Caso 1: depleção de volume/sódio com potássio corporal normal. A meta é reabsorver a maior quantidade possível de sódio e, ao mesmo tempo, excretar o potássio em quantidade modesta. A depleção de volume/sódio ativa fortemente o sistema renina-angiotensina-aldosterona (SRAA), gerando altos níveis de AII e de aldosterona. A AII estimula a reabsorção de sódio no túbulo proximal e no túbulo distal. Em consequência, uma quantidade relativamente pequena de sódio permanece no líquido tubular no momento em que alcança as células principais no túbulo conector. Embora essas células sejam estimuladas pela aldosterona e, portanto, secretem potencialmente grandes quantidades de potássio, a quantidade relativamente baixa de sódio disponível para reabsorção limita a quantidade de sódio e, portanto, de potássio que pode ser transportada pela Na-K-ATPase. Além disso, a AII inibe especificamente a atividade do canal ROMK nas células principais. O resultado final consiste na preservação de sódio sem perda excessiva de potássio.

Caso 2: sobrecarga de potássio com volume de LEC normal. A meta, agora, é aumentar a secreção de potássio, sem reabsorção excessiva de sódio. Os níveis de AII estão baixos (não há nada para sua estimulação), porém os níveis de aldosterona estão elevados, devido à alta concentração de potássio. Quantidades significativas de sódio escapam da reabsorção no túbulo distal (visto que não há qualquer estimulação pela AII) e alcançam as células principais. Ocorre reabsorção de sódio o suficiente através dos ENaCs, estimulada pela aldosterona, para impedir uma perda excessiva de sódio. Simultaneamente, a taxa de secreção de potássio apresenta-se elevada, estimulada pela aldosterona e sem a influência inibidora da AII. O resultado combinado consiste em excreção elevada de potássio e excreção normal de sódio.

Caso 3: depleção de sódio e de potássio. A meta é obter uma reabsorção máxima tanto de sódio quanto de potássio, com pouca ou nenhuma excreção de ambos. A depleção de sódio estimula a secreção de renina e a produção de AII, porém a presença de baixos níveis de potássio inibe a capacidade das glândulas suprarrenais de secretar aldosterona. O sódio é fortemente reabsorvido proximalmente a partir das células principais, sob a estimulação da AII, e as células principais não são estimuladas pela aldosterona. Como uma pequena quantidade de potássio pode ser excretada sem secreção significativa, ocorre reabsorção tanto de sódio quanto de potássio.

Existe ainda outro mecanismo para possibilitar o controle da excreção de potássio, independente do sódio, que passa a atuar em casos de dieta prolongada rica em potássio e pobre em sódio. Uma adaptação a essa situação consiste em aumentar a atividade dos antiportadores de Na-H basolaterais nas células principais. Isso sustenta o influxo de sódio quando sua disponibilidade do lado luminal é muito limitada. O sódio que entra por meio dos antiportadores de Na-H é então removido pela Na-K-ATPase, ou seja, é reciclado. A operação contínua da Na-K-ATPase determina a entrada de potássio, que é então secretado através da membrana apical. Essa adaptação possibilita ao rim excretar potássio e, ao mesmo tempo, conservar o sódio, e ressalta a notável capacidade do rim de modificar a quantidade de transportador para preservar o equilíbrio em uma maior escala de tempo.

Modificações na excreção de potássio: diuréticos

Até agora, enfatizamos a capacidade dos rins de regular independentemente a excreção de sódio, de potássio e de outras substâncias e de processar qualquer combinação de excessos ou deficiências. Entretanto, existem situações nas quais uma patologia, intervenção clínica ou perda excessiva de uma dessas substâncias afeta a excreção de outras. Essa questão é discutida aqui, bem como no Capítulo 9, em associação ao equilíbrio acidobásico.

Uma intervenção clínica comum é o uso de diuréticos. Esses agentes aumentam o fluxo de urina e com frequência são designados como "pílulas de água" pelos pacientes. O uso de diuréticos tem por objetivo reduzir o volume de LEC, corrigindo, assim, o edema ou impedindo sua formação. Os diuréticos atuam aumentando a excreção de sódio, o que aumenta a carga osmótica na urina, que carrega a água com ela. Muitos diuréticos, apesar de efetivos para aumentar a excreção de água e de sódio, tem o efeito adverso e grave de aumentar a excreção renal de potássio, levando ao desenvolvimento de hipopotassemia. Os diuréticos mais poderosos atuam bloqueando a reabsorção de sódio pelo simportador de Na-K-2Cl no ramo ascendente espesso. Esses agentes são denominados "diuréticos de alça", visto que atuam na alça de Henle. Outro grupo, os diuréticos tiazídicos, bloqueia o simportador de Na-Cl no túbulo distal. Ambas as classes de diuréticos reduzem a reabsorção de sódio pelo túbulo conector e, portanto, resultam na liberação de grandes quantidades de sódio nas células principais corrente abaixo. Isso estimula de modo acentuado a captação de sódio (porém a carga é tão grande que a maior parte segue seu trajeto e é excretada) e, ao mesmo tempo, estimula a secreção de potássio. A perda de potássio pode causar grave depleção de potássio (Figura 8.5).

Como a perda de potássio é muito problemática, foram desenvolvidas outras classes de diuréticos, denominados diuréticos "poupadores de potássio". Alguns desses fármacos bloqueiam os ENaCs nas células principais, impedindo, assim, a estimulação da secreção de potássio. Outra classe de diuréticos bloqueia as ações renais da aldosterona. Esses fármacos são diuréticos fracos, mas também são poupadores de potássio, visto que bloqueiam a estimulação dos canais de potássio pela aldosterona que promove a secreção de potássio. À semelhança de muitos fármacos, eles podem ter efeitos benéficos não diretamente associados às suas ações diuréticas.

Perturbações na excreção de potássio: hiperpotassemia

A hiperpotassemia é uma condição de elevação das concentrações plasmáticas de potássio (em geral definida por níveis de potássio acima de 5,5 mEq/L). Em princípio, a hiperpotassemia pode se desenvolver de duas maneiras: (1) em consequência de desvios do potássio do LIC para o LEC, ou (2) devido a um aumento do potássio corporal total. Os desvios podem ser induzidos por um aumento na concentração plasmática de íons hidrogênio, conforme observado durante a acidose metabólica (ver Capítulo 9), e que ocorre transitoriamente durante o exercício intenso, como já descrito. A maioria dos casos de hiperpotassemia *crônica* resulta de sobrecarga do potássio corporal total e envolve a incapacidade dos rins de excretar de modo adequado o potássio.

A insuficiência renal crônica constitui uma causa renal óbvia de hiperpotassemia. Em termos de excreção, os rins são capazes de compensar em grau considerável uma redução da TFG (p. ex., podemos viver perfeitamente com apenas um rim), entretanto, quando a TFG cai para apenas 10% do normal, uma provável consequência consiste no desenvolvimento de hiperpotassemia. A razão é simplesmente o fato de que os rins perderam

```
┌─────────────────────────────┐        ┌─────────────────────────────┐
│   Diurético de alça (bloqueia│        │   Diurético tiazídico (bloqueia│
│ o transporte de Na-K-2Cl no ramo│    │ o transporte de Na-Cl no túbulo distal)│
│     ascendente espesso)     │        │                             │
└──────────────┬──────────────┘        └──────────────┬──────────────┘
               │                                      │
               └──────────────────┬───────────────────┘
                                  ▼
                    ┌─────────────────────────┐
                    │ ↑ Aporte de sódio ao túbulo│
                    │   conector e ducto coletor│
                    └────────────┬────────────┘
                                 ▼
                    ┌─────────────────────────┐
                    │  ↑ Secreção de potássio │
                    └────────────┬────────────┘
                                 ▼
                    ┌─────────────────────────┐
                    │  ↑ Excreção de potássio │
                    └────────────┬────────────┘
                                 ▼
                    ┌─────────────────────────┐
                    │   Depleção de potássio, │
                    │      hipopotassemia     │
                    └─────────────────────────┘
```

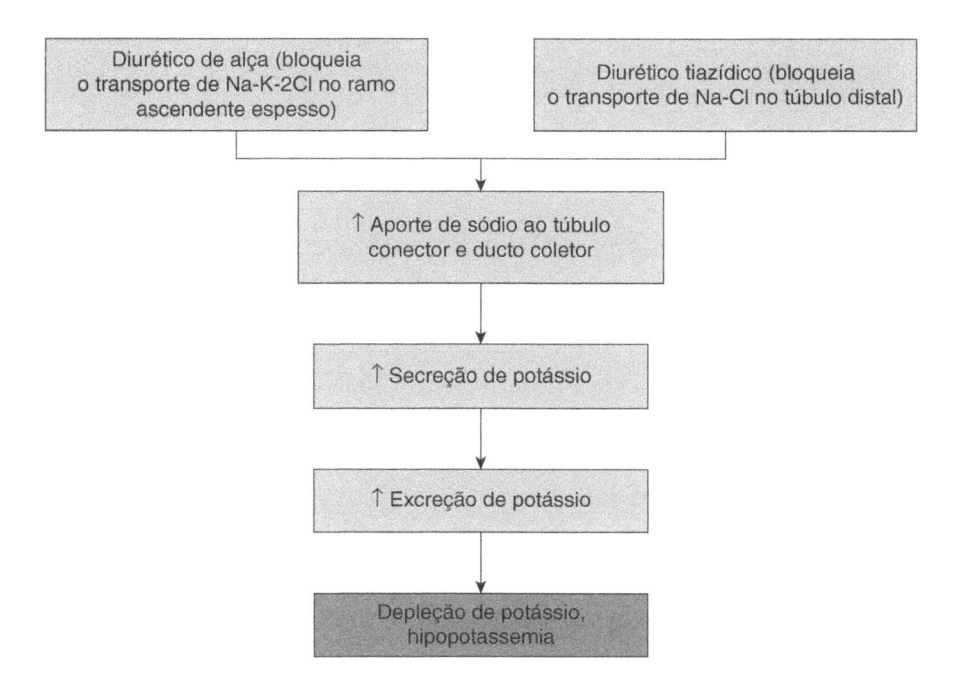

Figura 8.5 Vias pelas quais os agentes diuréticos que afetam a alça de Henle (diuréticos de alça) ou o túbulo contorcido distal (diuréticos tiazídicos) causam depleção de potássio. Os diuréticos de alça bloqueiam a reabsorção de potássio no ramo ascendente espesso; todavia, para ambas as classes de diuréticos, o principal fator que leva à excreção aumentada de potássio consiste no aumento do aporte de sódio às células principais no néfron distal, o que estimula a secreção de potássio.

sua capacidade de transporte de potássio. Como a hiperpotassemia crônica é potencialmente fatal, a diálise renal ou o transplante tornam-se necessários.

Outra patologia que leva à hiperpotassemia é o *hipoaldosteronismo.* Essa condição pode, por si só, resultar de diversas causas, incluindo insuficiência suprarrenal primária (as glândulas suprarrenais são incapazes de sintetizar aldosterona) e hipoaldosteronismo hiporreninêmico, que consiste na incapacidade de secretar renina em quantidade suficiente. O resultado consiste em níveis plasmáticos de aldosterona anormalmente baixos, e as ações da aldosterona na estimulação da secreção de potássio estão reduzidas de modo acentuado. Uma variante dessa condição é o pseudo-hipoaldosteronismo, em que as células principais não respondem à aldosterona. Nesse caso também, o resultado consiste em diminuição da capacidade de secretar potássio e, portanto, de excretá-lo.

Outra causa comum de hiperpotassemia é a intervenção clínica. Assim como diuréticos poderosos podem levar à *hipo*potassemia, alguns tratamentos para a insuficiência cardíaca levam, com frequência, à *hiper*potassemia. Os tratamentos comuns para a insuficiência cardíaca envolvem o uso concomitante de inibidores da enzima conversora de angiotensina (ECA) – que bloqueiam a produção de AII –, e diuréticos poupadores de potássio. A combinação impede a ação suficiente da aldosterona nas células principais renais, levando também a uma diminuição da secreção de potássio.

PRINCIPAIS CONCEITOS

1 Somente uma pequena fração do potássio corporal encontra-se no LEC, e a concentração extracelular pode não constituir um bom indicador do estado corporal total de potássio.

2 A curto prazo, a captação e a liberação de potássio pelas células impedem a ocorrência de grandes flutuações na concentração extracelular de potássio.

3 O processamento renal global é efetuado pela reabsorção de praticamente todo o potássio filtrado e, em seguida, pela secreção de uma quantidade de potássio que mantém o equilíbrio entre ingestão e excreção.

4 As taxas de secreção de potássio são alteradas principalmente pelas células principais do túbulo conector e do ducto coletor cortical.

5 A secreção de potássio (e, portanto, sua excreção) é aumentada por um elevado aporte de sódio ao néfron distal, particularmente quando isso é causado por diuréticos de alça ou também os diuréticos tiazídicos.

QUESTÕES PARA ESTUDO

8-1. A excreção de potássio é controlada principalmente pelo controle da taxa de
   a. reabsorção de potássio no túbulo proximal.
   b. reabsorção de potássio no néfron distal.
   c. secreção de potássio no túbulo proximal.
   d. secreção de potássio no néfron distal.

8-2. No ramo ascendente espesso
   a. as quantidades efetivas de potássio e de sódio que são reabsorvidas são aproximadamente iguais.
   b. a principal via de movimento de potássio da luz para as células ocorre por meio da Na-K-ATPase.
   c. a maior parte do potássio reabsorvido nas células retorna à luz por canais de potássio.
   d. a principal via de movimento de potássio da célula para o interstício ocorre por meio do multiportador de Na-K-2Cl.

8-3. Qual das seguintes substâncias pode ser mais excretada do que filtrada?
   a. Sódio.
   b. Potássio.
   c. Cloreto.
   d. Não é possível excretar qualquer desses íons em quantidades maiores do que as cargas filtradas.

8-4. Depois de uma refeição rica em potássio, a principal ação da insulina que impede um grande aumento do potássio plasmático consiste em
   a. diminuir a absorção de potássio pelo trato GI.
   b. aumentar a captação de potássio pelas células teciduais.
   c. aumentar a carga filtrada de potássio.
   d. aumentar a secreção tubular de potássio.

8-5. Um papel essencial dos canais de potássio "BK" no rim consiste em
   a. reabsorver o potássio quando há depleção corporal de potássio.
   b. reciclar o potássio no ramo ascendente espesso.
   c. secretar o potássio quando a taxa de fluxo no néfron distal é muito baixa.
   d. ajudar o organismo a excretar o potássio em resposta a cargas muito grandes.

8-6. Qual dos seguintes processos tem o efeito de reduzir a excreção de potássio?
   a. As ações da angiotensina II sobre o rim.
   b. As ações da aldosterona sobre o rim.
   c. A reabsorção diminuída de sódio na alça de Henle.
   d. A ativação dos canais BK nas células principais.

Regulação do equilíbrio acidobásico   9

OBJETIVOS

- Estabelecer a equação de Henderson-Hasselbalch para o sistema-tampão de dióxido de carbono-bicarbonato.
- Estabelecer as principais fontes de entrada de ácidos fixos e bases no corpo, incluindo processos metabólicos e atividades do trato gastrintestinal.
- Descrever como a entrada de ácidos fixos e bases afeta os níveis corporais de bicarbonato.
- Explicar por que os níveis corporais de dióxido de carbono em geral não são alterados pela entrada de ácidos fixos e bases.
- Explicar por que alguns líquidos com pH baixo alcalinizam o sangue após serem metabolizados.
- Descrever a reabsorção do bicarbonato filtrado pelo túbulo proximal.
- Descrever como o bicarbonato é excretado em resposta a uma carga alcalina.
- Descrever como a excreção de ácido e a geração de novo bicarbonato estão ligadas.
- Descrever como a titulação de bases filtradas constitui uma maneira de excretar ácidos.
- Descrever como a conversão de glutamato em amônio e a excreção subsequente de amônio levam à realização do objetivo de excreção de ácidos.
- Descrever como os rins processam o amônio que foi secretado no túbulo proximal.
- Estabelecer como a excreção total de ácidos está relacionada com a acidez titulável e a excreção de amônio.
- Definir as quatro categorias de distúrbios primários do equilíbrio acidobásico e o modo de compensação.
- Descrever a resposta renal aos distúrbios acidobásicos respiratórios.
- Identificar os principais tipos de acidose tubular renal.

VISÃO GERAL

Uma tarefa essencial do organismo consiste em regular o equilíbrio acidobásico. As perturbações desse equilíbrio estão entre os problemas mais importantes com os quais os médicos se defrontam no contexto hospitalar. Os rins desempenham o papel principal na excreção de ácidos e de bases e na manutenção do equilíbrio acidobásico. Conforme explicado adiante, os rins atuam em parceria com o sistema respiratório para manter o estado acidobásico do plasma dentro de limites normais.

É essencial que o organismo controle a concentração de prótons livres (íons hidrogênio) no líquido extracelular (LEC). Embora as substâncias reguladas por processos renais ocorram, em sua maioria, em níveis plasmáticos da ordem de milimolares ou mais, a concentração normal de íons hidrogênio é um valor aparentemente minúsculo de 40 nanomolares (1 nanomol é *1 milionésimo* de um milimol). Apesar de ser extremamente pequeno, esse nível é de importância crucial para as funções do corpo. As proteínas contêm grupos tituláveis que se ligam de modo reversível a íons hidrogênio. À medida que ocorrem protonação e desprotonação de sítios nas proteínas de membrana em resposta a mudanças do pH extracelular, a alteração resultante na densidade de cargas locais afeta o formato e, portanto, o comportamento dessas proteínas. Os níveis plasmáticos de íons hidrogênio são constantemente alterados por diversos processos, incluindo: (1) metabolismo dos alimentos ingeridos, (2) secreções do trato gastrintestinal (GI), (3) geração de novo de ácidos e de bases do metabolismo dos lipídeos e do glicogênio armazenados, e (4) alterações na produção de dióxido de carbono.

A essência da resposta fisiológica a essas alterações pode ser reduzida a dois processos: (1) igualar a *excreção* de equivalentes acidobásicos à sua entrada, isto é, manter o equilíbrio, e (2) regular a *razão* entre ácidos fracos e suas bases conjugadas em sistemas-tampão. Os sistemas-tampão limitam as mudanças de pH a uma pequena faixa. Os dois processos de excreção de ácidos e bases e regulação das concentrações de tampões fisiológicos estão intimamente relacionados, porém não são idênticos. É possível haver equilíbrio, mesmo quando as razões entre tampões não são adequadas.

ASPECTOS FUNDAMENTAIS DO EQUILÍBRIO ACIDOBÁSICO

A fisiologia acidobásica difere de modo fundamental daquela das outras substâncias discutidas anteriormente no texto. Os íons minerais e os solutos orgânicos, como a ureia, estão no corpo como entidades independentes. Podemos descrever a concentração de qualquer uma dessas substâncias sem qualquer referência às outras. A fisiologia acidobásica é diferente. Ela sempre envolve um conjunto de três substâncias interatuantes: um ácido, uma base e um íon hidrogênio (próton). A existência de uma delas implica a existência das outras duas, e alterações em uma delas sempre acarretam alterações nas outras. Como mostra a Equação 9.1, os ácidos dissociam-se em uma base conjugada e um íon hidrogênio, e as bases combinam-se com íons hidrogênio para formar um ácido.[1] Em equilíbrio, a relação entre as três substâncias é mostrada na Equação 9.2, onde *K* é a constante de dissociação. Os ácidos fortes, como o ácido clorídrico, dissociam-se por completo e liberam todos os íons hidrogênio quando dissolvidos em água. Se dissolvermos 1 mmol de ácido clorídrico, iremos produzir 1 mmol de íons hidrogênio livres. Em contrapartida os ácidos fracos, como o ácido acético ou o ácido láctico, mantêm a maior parte dos íons hidrogênio ligada. Se dissolvermos 1 mmol de ácido fraco, a quantidade resultante de íons hidrogênio livres é de apenas alguma porcentagem de 1 mmol. A despeito dessa pequena fração, um ácido fraco presente em uma concentração da ordem de milimolares no sangue iria dissociar uma quantidade de íons hidrogênio suficiente para superar por completo o nível existente de íons hidrogênio livres na ordem de nanomolares se não houvesse intervenção dos sistemas-tampão.

---

[1] Uma base é qualquer substância capaz de se ligar a um íon hidrogênio (p. ex., OH^-, lactato$^-$). O termo "base conjugada" significa a base específica formada quando determinado ácido se dissocia em uma base conjugada e um próton.

$$\text{ácido} \leftrightarrows \text{base conjugada} + H^+ \qquad \text{Equação 9.1}$$

$$[H^+] = K\,[\text{ácido}]/[\text{base}] \qquad \text{Equação 9.2}$$

$$pH = pK + \log[\text{base/ácido}] \qquad \text{Equação 9.3}$$

Embora a presença de um ácido em solução sempre implique a existência de certa quantidade de sua base conjugada, se fôssemos colocar apenas ácido fraco em solução, haveria apenas quantidades minúsculas da base conjugada, em virtude da dissociação limitada. Entretanto, podemos aumentar independentemente a concentração de base conjugada ao acrescentarmos o sal do ácido. Por exemplo, poderíamos misturar ácido acético e acetato de potássio e obter níveis substanciais tanto do ácido quanto da base conjugada. Esse tipo de mistura é um *sistema-tampão*. Um sistema-tampão tem como propósito útil limitar as alterações do pH com o acréscimo de outros ácidos ou bases. Quando se acrescenta outro ácido, a maior parte dos íons hidrogênio liberados por esse ácido combina-se com a base conjugada do sistema-tampão, restringindo de maneira acentuada o aumento de íons hidrogênio livres. De modo semelhante, quando se acrescenta outra base, a maior parte dos íons hidrogênio livres removidos pela base é substituída por íons hidrogênio que se dissociam do ácido do sistema-tampão.

Em qualquer sistema-tampão, a *razão* entre o ácido e sua base conjugada fixa a concentração aquosa livre de íons hidrogênio (que representa apenas uma fração trivial da concentração do ácido ou da base). Essa relação é mostrada na Equação 9.2 ou na forma mais familiar de pH (a equação de Henderson-Hasselbalch) na Equação 9.3. É preciso ressaltar que os sistemas-tampão no organismo não *eliminam* equivalentes de ácido ou de base adicionados, porém apenas limitam o efeito dos equivalentes sobre o pH sanguíneo. Na presença de desequilíbrio persistente entre entradas e saídas, o componente ácido ou base do tampão tem sua concentração gradualmente reduzida à medida que é convertido no outro componente. Por fim, os equivalentes de ácido ou de base acrescentados ao organismo, embora transitoriamente associados a tampões sanguíneos, precisam ser excretados pelos rins para manter o equilíbrio.

Os sistemas-tampão existem no LEC, no líquido intracelular (o citosol das várias células do corpo) e na matriz do osso. Embora estejam em diferentes compartimentos, esses tampões se comunicam uns com os outros. O fosfato e a albumina são tampões importantes no LEC. A hemoglobina nos eritrócitos constitui um importante tampão intracelular, visto que alterações do pH plasmático levam à captação ou liberação de prótons dos eritrócitos. Por vários motivos, o sistema-tampão mais importante do corpo é o *sistema-tampão CO_2-bicarbonato*. Felizmente, podemos compreender o papel dos tampões no equilíbrio acidobásico ao considerarmos esse único sistema-tampão isoladamente, ignorando os outros, visto que todos precisam ter uma razão entre ácido fraco e base conjugada que resulte no mesmo valor de pH.

1 Uma propriedade que distingue o sistema-tampão CO_2-bicarbonato dos outros sistemas-tampão é a regulação independente das concentrações de CO_2 e de bicarbonato. Como as concentrações de ambos os componentes são reguladas, a *razão* entre suas concentrações também é regulada. Por conseguinte, isso regula o pH.

No sistema-tampão CO_2-bicarbonato, o CO_2 não é um ácido fraco por si só, porém atua como um ácido fraco, visto que ele se combina prontamente com a água para formar *ácido carbônico* (H_2CO_3). Toda vez que uma solução tiver CO_2, ela sempre irá conter uma pequena quantidade de ácido carbônico. (O CO_2 com frequência é denominado ácido volátil, em virtude de sua capacidade de evaporar. Todos os outros ácidos, como, por exemplo, o sulfúrico e o láctico, são denominados ácidos *fixos*.) O ácido carbônico dissocia-se, assim como qualquer outro ácido fraco, em um próton e sua base conjugada, que é bicarbonato (Equação 9.4a). Considerado dessa maneira, e tendo em vista a presença ubíqua de água em nosso corpo, é evidente que o dióxido de carbono é efetivamente um ácido.

A concentração de ácido carbônico em nosso sangue é minúscula (cerca de 3 mmol/L), e, à primeira vista, parece que esse sistema possui pouca capacidade de tamponamento. Todavia, o aporte de CO_2 é efetivamente infinito, visto que ele é produzido de modo contínuo (mais de 10 mol por dia). Qualquer ácido carbônico consumido em uma reação é imediatamente substituído por uma nova geração a partir do CO_2 existente, como mostra a metade esquerda da Equação 9.4a.

$$CO_2 + H_2O \leftrightarrows H_2CO_3 \leftrightarrows HCO_3^- + H^+ \qquad \text{Equação 9.4a}$$

$$CO_2 + H_2O \leftrightarrows HCO_3^- + H^+ \qquad \text{Equação 9.4b}$$
$$\text{(anidrase carbônica)}$$

A reação no lado esquerdo da Equação 9.4a para formar ácido carbônico é bastante lenta, porém a maioria dos tecidos expressa uma ou várias isoformas da enzima *anidrase carbônica*, intracelularmente, extracelularmente, ou ambos. Essa enzima acelera de modo acentuado a reação entre CO_2 e água para formar bicarbonato e um íon hidrogênio. Ao fazê-lo, ela, na realidade, omite a etapa de formação de ácido carbônico, como mostra a Equação 9.4b.[1] Entretanto, como em todas as reações catalisadas por enzimas, a enzima aumenta a *velocidade* da reação, mas não muda as concentrações dos reagentes e dos produtos em equilíbrio.

Diferentemente dos outros sistemas-tampão do corpo, em que a adição ou a perda de íons hidrogênio modifica a concentração de ácido fraco, no sistema CO_2-bicarbonato, a concentração do ácido fraco (CO_2) é mantida essencialmente constante. Isso se deve ao fato de que a taxa de excreção respiratória equivale à produção metabólica. A pressão parcial do CO_2 arterial (PCO_2) é regulada em cerca de 40 mmHg. Essa pressão parcial corresponde a uma concentração de CO_2 no sangue de 1,2 mmol/L. Qualquer alteração da PCO_2 em decorrência da adição ou da perda de íons hidrogênio ou alteração na produção metabólica é percebida por quimiorreceptores arteriais e quimiorreceptores no tronco encefálico, que alteram a taxa de ventilação para restaurar a concentração. Existem ocasiões em que a PCO_2 difere efetivamente dos 40 mmHg, porém isso reflete a ocorrência de alterações na atividade do sistema respiratório, e não uma mudança da PCO_2 em resposta à adição ou à perda de íons hidrogênio.

---

[1] A reação real envolve a combinação de CO_2 com um íon hidroxila (OH^-) que está ligado à enzima, resultando na formação imediata de bicarbonato (HCO_3^-). À medida que o bicarbonato se dissocia da enzima, uma molécula de água o substitui. A água é então clivada em um íon hidrogênio e um íon hidroxila. O íon hidrogênio dissocia-se da enzima, enquanto o íon hidroxila fica para trás na enzima. O resultado consiste na conversão de uma molécula de CO_2 e uma molécula de água em um íon hidrogênio e bicarbonato, o mesmo que se tivessem passado pela reação não catalisada mais lenta de formação inicial de uma molécula de ácido carbônico.

Embora a adição ou a remoção de íons hidrogênio de outras fontes distintas do CO_2 não modifique a PCO_2, essas alterações *de fato* modificam a concentração de bicarbonato. A adição de íons hidrogênio impulsiona a reação na Equação 9.4 para a esquerda e reduz o bicarbonato a quase uma base de mol para mol. Frisamos *quase* porque os outros tampões do sangue também captam parte da carga. A remoção de íons hidrogênio desloca a reação para a direita e aumenta o bicarbonato da mesma maneira. Existem muitos processos que acrescentam ou que removem íons hidrogênio; todavia, independentemente do processo envolvido, o resultado consiste em modificar a concentração de bicarbonato. Esse conceito é de suma importância e, portanto, deve ser reforçado. Do ponto de vista do equilíbrio acidobásico, qualquer processo metabólico ou reação que produza íons hidrogênio é idêntico a um processo que remove bicarbonato (visto que, em ambos os casos, o resultado consiste em perda de bicarbonato), e qualquer reação em que um íon hidrogênio seja um reagente é equivalente a uma reação em que o bicarbonato seja um produto (visto que, em ambos os casos, o resultado consiste em aumento do bicarbonato).

Com base na discussão anterior, podemos concluir que a tarefa de manter o equilíbrio de íons hidrogênio consiste realmente em manter o equilíbrio do bicarbonato (supondo, mais uma vez, que o sistema respiratório mantenha a PCO_2 constante), visto que o pH é estabelecido pela razão entre bicarbonato e PCO_2. Quando íons hidrogênio são acrescentados (ou quando o bicarbonato é removido), o corpo precisa gerar novo bicarbonato para repor a quantidade perdida. De modo análogo, a remoção de íons hidrogênio (ou a adição de base) aumenta o bicarbonato, e esse bicarbonato extra precisa ser excretado. A excreção e a geração de novo bicarbonato são de responsabilidade dos rins.

> Adição de íons hidrogênio = perda de bicarbonato; remoção de íons hidrogênio = adição de bicarbonato.

2 Antes de prosseguirmos, vamos esclarecer um conceito errôneo comum. À primeira vista, pode parecer que os equivalentes de ácidos fixos seriam convertidos em CO_2 e excretados na expiração. Os ácidos fixos que entram no sangue de fato geram CO_2. Todavia, eles também consomem bicarbonato, e a simples eliminação do CO_2 pela expiração não restaura o bicarbonato que desapareceu quando o ácido foi adicionado. Sem uma excreção renal efetiva desses equivalentes de ácidos fixos, a entrada contínua logo iria reduzir para zero o bicarbonato plasmático. Além disso, o CO_2 não pode ser convertido em ácido fixo e excretado na urina. São dissolvidos não mais do que alguns milimoles de CO_2 na urina diariamente, e uma quantidade muito menor de ácido carbônico. Se, de alguma forma, os rins pudessem converter o CO_2 metabólico em ácido fixo e acrescentá-lo à urina, isso iria gerar mais de 10.000 miliosmóis de solutos por dia – claramente uma carga impossível de ser excretada.

FONTES DE ÁCIDOS E BASES
Metabolismo das proteínas da dieta

3 Embora o metabolismo oxidativo da maioria dos alimentos seja neutro do ponto de vista acidobásico, as proteínas contêm alguns aminoácidos que contribuem para os ácidos ou as bases. Quando aminoácidos contendo enxofre e aqueles com cadeia lateral catiônica são metabolizados a CO_2, água e ureia, o resultado consiste na adição de ácidos fixos. As proteínas fosforiladas também contribuem com uma carga de ácido. De modo semelhante, o metabolismo oxidativo dos aminoácidos com cadeias laterais aniônicas adiciona base (consome íons hidrogênio). Dependendo de a dieta da pessoa ser rica em carne ou em frutas e vegetais, a entrada efetiva pode ser ácida ou básica. Para uma dieta típica norte-americana, a entrada em geral é ácida.

Metabolismo dos ácidos fracos da dieta

As frutas e os vegetais, particularmente as frutas cítricas, contêm muitos ácidos fracos e sais desses ácidos (i.e., contêm um ácido fraco, a base conjugada, um cátion neutro, como potássio, e uma quantidade muito pequena de íons hidrogênio livres). Todos sabemos que as frutas cítricas são ácidas, e alguns sucos de frutas apresentam um pH abaixo de 4,0. De modo interessante, o metabolismo dessas substâncias ácidas *alcaliniza* o sangue, um processo algumas vezes denominado *paradoxo do suco de frutas*. A oxidação completa da forma protonada de um ácido orgânico (p. ex., ácido cítrico) a CO_2 e água é neutra do ponto de vista acidobásico, não diferindo, em princípio, da oxidação da glicose. Entretanto, a oxidação completa da forma básica adiciona bicarbonato ao corpo, isto é, ânions orgânicos são precursores do bicarbonato. Pode-se considerar o metabolismo de um ânion básico orgânico como pegar um íon hidrogênio dos líquidos corporais para protonar o ânion, convertendo-o, assim, em um ácido neutro e, em seguida, oxidando o ácido. Conforme assinalado anteriormente, a perda de íon hidrogênio acrescenta bicarbonato. Essa perda de íons hidrogênio ultrapassa de modo acentuado a quantidade de íons hidrogênio livres presentes no suco de fruta original. Embora seu pH seja baixo, há uma quantidade muito maior de base do que de íons hidrogênio livres. Antes da oxidação, a mistura é acidificante; todavia, com oxidação completa a CO_2 e água, o resultado consiste na adição de base.

Secreções gastrintestinais

O trato GI, desde as glândulas salivares até o colo, é revestido por um epitélio e glândulas que podem secretar íons hidrogênio, bicarbonato, ou ambos. Além disso, as principais secreções exócrinas do pâncreas e do fígado que fluem para o duodeno contêm grandes quantidades de bicarbonato. Para realizar essas tarefas, o trato GI (e os rins, conforme discutiremos mais adiante) usa o sistema CO_2-bicarbonato de maneira engenhosa. Quando combinamos o CO_2 e a água para gerar bicarbonato e prótons dentro de uma célula, o resultado é sempre a acidificação do citosol, devido à elevação da concentração de prótons. Entretanto, as células do trato GI *separam*, em seguida, os prótons do bicarbonato. Elas transportam os prótons para fora em uma direção (p. ex., para dentro da luz do trato GI) e o bicarbonato para fora do outro lado (p. ex., no interstício que banha a superfície basolateral). Em consequência, a luz torna-se acidificada, e o meio circundante (e, portanto, o sangue que deixa o tecido) torna-se alcalinizado (Figura 9.1). Em outras regiões do trato GI, as células invertem a direção desses processos, isto é, transportam o bicarbonato para dentro da luz (alcalinizando-o) e os prótons no meio circundante. Por conseguinte, diferentes regiões do trato GI acidificam ou alcalinizam o sangue. Normalmente, a soma das secreções do trato GI é quase neutra do ponto de vista acidobásico, isto é, a secreção de ácido em um local (p. ex., o estômago) é equilibrada pela secreção de bicarbonato em outro local (p. ex., o pâncreas). Em geral, observa-se uma pequena secreção efetiva de bicarbonato na

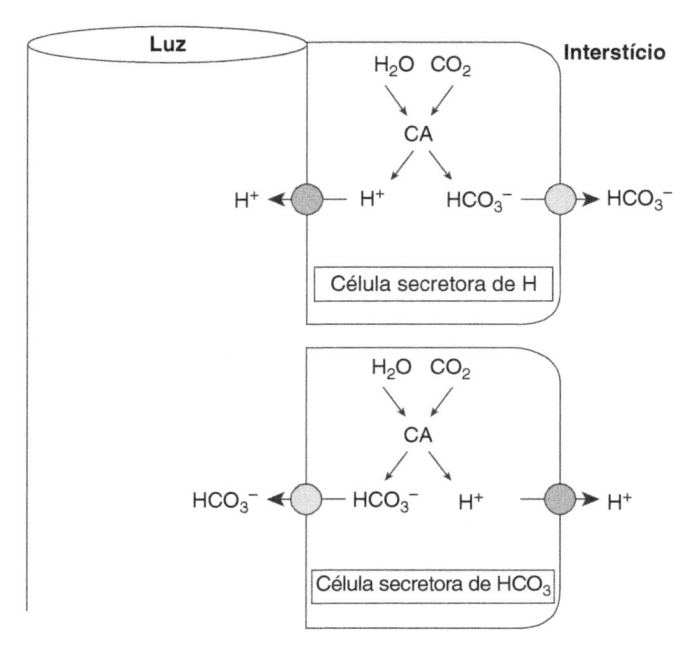

Figura 9.1 Modelo genérico para a secreção de íons hidrogênio (célula superior) e a secreção de bicarbonato (célula inferior). A fonte de íons secretados é o CO_2 e a água. Qualquer íon hidrogênio que sai de uma célula através de uma membrana deve ser acompanhado do transporte de um íon bicarbonato para fora da célula através da membrana oposta.

luz do colo, resultando na adição de prótons ao sangue. Todavia, em condições de vômito ou diarreia, um tipo de secreção pode prevalecer de modo acentuado em relação ao outro, resultando em perda significativa de ácido ou de base do corpo, com importante retenção de base ou de ácido no sangue.

Metabolismo aeróbio dos carboidratos e dos lipídeos

O metabolismo oxidativo normal dos carboidratos e dos lipídeos é neutro do ponto de vista acidobásico. Tanto os carboidratos (glicose) quanto os triglicerídeos são oxidados a CO_2 e água. Embora exista intermediários no metabolismo (p. ex., piruvato) que são ácidos ou bases, a soma de todas as reações é neutra. Todavia, algumas condições levam à produção de ácidos fixos. O metabolismo anaeróbio dos carboidratos produz um ácido fixo (ácido láctico). Em condições de baixa perfusão tecidual ou exercício intenso, isso pode representar um importante fator acidificante. O metabolismo dos triglicerídeos a β-hidroxibutirato e acetoacetato também adiciona ácidos fixos (corpos cetônicos). Esses processos normalmente não adicionam muita carga ácida, porém podem contribuir com uma carga ácida enorme em condições metabólicas adversas (p. ex., diabetes melito grave não controlado).

Soluções intravenosas: solução de Ringer lactato

Outra maneira pela qual cargas acidobásicas podem entrar no organismo é por soluções intravenosas. Os pacientes hospitalizados recebem uma variedade de soluções intravenosas, e uma das mais comuns é a *solução de Ringer lactato*, uma mistura de sais que contém lactato em uma concentração de 28 mEq/L. O pH é de cerca de 6,5. Entretanto, trata-se de uma solução alcalinizante pela mesma razão descrita anteriormente para o paradoxo do suco de frutas. O lactato é um ânion orgânico, a base conjugada do ácido láctico, e, quando oxidado a CO_2 e água, capta um íon hidrogênio dos líquidos corporais, com consequente produção de bicarbonato. A solução de Ringer lactato não deve ser confundida com a *acidose láctica* associada a certos tipos de choque. Nessas situações, o organismo produz quantidades iguais de íons hidrogênio e lactato, e o resultado consiste em acidificação dos líquidos corporais.

TRANSPORTE RENAL DE ÁCIDOS E DE BASES

Um panorama simplificado do processamento renal de ácidos e de bases é o seguinte: o componente acidobásico presente em maiores concentrações no sangue é o bicarbonato (24 a 28 mEq/L), e, mesmo em circunstâncias incomuns, os rins precisam reabsorver a maior parte da carga filtrada. Essa função é executada principalmente no túbulo proximal, conservando, assim, o bicarbonato plasmático. O túbulo proximal também secreta quantidades limitadas de bases orgânicas ou de ácidos orgânicos fracos e equivalentes de ácidos, conforme já descrito no Capítulo 5. Em seguida, no néfron distal (principalmente nos túbulos coletores), os rins secretam tanto prótons quanto bicarbonato para equilibrar a entrada efetiva no corpo (resumo no Quadro 9.1).

Reabsorção de bicarbonato

A primeira tarefa é sempre reabsorver a maior parte do bicarbonato filtrado. O bicarbonato é livremente filtrado nos corpúsculos renais. A reabsorção é um processo ativo, porém não é realizada de maneira convencional com a importação de bicarbonato através da membrana apical e sua exportação através da membrana basolateral. Com efeito, o mecanismo é um processo acidobásico que envolve a secreção de íons hidrogênio. Como cada um dos muitos litros de filtrado contém bicarbonato na faixa de 24 a 28 mEq/L, a secreção de uma enorme quantidade de íons hidrogênio ocorre no

Quadro 9.1 Contribuições normais dos segmentos tubulares para o equilíbrio renal de íons hidrogênio

Túbulo proximal
Reabsorve a maior parte do bicarbonato filtrado (normalmente cerca de 80%).
Produz e secreta amônio.

Ramo ascendente espesso da alça de Henle
Reabsorve a maior parte do bicarbonato filtrado remanescente (normalmente cerca de 10 a 15%).

Néfron distal
Reabsorve praticamente todo o bicarbonato filtrado remanescente, bem como qualquer bicarbonato secretado (células intercaladas tipo A).
Acidifica o líquido tubular (células intercaladas tipo A).
Secreta bicarbonato (células intercaladas tipo B).
Secreta amônia e amônio (células intercaladas tipo A e não A não B).

túbulo proximal. O princípio básico é o mesmo da secreção no trato GI ilustrada na parte superior da Figura 9.1. Dentro das células tubulares, os íons hidrogênio e o bicarbonato são gerados a partir de CO_2 e água, em uma reação catalisada pela anidrase carbônica. Os íons hidrogênio são ativamente secretados para a luz tubular em troca de sódio, por meio de um antiportador. Esses íons hidrogênio se combinam com o bicarbonato *filtrado* para formar água e dióxido de carbono; dessa maneira, o bicarbonato filtrado "desaparece". Ao mesmo tempo, o bicarbonato *celular* é transportado através da membrana basolateral para o líquido intersticial e, em seguida, para o sangue capilar peritubular. O resultado é que o bicarbonato filtrado do sangue no corpúsculo renal é convertido em CO_2 e água e substituído pelo bicarbonato gerado dentro da célula. Por conseguinte, não ocorre qualquer mudança efetiva na concentração plasmática de bicarbonato. Também é importante observar que o íon hidrogênio secretado na luz não é excretado na urina. Esse íon hidrogênio foi incorporado na água. Qualquer íon hidrogênio secretado que se combina com o bicarbonato na luz não contribui para a excreção urinária de íons hidrogênio, mas apenas para a conservação do bicarbonato.

> *O bicarbonato é reabsorvido por meio de sua combinação com íons hidrogênio secretados, sendo transformado em CO_2 e água, enquanto simultaneamente há geração de bicarbonato intracelular, que é transportado para o interstício.*

São necessários transportadores específicos para esses movimentos transmembrânicos de íons hidrogênio e bicarbonato. O antiportador de Na-H (NHE3), conforme descrito no Capítulo 4 e mostrado na Figura 9.2, é particularmente proeminente na membrana apical do túbulo proximal. Esse transportador constitui o principal meio não apenas para a secreção de íons hidrogênio, mas também para a captação de sódio a partir da luz do túbulo proximal. O mesmo antiportador NHE3 também media a secreção de íons hidrogênio no ramo ascendente espesso. Nos segmentos do néfron distal que secretam íons hidrogênio, existem H-ATPases ativas primárias. As células intercaladas tipo A do sistema de ductos coletores possuem essa H-ATPase ativa primária, bem como uma H-K-ATPase ativa primária, que move simultaneamente íons hidrogênio para a luz e potássio para dentro da célula, sendo ambos os processos ativos (Figura 9.3A).

A etapa de saída do bicarbonato gerado quando íons hidrogênio são secretados ocorre por meio de antiportadores de $Cl-HCO_3$ ou simportadores de $Na-HCO_3$ na membrana basolateral (Figuras 9.2 e 9.3A), dependendo do segmento tubular. Em ambos os casos, o movimento de bicarbonato ocorre ao longo de seu gradiente eletroquímico (i.e., a etapa de saída é passiva). O simporte com sódio constitui o meio predominante de saída do bicarbonato no túbulo proximal. Esse processo é particularmente interessante, visto que o efluxo de sódio ocorre *contra* seu gradiente eletroquímico. Trata-se de um caso raro de transporte ativo de sódio, que não utiliza ATP como fonte de energia, mas sim o gradiente de outro íon. (Entretanto, esse processo só pode ocorrer se a Na-K-ATPase estabelece o gradiente de sódio que impulsiona a remoção de íons hidrogênio por meio de troca de Na-H na membrana apical.)

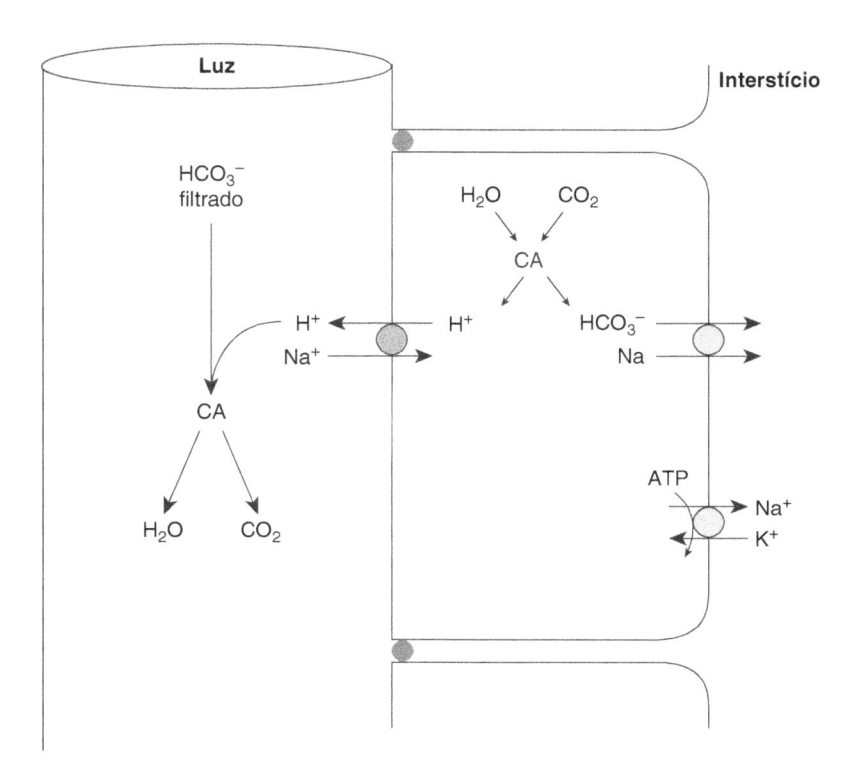

Figura 9.2 Mecanismo predominante no túbulo proximal para a reabsorção de bicarbonato. Os íons hidrogênio e o bicarbonato são produzidos intracelularmente. Os íons hidrogênio são secretados por meio de um antiportador de Na-H (membro da família NHE), enquanto o bicarbonato é transportado para o interstício por meio de um simportador de Na-3HCO$_3$ (membro da família NBC). Como uma quantidade maior de sódio entra por meio do antiportador de Na-H em comparação com a que sai por meio do simportador de Na-3HCO$_3$, uma quantidade adicional de sódio é removida pela Na-K-ATPase.

Por meio dessa secreção de íons hidrogênio, o túbulo proximal reabsorve 80 a 90% do bicarbonato filtrado. O ramo espesso ascendente da alça de Henle reabsorve outros 10%, e quase todo o bicarbonato remanescente é reabsorvido no néfron distal (embora isso dependa da dieta e de outras condições; ver discussão mais adiante).

Ao longo de todo o túbulo, a anidrase carbônica intracelular está envolvida nas reações que geram íons hidrogênio e bicarbonato. No túbulo proximal, a anidrase carbônica também está localizada na superfície da membrana apical voltada para a luz, e catalisa a geração intraluminal de CO_2 e água a partir das grandes quantidades de íons hidrogênio secretados que se combinam com o bicarbonato filtrado.

> *As cargas de ácido ou de base, independentemente da fonte original, transformam-se em excesso ou déficit de bicarbonato.*

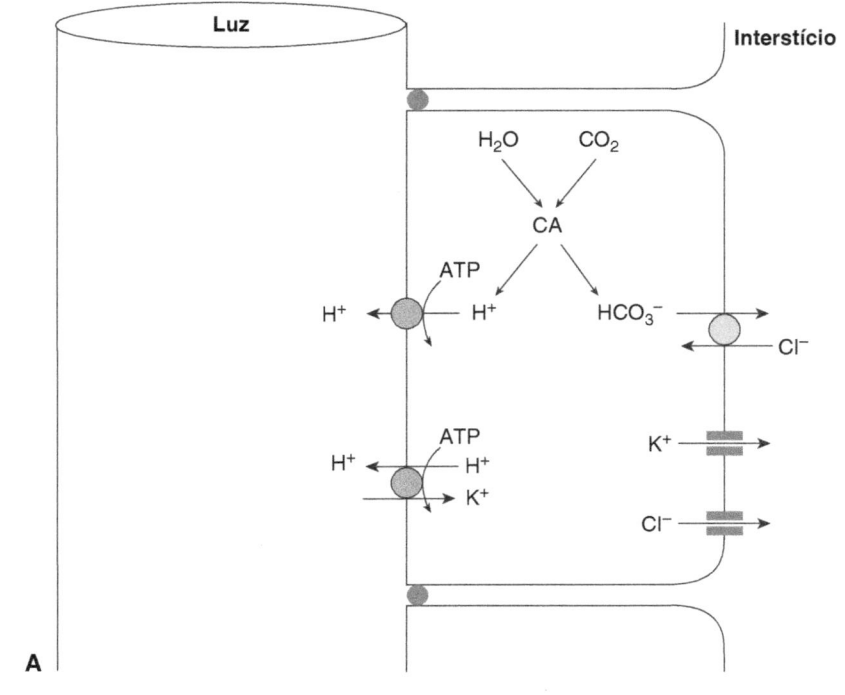

Figura 9.3 Células intercaladas tipo A e tipo B. **A**, Mecanismos predominantes nas células intercaladas tipo A para a secreção de íons hidrogênio, que levam à formação de acidez titulável. A membrana apical contém H-ATPases e H-K-ATPases, que transportam íons hidrogênio isoladamente ou em troca de potássio. O bicarbonato atravessa a membrana basolateral predominantemente por meio do antiportador AE1.

Excreção de ácido e de base

As cargas de ácido ou de base geradas pelos processos descritos anteriormente resultam em alterações nos níveis plasmáticos de bicarbonato. Em essência, uma carga de ácido ou de base, independentemente da fonte original, é transformada em excesso ou déficit de bicarbonato. A tarefa dos rins consiste em excretar o excesso ou repor o déficit.[1] Em resposta a cargas de base, o processo é relativamente direto. Os rins reabsorvem a maior parte do bicarbonato filtrado, porém excretam apenas uma quantidade suficiente de bicarbonato na urina para equilibrar a entrada. Os rins fazem isso de duas maneiras: (1) possibilitam a passagem de *certa* quantidade de bicarbonato filtrado para a urina e (2) secretam bicarbonato por meio das células intercaladas tipo B no néfron distal. A célula intercalada tipo B inverte a localização dos transportadores relevantes encontrados na célula intercalada tipo A (Figura 9.3B). Dentro do citosol, os íons hidrogênio

---

[1] As cargas acidobásicas são parcialmente tamponadas por tampões do sangue diferentes do bicarbonato e por tampões intracelulares. Todavia, esses tampões finalmente devem liberar as cargas que captaram, o que, por sua vez, resulta em alterações do bicarbonato plasmático.

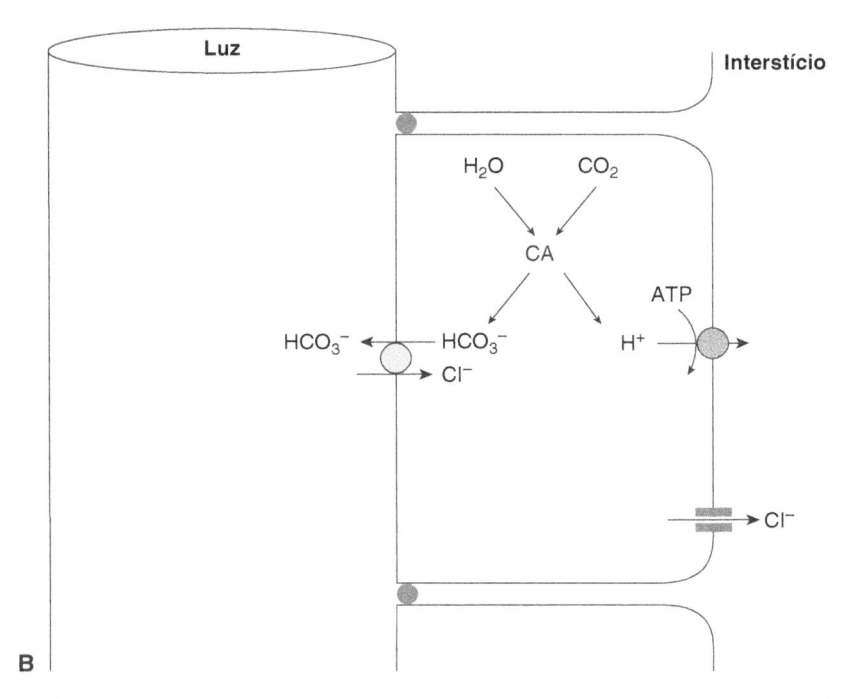

Figura 9.3 (Continuação) **B**, A célula intercalada tipo B secreta bicarbonato por meio do antiportador pendrina e, simultaneamente, transporta íons hidrogênio para o interstício.

e o bicarbonato são gerados por meio da anidrase carbônica. Todavia, o transportador de H-ATPase está localizado na membrana basolateral, e o antiportador de Cl-HCO_3, denominado *pendrina*, encontra-se na membrana apical. Por conseguinte, o bicarbonato move-se para a luz tubular por meio da pendrina, enquanto os íons hidrogênio são ativamente transportados para fora da célula através da membrana basolateral e entram no sangue, onde se combinam com íons bicarbonato e reduzem o nível plasmático de bicarbonato. Assim, o processo global leva ao desaparecimento do excesso de bicarbonato plasmático e à excreção de bicarbonato na urina.

Como os rins excretam uma carga *ácida*, isto é, fazem a reposição de um déficit de bicarbonato? Em primeiro lugar, é preciso ter em mente que a geração de bicarbonato a partir de CO_2 e água gera simultaneamente íons hidrogênio. Os íons hidrogênio devem ser *separados* do bicarbonato e *excretados*; caso contrário, esses componentes irão se recombinar, e não irão desempenhar qualquer papel. O processo começa pela reabsorção de todo o bicarbonato filtrado. Em seguida, os rins secretam quantidades adicionais de íons hidrogênio (através de H-ATPases nas células intercaladas tipo A) que se fixam a bases no líquido tubular *diferentes do bicarbonato*. A base agora protonada é excretada. Simultaneamente, o bicarbonato produzido na célula intercalada é transportado através da membrana basolateral para o sangue por meio de antiportadores de Cl-HCO_3, denominados *AE1*, repondo o bicarbonato perdido quando a carga de ácido entrou no corpo. Enfatizamos mais uma vez que ambas as partes desse processo precisam ocorrer, isto é, a geração de novo bicarbonato e a excreção de íons hidrogênio em bases diferentes do bicarbonato. Se não houvesse qualquer bicarbonato novo, os níveis plasmáticos não seriam restaurados, e, se os íons hidrogênio não fossem excretados, eles seriam recombinados com o bicarbonato gerado.

Excreção de íons hidrogênio em bases urinárias

5 Veremos que o processo idêntico de transporte de secreção de íons hidrogênio leva à reabsorção de bicarbonato (sem bicarbonato novo) e à excreção de ácido, *com* adição de novo bicarbonato ao sangue. À primeira vista, isso parece ser uma contradição: Como um mesmo processo pode produzir dois resultados diferentes? A resposta está no destino dos íons hidrogênio quando estes estão na luz. Para os íons hidrogênio secretados que se combinam com bicarbonato (um processo que sempre ocorre no túbulo proximal), estamos simplesmente substituindo o bicarbonato filtrado que teria deixado o corpo. O íon hidrogênio é incorporado na água. Em contrapartida, quando os íons hidrogênio secretados se combinam com uma base *não bicarbonato* na luz do néfron distal, onde permanece uma pequena quantidade de bicarbonato ou nenhuma, o íon hidrogênio é excretado, e o bicarbonato produzido na célula e transportado através da membrana basolateral é o *novo* bicarbonato, e não um substituto do bicarbonato filtrado.

Fosfato e ânions orgânicos

6 Existem duas fontes de bases não bicarbonato urinárias: a filtração e a síntese. Normalmente, a base filtrada mais importante é o fosfato, enquanto a amônia é a base sintetizada mais importante. O fosfato livre no plasma ocorre em uma mistura das formas monovalente (ácido) e divalente (base). Como mostra a Equação 9.5, o fosfato di-hidrogênio monovalente (à esquerda) é um ácido fraco, enquanto o fosfato mono-hidrogênio divalente (à direita) é sua base conjugada.

$$H_2PO_4^- \leftrightarrow HPO_4^{2-} + H^+ \qquad \text{Equação 9.5}$$

Podemos escrevê-la na forma da equação de Henderson-Hasselbalch:

$$pH = 6,8 + \log [HPO_4^{2-}]/[H_2PO_4^-] \qquad \text{Equação 9.6}$$

No pH normal do plasma (7,4), verificamos que cerca de 80% do fosfato no plasma (e filtrado) encontram-se na forma de base (divalente), e 20% encontram-se na forma ácida (monovalente). Grande parte do fosfato filtrado sofre reabsorção no túbulo proximal, porém o restante flui para o néfron distal. À medida que os íons hidrogênio são secretados nos ductos coletores, e o pH tubular cai, a forma básica remanescente capta os íons hidrogênio secretados. Dependendo do pH final da urina, a maior parte da base (HPO_4^{2-}) é protonada em ácido ($H_2PO_4^-$). Os íons hidrogênio secretados que se combinaram com a forma básica são excretados, e o bicarbonato que foi gerado intracelularmente entra no sangue. Qual a quantidade de fosfato disponível para esse processo? Essa quantidade é um tanto variável, dependendo de diversos fatores, porém uma concentração plasmática típica é

> *A excreção de ácido regenera simultaneamente o bicarbonato.*

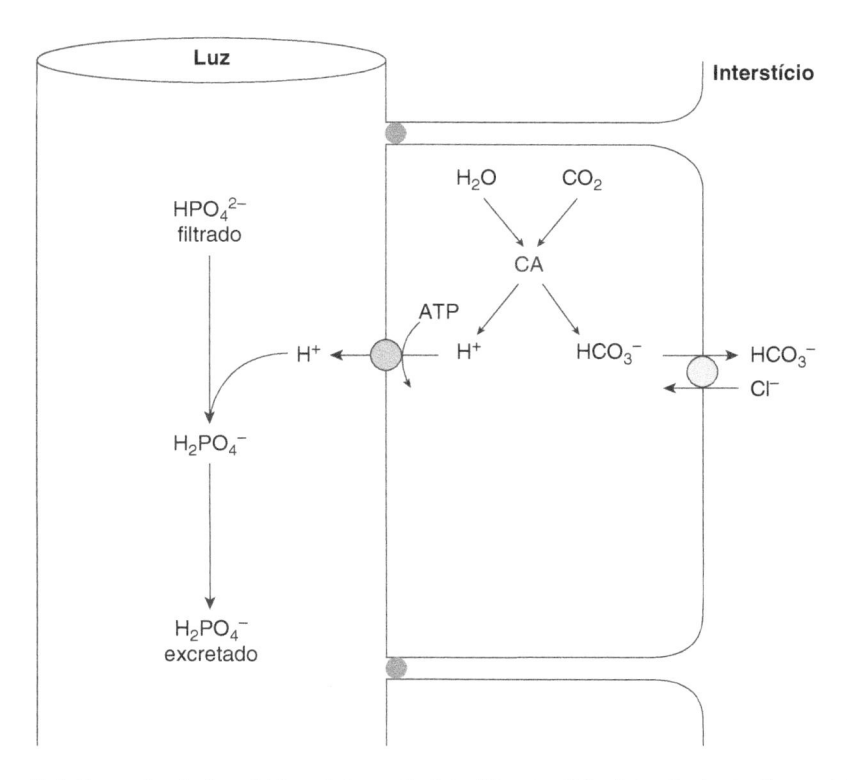

Figura 9.4 Excreção de íons hidrogênio no fosfato filtrado. O fosfato divalente (forma básica) que foi filtrado, mas que não foi reabsorvido, alcança o túbulo coletor, onde se combina com íons hidrogênio secretados para formar fosfato monovalente (forma ácida), que é então excretado na urina. O bicarbonato que entra no sangue consiste em novo bicarbonato, e não simplesmente um substituto do bicarbonato filtrado.

de cerca de 1 mmol/L, do qual cerca de 90% estão na forma livre (estando o restante ligado frouxamente às proteínas plasmáticas). Com uma taxa de filtração glomerular (TFG) de 180 L/dia, a carga filtrada total de fosfato é de cerca de 160 mmol/dia. A fração reabsorvida também é variável: de 75 a 90%. Por conseguinte, o fosfato divalente não reabsorvido, disponível para a captação dos íons hidrogênio secretados, alcança cerca de 40 mmol/dia. Em outras palavras, os rins podem excretar cargas ácidas utilizando o fosfato filtrado a uma taxa de cerca de 40 mmol/dia. A Figura 9.4 ilustra a sequência de eventos que levam à excreção de íons hidrogênio no fosfato filtrado e a adição de novo bicarbonato ao sangue.

É preciso também ressaltar que nem a filtração nem a excreção de íons hidrogênio *livres* contribuem de modo significativo para a excreção de íons hidrogênio. Em primeiro lugar, a carga filtrada de íons hidrogênio livres, quando o pH do plasma é de 7,4 (40 nmolar/H^+), é inferior a 0,1 mmol/dia. Em segundo lugar, existe um pH urinário mínimo – cerca de 4,4 –, que pode ser alcançado. Isso corresponde a uma concentração de íons hidrogênio livres de 0,04 mmol/L. Com um débito urinário diário típico de 1,5 L, a excreção de íons hidrogênio *livres*, mesmo na presença de pH mais ácido, poderia ser de apenas 0,06 mmol/dia, ou seja, uma fração minúscula dos 50 a 100 mmol de íons hidrogênio normalmente ingeridos ou produzidos a cada dia. Para excretar essas quantidades adicionais de prótons, eles precisam se associar a bases tubulares.

Excreção de íons hidrogênio na forma de amônio

Normalmente, a excreção de íons hidrogênio associados ao fosfato e a outras bases filtradas não é suficiente para equilibrar a produção normal de íons hidrogênio de 50 a 100 mmol/dia, nem para processar qualquer produção inusitadamente alta de cargas ácidas. Para excretar o restante dos íons hidrogênio e alcançar o equilíbrio, existe uma segunda maneira de excretá-los, que envolve a amoniogênese e a excreção de íons hidrogênio na forma de amônio. Do ponto de vista quantitativo, uma quantidade muito maior de íons hidrogênio pode ser excretada por meio do amônio do que utilizando bases filtradas. Além disso, embora a quantidade de base filtrada não possa ser modificada para suprir as necessidades do equilíbrio acidobásico, a amoniogênese pode aumentar de modo acentuado em resposta a uma alta carga de ácido. Existem muitas nuanças na excreção de íons hidrogênio na forma de amônio, porém os conceitos básicos são simples.

Conforme descrito no Capítulo 5, o catabolismo das proteínas e a oxidação dos aminoácidos constituintes pelo fígado geram CO_2, água, ureia e certa quantidade de glutamina. Embora o metabolismo das cadeias laterais dos aminoácidos possa levar à adição de ácidos ou de bases, o processamento do núcleo de um aminoácido – o grupo carboxila e o grupo amino – é neutro do ponto de vista acidobásico. Depois de numerosos passos intermediários, o processamento do grupo carboxila de um aminoácido produz bicarbonato, enquanto o processamento do grupo amino produz amônio (NH_4^+), que é a forma protonada da amônia (NH_3). Todavia, o processamento não termina aqui, visto que o amônio, mesmo em níveis baixíssimos, é muito tóxico. O amônio é subsequentemente processado pelo fígado em ureia ou glutamina. Em ambos os casos, cada amônio consumido também consome bicarbonato. Assim, o bicarbonato produzido a partir do grupo carboxila é apenas um intermediário, que é consumido tão rapidamente quanto é produzido, e o processo, como um todo, é neutro do ponto de vista acidobásico. Podemos descrever esse processo esquematicamente da seguinte maneira:

$$2 \text{ aminoácidos} \rightarrow 2NH_4^+ + 2HCO_3^- \rightarrow \text{ureia ou glutamina} \quad \text{Equação 9.7}$$

Quando a ureia ou a glutamina é excretada, o corpo completa o catabolismo das proteínas de modo a promover um equilíbrio nitrogenado corporal total, que é neutro do ponto de vista acidobásico.

O processamento renal da ureia é um tanto complicado da perspectiva osmótica, conforme descrito em capítulos anteriores, porém é neutro da perspectiva acidobásica. Entretanto, o processamento renal da glutamina é diferente. Embora a produção de glutamina pelo fígado seja neutra do ponto de vista acidobásico, é importante reconhecer que a glutamina pode ser considerada como constituída dos dois componentes a partir dos quais foi sintetizada: um componente básico (bicarbonato) e um componente ácido (amônio). O amônio é um ácido, visto que ele contém um próton dissociável, como mostra a Equação 9.8. A pK do amônio é de quase 9,2, tornando-o um ácido extremamente *fraco* (i.e., somente na presença de pH alto é que ele irá liberar seu próton);

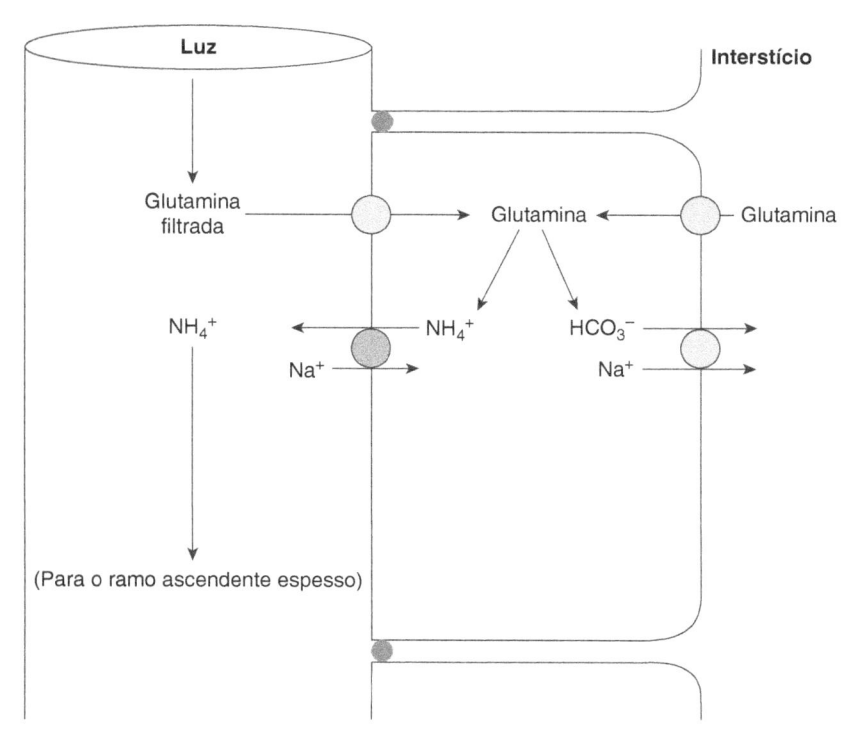

Figura 9.5 Amoniogênese e excreção. Produção de amônio a partir da glutamina. A glutamina é originalmente sintetizada no fígado a partir de NH_4^+ e bicarbonato. Quando alcança as células tubulares proximais, a glutamina é convertida, por meio de várias etapas intermediárias (não mostradas), de volta em NH_4^+ e bicarbonato. O bicarbonato é transportado no sangue, enquanto o amônio é secretado.

contudo, é um ácido. Em pH fisiológico, mais de 98% do total encontram-se como amônio, e menos de 2%, como amônia. Para fins de equilíbrio acidobásico renal, isso representa uma vantagem, visto que praticamente toda a amônia excretada está na forma protonada e carrega com ela um íon hidrogênio.

$$NH_4^+ \leftrightarrow H^+ + NH_3 \qquad \text{Equação 9.8}$$

A glutamina liberada pelo fígado é captada pelas células do túbulo proximal, tanto da luz (glutamina filtrada) quanto do interstício renal, por meio de simportadores de Na-glutamina. As células do túbulo proximal convertem, em seguida, a glutamina de volta a bicarbonato e NH_4^+, revertendo essencialmente o que o fígado realizou. O NH_4^+ é secretado na luz do túbulo proximal, enquanto o bicarbonato sai para o interstício e, em seguida, para o sangue (Figura 9.5). Trata-se de novo bicarbonato, exatamente como o novo bicarbonato gerado pela titulação de bases não bicarbonato. O processamento subsequente do NH_4^+ é complexo, porém finalmente ocorre excreção de amônio (Figura 9.6).

O íon amônio tem propriedades químicas interessantes, visto que é capaz de se "disfarçar" como outros íons, em alguns casos, como íon hidrogênio, e, em outros, como íon

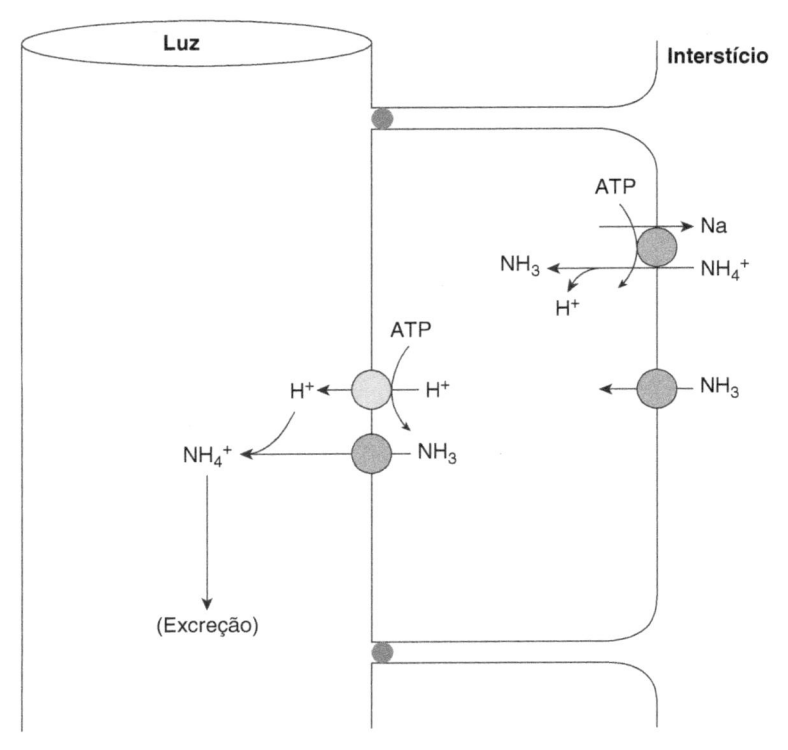

Figura 9.6 Secreção de amônio na medula interna. Vários mecanismos estão envolvidos. Um mecanismo proeminente envolve a captação e a secreção de amônia neutra por meio de transportadores específicos, paralelamente à secreção de íons hidrogênio, resultando em nova formação de amônio na luz. Na medula mais interna, a alta concentração intersticial de amônio possibilita a substituição do potássio pelo amônio na Na-K-ATPase.

> As grandes cargas de ácido são excretadas principalmente na forma de amônio.

potássio. Isso se deve ao fato de que alguns transportadores e alguns canais não são totalmente seletivos para as substâncias que eles costumam mover, em comparação com o amônio. À medida que a concentração de amônio aumenta, observa-se uma tendência crescente do amônio a substituir esses outros íons e a atravessar "sorrateiramente" as membranas.

Além disso, sempre que houver amônio nos líquidos corporais, haverá a presença de uma pequena fração (2% no pH fisiológico) na forma de amônia, visto que a dissociação, embora ocorra em grau limitado, é quase instantânea. As bicamadas lipídicas são essencialmente impermeáveis ao amônio, por ser um pequeno íon hidratado, de modo que ele precisa ser processado por canais ou transportadores para atravessar as membranas. A permeabilidade da bicamada lipídica à amônia neutra é baixa, porém definida. Mais importante é o fato de que existem uniportadores para a amônia, membros da família de glicoproteína Rh, que transportam a amônia em algumas regiões do néfron.

Quanto ao processamento celular, as células algumas vezes transportam o amônio como tal e, outras vezes, transportam amônia e um próton paralelamente, sendo o resultado igual em ambos os casos.

"Faria sentido" se o amônio secretado no túbulo proximal simplesmente permanecesse na luz e fosse excretado, porém os rins desenvolveram uma maneira mais complicada de fazer as coisas. Diversos transportadores participam no movimento do amônio ou da amônia para dentro ou para fora do túbulo em vários segmentos. Na medida em que todo o amônio produzido a partir da glutamina e secretado no túbulo proximal acaba sendo excretado, o processo alcança o objetivo de excretar ácido, mesmo se o amônio for transportado como tal em alguns locais e deslocado na forma de H^+ e NH_3, separadamente, em outros locais. Todavia, se o amônio retorna à circulação, ele é metabolizado pelo fígado de volta a ureia, consumindo bicarbonato no processo e, assim, anulando a geração renal de bicarbonato.

O amônio sintetizado a partir da glutamina no túbulo proximal é, em sua maior parte, secretado por meio do antiportador NHE3 em troca de sódio, com o amônio substituindo um íon hidrogênio (Figura 9.5). O próximo evento importante de transporte ocorre no ramo ascendente espesso. Nesse segmento, cerca de 80% do amônio tubular são reabsorvidos, principalmente pelo multiportador de Na-K-2Cl, com o amônio substituindo, agora, o potássio e saindo por meio de um antiportador em troca de sódio (Figura 9.7). Nas porções medulares do ramo ascendente espesso, essa reabsorção leva

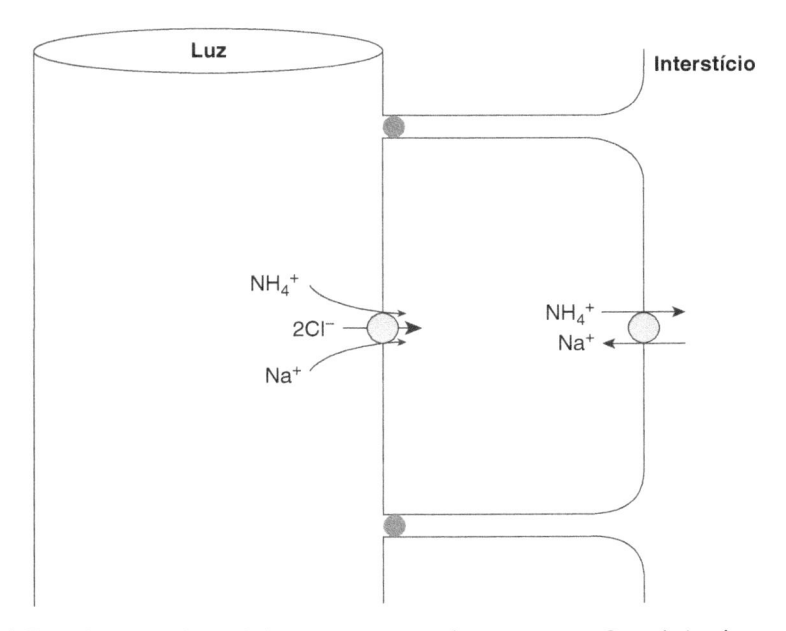

Figura 9.7 Reabsorção de amônio no ramo ascendente espesso. O amônio alcança o ramo ascendente espesso proveniente de duas fontes. A maior parte origina-se como resultado de secreção no túbulo proximal. Certa quantidade também entra nos ramos delgados a partir do interstício medular, na forma de amônia neutra; subsequentemente, ocorre reprotonação na luz (reciclagem do amônio). O amônio é reabsorvido no ramo ascendente espesso por diversos mecanismos, sendo o predominante a entrada por meio do multiportador NKCC (com o amônio substituindo o potássio), e sai por meio de um antiportador de sódio-amônio (NHE-4).

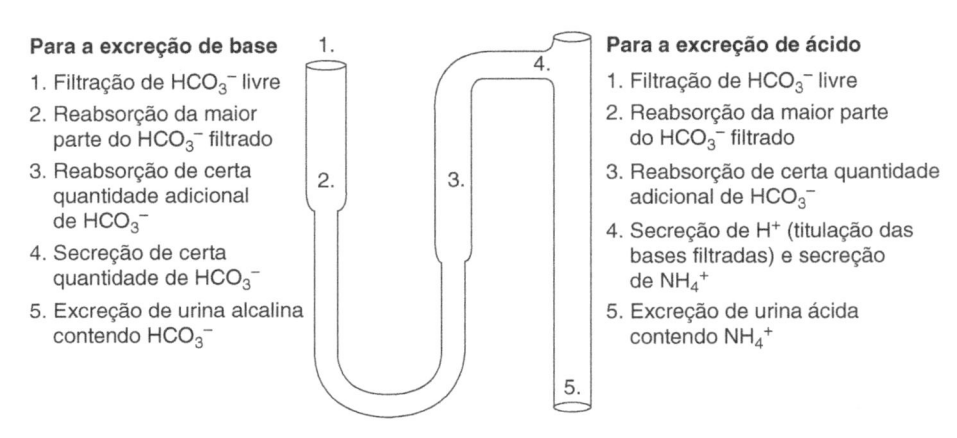

Para a excreção de base
1. Filtração de HCO_3^- livre
2. Reabsorção da maior parte do HCO_3^- filtrado
3. Reabsorção de certa quantidade adicional de HCO_3^-
4. Secreção de certa quantidade de HCO_3^-
5. Excreção de urina alcalina contendo HCO_3^-

Para a excreção de ácido
1. Filtração de HCO_3^- livre
2. Reabsorção da maior parte do HCO_3^- filtrado
3. Reabsorção de certa quantidade adicional de HCO_3^-
4. Secreção de H^+ (titulação das bases filtradas) e secreção de NH_4^+
5. Excreção de urina ácida contendo NH_4^+

Figura 9.8 Esquema global da excreção de ácido e de base. Em todos os casos, ocorre reabsorção da maior parte do bicarbonato filtrado. Quanto à excreção de base, certa quantidade de bicarbonato filtrado é excretada juntamente com algum bicarbonato adicional secretado pelas células intercaladas tipo B no néfron distal. Quanto à excreção de ácido, todo o bicarbonato filtrado é reabsorvido. Em seguida, ocorre secreção de íons hidrogênio no néfron distal, contribuindo para a acidez titulável. A excreção de amônio responde pela maior parte da excreção de ácido.

ao acúmulo de amônio (e, portanto, de alguma amônia) no interstício, com aumento progressivo da concentração em direção à papila, de modo análogo ao gradiente osmótico. Por fim, nos ductos coletores medulares, ocorre mais uma vez secreção. A amônia é captada do interstício por uniportadores de glicoproteína Rh, enquanto o amônio é captado por meio da Na-K-ATPase, com o amônio substituindo o potássio. A amônia passa para a luz por meio de uma glicoproteína Rh apical e combina-se com um íon hidrogênio secretado por meio de uma H-ATPase (Figura 9.6). Por conseguinte, o amônio que foi reabsorvido no ramo ascendente espesso e que se acumulou no interstício medular é agora devolvido ao túbulo e excretado. Os processos de excreção de ácido e de base estão resumidos na Figura 9.8.

Quantificação da excreção renal acidobásica

Podemos quantificar a excreção de equivalentes de ácidos/bases se forem consideradas três quantidades na urina: (1) a quantidade de *acidez titulável*, (2) a quantidade de amônio e (3) a quantidade de bicarbonato, se houver algum. A acidez titulável representa a quantidade de ácido que foi captada por bases urinárias diferentes da amônia. Ela pode ser medida pela titulação da urina com base forte (NaOH) até um pH de 7,4. (A quantidade de NaOH necessária para aumentar o pH de volta a 7,4 é, portanto, igual à quantidade de íons hidrogênio que foi secretada e combinada com fosfato e bases orgânicas.) A quantidade de amônio urinário é igual ao volume de urina vezes a concentração urinária de amônio. (O amônio não contribui para a acidez titulável, visto que, com pK de 9,2, ocorre remoção de poucos íons hidrogênio por titulação até um pH de 7,4.) De modo semelhante, o bicarbonato urinário é igual ao volume de urina vezes a concentração urinária de bicarbonato.

Quadro 9.2 Contribuição renal de novo bicarbonato para o sangue em diferentes estados

	Alcalose	Estado normal	Acidose
Ácido titulável (mmol/dia)	0	20	40
Mais NH_4^- excretado (mmol/dia)	0	40	160
Menos HCO_3^- excretado (mmol/dia)	80	1	0
Total adicionado ao corpo (mmol/dia)	-80	59	200
pH da urina	8,0	6,0	4,6

Desse modo, podemos escrever a excreção final de ácido da seguinte maneira:

Excreção total de ácido = ácido titulável excretado + NH_4^+ excretado − HCO_3^- excretado

Equação 9.9

Observe que não há qualquer termo para o íon hidrogênio livre na urina, visto que, até mesmo em um pH urinário mínimo de 4,4, a quantidade de íons hidrogênio livres é insignificante.

Os dados de urina normal típica para as quantidades de bicarbonato fornecidas pelos rins ao sangue em três estados acidobásicos potenciais são apresentados no Quadro 9.2. Observe que, em resposta à acidose, conforme assinalado anteriormente, o aumento na produção e na excreção de NH_4^+ é muito mais importante do ponto de vista quantitativo do que o aumento na formação de ácido titulável.

REGULAÇÃO DO PROCESSAMENTO RENAL DE ÁCIDOS E DE BASES

Os rins respondem a cargas acidobásicas agudas ao determinarem o movimento bidirecional dos transportadores de íons hidrogênio e bicarbonato (H-ATPases e antiportadores de $Cl-HCO_3$) entre as vesículas intracelulares e as membranas de superfície. As cargas de ácido aumentam a quantidade de H-ATPases na membrana apical das células intercaladas tipo A, aumentando também os antiportadores de $Cl-HCO_3$ (AE1) na membrana basolateral. De modo análogo, as cargas de base deslocam os antiportadores de $Cl-HCO_3$ (pendrina) para dentro da membrana apical das células intercaladas tipo B e as H-ATPases para dentro da membrana basolateral. As cargas acidobásicas crônicas levam a desvios graduais na expressão de transportadores em uma escala temporal mais lenta e a uma interconversão efetiva entre algumas células intercaladas tipo A e tipo B. Há também um desvio na produção de glutamina e abundância de transportadores de amônia. Todos esses processos modificam a quantidade relativa de secreção de íons hidrogênio e bicarbonato. Embora alguns hormônios, incluindo, especificamente, a aldosterona, alterem a atividade dos transportadores acidobásicos renais, esses hormônios são regulados pelo corpo para outros fins, além do equilíbrio acidobásico. A aldosterona provavelmente desempenhe mais um papel permissivo (possibilitando a função dos transportadores) do que um papel de controle.

Não existe qualquer sinal neural ou hormonal conhecido que seja capaz de transmitir especificamente a informação acidobásica aos rins, de modo que surge a seguinte questão: como os rins detectam o estado de equilíbrio acidobásico do corpo? A resposta parece estar em um conjunto de elementos responsivos existentes dentro dos próprios rins, que detectam o pH extracelular e intracelular e o bicarbonato intracelular. Existem receptores de membrana dependentes do pH que ativam vias de sinalização acopladas às proteínas G, e há também canais iônicos dependentes do pH. Essas proteínas atuam como detectores do pH extracelular. Existem também numerosas enzimas intracelulares, cuja atividade varia de acordo com o pH e/ou a concentração de bicarbonato. A combinação de pH e detecção de bicarbonato atua como detecção efetiva da PCO_2. Com efeito, os rins atuam como "medidores de pH" e detectores de bicarbonato e de PCO_2, e ajustam o transporte de íons PCO_2 e a excreção de bicarbonato de acordo.

CONTROLE DO METABOLISMO RENAL DE GLUTAMINA E DA EXCREÇÃO DE AMÔNIO

Além de regularem a secreção de íons hidrogênio e de bicarbonato em si, existem diversos controles homeostáticos sobre a produção e o processamento tubular de NH_4^+. Em primeiro lugar, a produção de glutamina pelo rim aumenta na presença de pH plasmático baixo. Nesse caso, o fígado desvia parte dos íons amônio disponíveis da ureia para a glutamina. Em segundo lugar, o metabolismo renal da glutamina também está sujeito ao controle pelo pH extracelular. Uma redução do pH extracelular estimula a captação e a oxidação renais de glutamina pelo túbulo proximal, enquanto um aumento do pH faz exatamente o contrário. Assim, a acidose que diminui o pH do plasma, pela estimulação da oxidação renal de glutamina, faz os rins fornecerem mais bicarbonato novo ao sangue, neutralizando, dessa maneira, a acidose. Essa responsividade ao pH aumenta nos primeiros dias de acidose e permite que o mecanismo de glutamina-NH_4^+ para a geração de novo bicarbonato se torne o processo renal predominante para neutralizar a acidose. Em contrapartida, a alcalose inibe o metabolismo da glutamina, resultando em pouco ou nenhum fornecimento renal de novo bicarbonato por essa via.

O Quadro 9.3 fornece um resumo dos processos de adição de ácidos e de bases aos líquidos corporais. Por conseguinte, o princípio unificador e, portanto, simplificado é que todos os processos de adição de ácidos ou de bases se resumem à adição ou à perda de bicarbonato. Todos os processos que acidificam o sangue removem bicarbonato, e todos aqueles que alcalinizam o sangue acrescentam bicarbonato.

DISTÚRBIOS ACIDOBÁSICOS E SUA COMPENSAÇÃO

Nesta seção, iremos considerar sucintamente o tópico dos distúrbios acidobásicos no contexto dos rins. Embora muitos distúrbios acidobásicos envolvam uma patologia complexa, eles manifestam-se como desvios nos níveis de PCO_2 arterial, de bicarbonato ou de ambos. Os médicos classificam os distúrbios acidobásicos em quatro categorias: (1) uma pCO_2 alta significa *acidose respiratória,* (2) uma pCO_2 baixa é *alcalose respiratória,* (3) um bicarbonato baixo representa *acidose metabólica,* e (4) um bicarbonato

Quadro 9.3 Resumo dos processos que acidificam ou que alcalinizam o sangue

Mecanismos não renais que acidificam o sangue
Consumo e metabolismo de proteínas (carne) contendo aminoácidos ácidos ou contendo enxofre.
Consumo de substâncias ácidas.
Metabolismo de substratos sem oxidação completa (gorduras a cetonas e carboidratos a ácido láctico).
Secreção de bicarbonato pelo trato GI (que adiciona ácido ao sangue).

Mecanismos não renais que alcalinizam o sangue
Consumo e metabolismo de frutas e vegetais contendo aminoácidos básicos ou sais de ácidos fracos.
Consumo de antiácidos.
Infusão de solução de Ringer lactato.
Secreção de ácido pelo trato GI (que acrescenta bicarbonato ao sangue).

Mecanismos renais que acidificam o sangue
Possibilidade de passagem de algum bicarbonato filtrado na urina.
Secreção de bicarbonato.

Mecanismos renais que alcalinizam o sangue
Secreção de prótons que formam acidez titulável na urina.
Excreção de NH_4^+ sintetizado a partir da glutamina.

---

alto representa *alcalose metabólica*.[1] Os distúrbios respiratórios são causados por hiperventilação ou ventilação deficiente em relação ao metabolismo, enquanto os distúrbios metabólicos têm numerosas causas.

$$pH = 6,1 + \log [bicarbonato]/0,03\ PCO_2 \qquad \text{Equação 9.10}$$

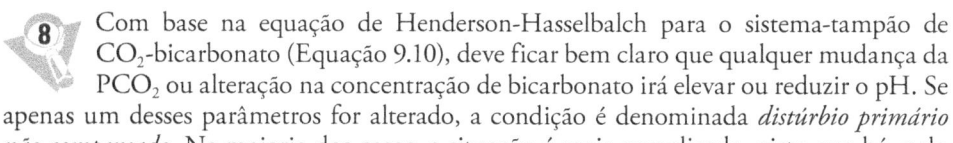

Com base na equação de Henderson-Hasselbalch para o sistema-tampão de CO_2-bicarbonato (Equação 9.10), deve ficar bem claro que qualquer mudança da PCO_2 ou alteração na concentração de bicarbonato irá elevar ou reduzir o pH. Se apenas um desses parâmetros for alterado, a condição é denominada *distúrbio primário não compensado*. Na maioria dos casos, a situação é mais complicada, visto que há, pelo menos, alguma *compensação* e, em geral, ela é considerável. Ocorre compensação quando a PCO_2 ou os níveis de bicarbonato permanecem alterados por determinado período, e o organismo modifica a outra variável na *mesma direção*. Ao fazê-lo, a *razão* entre bicarbonato e PCO_2 aproxima-se mais do normal, e, portanto, o pH fica mais próximo do normal. Por exemplo, se a PCO_2 estiver anormalmente baixa, a compensação renal consiste em reduzir os níveis plasmáticos de bicarbonato. A alteração compensatória faz a relação entre bicarbonato e PCO_2 se aproximar mais de seu valor normal, de modo que o pH fica mais próximo do normal. Entretanto, a compensação para um distúrbio acidobásico não é uma *correção*, visto que, até mesmo se a compensação normalizar o pH dentro da faixa normal, os valores tanto da PCO_2 quanto do bicarbonato ainda estarão anormais.

---

[1] Estritamente falando, a alteração do pH plasmático é uma *"emia"*, que significa no sangue, uma acidemia e na alcalemia, enquanto uma *"ose"* é um *processo* que adiciona ácido ou base ao sangue. Por exemplo, uma alcalose metabólica adiciona bicarbonato ao sangue e cria uma alcalemia. A maioria das fontes não faz distinção entre esses termos.

Considere um caso em que a PCO_2 está excessivamente alta (acidose respiratória), devido à hipoventilação. O corpo compensa com um aumento do bicarbonato. Se o aumento do bicarbonato for o suficiente, isso restaura o pH para sua faixa normal; entretanto, isso não corrige o problema respiratório original que levou a uma elevação da PCO_2. A mesma lógica se aplica a qualquer outro distúrbio acidobásico.

O leitor perspicaz pode identificar um problema potencial na interpretação dos distúrbios acidobásicos. Quando qualquer distúrbio acidobásico é *bem compensado*, isto é, o grau de compensação faz o pH estar dentro da faixa normal, tanto a PCO_2 quanto o bicarbonato estão elevados ou diminuídos na mesma direção. Como sabemos que variável é o distúrbio primário e que variável está alterada devido à compensação? Suponhamos que tanto a PCO_2 quanto o bicarbonato estejam elevados. Isso se trata de acidose respiratória com compensação renal, ou de alcalose metabólica com compensação respiratória? Felizmente, dentro de um contexto clínico, é raro não se dispor de informações adicionais. Por exemplo, a PCO_2 elevada em um paciente com enfisema representa, com toda a probabilidade, uma acidose respiratória em consequência de ventilação prejudicada, e não uma compensação para uma alcalose metabólica. Todavia, na vida real, com frequência existem distúrbios acidobásicos mistos que, na realidade, representam um desafio na prática clínica.

Resposta renal à acidose e à alcalose respiratórias

Na acidose respiratória, a diminuição da ventilação alveolar, que pode ter sido causada, por exemplo, por doença pulmonar obstrutiva crônica (DPOC), provoca um aumento da PCO_2, o que, por sua vez, causa redução do pH. O pH pode ser restaurado ao normal se o bicarbonato for aumentado no mesmo grau que a PCO_2. Os rins saudáveis respondem à PCO_2 elevada ao fornecerem novo bicarbonato ao sangue, conforme anteriormente descrito.

A compensação renal em resposta à alcalose respiratória é exatamente o oposto. Alcalose respiratória é o resultado de hiperventilação, como a que ocorre em grandes altitudes, em que o indivíduo elimina transitoriamente dióxido de carbono mais rápido do que sua produção, diminuindo, assim, a PCO_2 e elevando o pH. A PCO_2 diminuída e o aumento do pH extracelular sinalizam uma redução da secreção tubular de íons hidrogênio e um aumento da secreção de bicarbonato. O bicarbonato é eliminado do organismo, e essa perda resulta em diminuição do bicarbonato plasmático e retorno do pH a seu valor normal. Não há ácido titulável na urina (ela é alcalina nessas condições), e há pouco NH_4^+ na urina, visto que a alcalose inibe sua produção e excreção.

> A compensação ajuda a normalizar o pH, porém não corrige o distúrbio original.

Resposta renal à acidose metabólica

Existem muitas causas possíveis de acidose metabólica, incluindo os próprios rins (ver adiante), devido a uma entrada aumentada de ácido (ingestão, infusão ou produção) ou perda direta de bicarbonato pelo trato GI, como na diarreia. Independentemente da ocorrência de perda de bicarbonato ou adição de íons hidrogênio, o resultado é o mesmo: níveis de bicarbonato diminuídos e pH plasmático baixo. A resposta renal (se os rins não forem a causa) consiste em produzir mais bicarbonato, tentando normalizar, assim, o pH. (Observe que isso representa uma resposta, e não uma compensação, visto que o problema primário não é uma alteração respiratória da PCO_2.) Para fazer isso, os rins precisam reabsorver todo o bicarbonato filtrado e fornecer novo bicarbonato por meio de formação aumentada e excreção de NH_4^+ e ácido titulável. Isso é precisamente o que os rins normais fazem em caso de qualquer carga de ácido. Se a carga ácida for muito grande, ou se o problema tiver sua origem nos próprios rins, a concentração de bicarbonato permanece baixa.

Acidose tubular renal

Como tivemos a oportunidade de observar, os rins respondem à acidose metabólica com um aumento da excreção de ácido, gerando simultaneamente bicarbonato para repor aquele consumido pela acidose. Existe também um grupo de distúrbios em que os próprios rins provocam acidose, devido a defeitos do transporte renal ou a uma sinalização anormal para os rins. Esse grupo é conhecido como *acidose tubular renal* (ATR). Esses distúrbios são classificados (com um sistema de numeração declaradamente confuso) em ATR proximal (tipo 2), ATR distal clássica (tipo 1), ATR hiperpotassêmica (tipo 4) e, por fim, o tipo 3, que é raro e representa uma combinação dos tipos 1 e 2.

A *ATR proximal* é um defeito na capacidade de reabsorção de bicarbonato no túbulo proximal. Ela possibilita o fluxo de grandes quantidades de bicarbonato para o néfron distal. A ATR proximal costuma ocorrer como componente da insuficiência generalizada de transporte tubular proximal, denominada *síndrome de Fanconi*, caracterizada pelo comprometimento do transporte de quase todas as substâncias no túbulo proximal, levando, por exemplo, à excreção de substâncias orgânicas que normalmente são reabsorvidas por completo. A secreção de íons hidrogênio (e a geração de bicarbonato) está normal no néfron distal, porém a grande carga de bicarbonato que normalmente deveria ter sido reabsorvida acima sobrepuja a capacidade de transporte do néfron distal, e ocorre excreção de bicarbonato. A concentração plasmática de bicarbonato cai até que a carga filtrada seja reduzida o suficiente para igualar a capacidade reabsortiva finita, porém limitada, do néfron. A urina é ácida, devido à secreção distal de íons hidrogênio, e o bicarbonato plasmático estabiliza-se em um nível baixo (em geral ~15 mEq/L). Com frequência, a ATR proximal é acompanhada de hipopotassemia. Isso se deve ao fato de que a grande carga de solutos não reabsorvidos que alcança o néfron distal estimula a secreção de potássio de modo semelhante à ação de diuréticos de alça e diuréticos tiazídicos (ver Capítulo 8).

A *ATR distal* clássica (denominada tipo 1 por ter sido a primeira a ser identificada) é um defeito na secreção de ácido pelas células intercaladas tipo A do néfron distal. Essas células são responsáveis pela acidificação da urina após a reabsorção normal de bicarbonato, sendo, portanto, responsáveis pela excreção efetiva de ácido. Na ATR distal, essas células deixam de desempenhar essa função, devido a defeitos no antiportador de H-Cl basolateral, AE1, ou na H-ATPase apical. Em consequência, os rins têm dificuldade em excretar cargas ácidas normais por meio da titulação de bases filtradas, porém podem excretar amônio em quantidade suficiente para manter o equilíbrio. À semelhança da ATR proximal, a ATR tipo 1 com frequência é acompanhada de hipopotassemia.[1]

---

[1] Embora o defeito do antiportador de H-Cl basolateral pudesse bloquear a atuação tanto da H-ATPase apical quanto da H-K-ATPase apical que reabsorve potássio, não existe, no momento, qualquer explicação aceita para o mecanismo envolvido na hipopotassemia.

A ATR hiperpotassêmica (tipo 4) é um componente de defeitos de transporte renais associados ao hipoaldosteronismo (baixa secreção de aldosterona) ou pseudo-hipoaldosteronismo (incapacidade de responder à aldosterona). Conforme descrito no Capítulo 8, esses defeitos diminuem a secreção de potássio e provocam hiperpotassemia. Simultaneamente, a hiperpotassemia reduz tanto a capacidade de captação de glutamina quanto a síntese de amônio no túbulo proximal e seu transporte no ducto coletor medular. Em consequência, a excreção de amônio não pode aumentar o suficiente para tomar conta das cargas ácidas, e, assim, ocorre acidose metabólica.

PRINCIPAIS CONCEITOS

1. O pH do plasma é regulado pelo controle das concentrações de CO_2 (PCO_2) e de bicarbonato.

2. As cargas de ácido fixo ou de base transformam-se em excesso ou déficit de bicarbonato no corpo.

3. Os ácidos fixos e as bases podem entrar no corpo por processos GIs, metabolismo, infusões intravenosas e processos renais.

4. Em todas as condições, os rins devem recuperar praticamente todo o bicarbonato filtrado.

5. Os rins excretam ácido pela fixação de íons hidrogênio secretados a bases urinárias filtradas ou sintetizadas.

6. O fosfato é a base filtrada mais importante na urina.

7. A maior parte do ácido é excretada pela conversão da glutamina em bicarbonato e amônio, com excreção do amônio e retorno do bicarbonato ao sangue.

8. Os distúrbios acidobásicos primários que alteram a PCO_2 ou o bicarbonato podem ser compensados pela mudança da outra variável na mesma direção, preservando, assim, a razão entre bicarbonato e PCO_2.

9. Algumas formas de acidose tubular renal (ATR) resultam da incapacidade de secretar íons hidrogênio em quantidade suficiente para igualar as perdas normais.

QUESTÕES PARA ESTUDO

9-1. Um paciente excreta 2 L de urina com pH de 7,4. A concentração urinária de bicarbonato é de 5 mEq/L. Qual é a excreção de ácido titulável?
   a. É de 10 mEq.
   b. É de 10 mEq negativos.
   c. É zero.
   d. Não pode ser determinada sem dados relacionados ao amônio.

9-2. Qual dos seguintes itens representa uma carga ácida em si ou se transforma em carga ácida após seu metabolismo?
   a. Comer um grande bife.
   b. Tomar suco de toranja* (grapefruit) sem açúcar.
   c. Tomar suco de toranja* (grapefruit) adocicado.
   d. Receber infusão intravenosa de lactato de sódio.

9-3. Como o túbulo proximal processa o bicarbonato filtrado?
   a. O bicarbonato é captado pelas células tubulares por meio de um simportador com sódio.
   b. O bicarbonato é captado pelas células tubulares por meio de um antiportador com pequenos ânions básicos (p. ex., formato).
   c. O bicarbonato é captado pelas células tubulares por meio de um antiportador com cloreto.
   d. O bicarbonato combina-se com um próton na luz e é convertido em dióxido de carbono e água.

9-4. Em qual ou quais das seguintes situações você espera ver uma redução ou ausência de excreção renal de equivalentes de ácidos?
   a. Durante uma acidose metabólica significativa, como a cetoacidose diabética.
   b. Durante um período em que o pâncreas está secretando grandes quantidades de líquido rico em bicarbonato no trato GI.
   c. Em resposta ao consumo de uma grande quantidade de comprimidos de antiácidos.
   d. Em todas essas situações.

9-5. Qual é o destino do amônio secretado no túbulo proximal?
   a. O amônio flui pela urina.
   b. O amônio é reabsorvido em sua maior parte nos ductos coletores.
   c. O amônio é reabsorvido em sua maior parte no ramo ascendente espesso e secretado novamente nos ductos coletores.
   d. O amônio é reabsorvido em sua maior parte no ramo ascendente espesso e combinado com bicarbonato para formar ureia.

9-6. Uma pessoa apresenta redução da PCO_2 arterial, devido à hiperventilação. Se essa condição persistir, qual a resposta esperada pelos rins?
   a. Maior acidez titulável na urina.
   b. Maior nível urinário de bicarbonato.
   c. Maior nível urinário de amônio.
   d. Diminuição do pH da urina.

---
* N. de R.T. A toranja, um fruto também conhecido como pomelo-rosado, não é muito comum no Brasil.

Regulação do cálcio, do magnésio e do fosfato

10

OBJETIVOS

- ▶ Estabelecer a concentração normal de cálcio total e sua fração livre no plasma.
- ▶ Descrever a distribuição do cálcio entre o osso e o líquido extracelular e o papel desempenhado pelo osso na regulação do cálcio extracelular.
- ▶ Descrever e comparar os papéis do trato gastrintestinal e dos rins no equilíbrio do cálcio.
- ▶ Descrever e comparar a remodelagem óssea e o tamponamento do cálcio pelo osso.
- ▶ Descrever o papel da vitamina D no equilíbrio do cálcio.
- ▶ Descrever como a síntese da forma ativa da vitamina D (calcitriol) é regulada.
- ▶ Descrever a regulação da secreção de paratormônio e estabelecer suas principais ações.
- ▶ Descrever a fonte, as principais ações e a regulação do FGF23.
- ▶ Descrever o manuseio renal do fosfato e como ele é regulado pelo paratormônio e pelo FGF23.
- ▶ Descrever o manuseio renal do magnésio.

VISÃO GERAL

O cálcio, o magnésio e o fósforo (na forma de fosfato) são os principais elementos constituintes do corpo, sendo também, em sua maior parte, componentes do osso. As frações não ósseas são compartimentalizadas, em sua maioria, em organelas dentro das células ou complexadas com proteínas citosólicas, e apenas pequenas frações de qualquer uma dessas substâncias ocorrem livremente no líquido extracelular (LEC). Entretanto, os níveis plasmáticos desses íons, apesar de representarem uma pequena porcentagem das quantidades corporais totais, são de suma importância para a função corporal. A ocorrência de desvios leva a patologias graves e até mesmo potencialmente fatais. O cálcio e o fosfato em geral são discutidos juntos, visto que seus papéis fisiológicos e mecanismos de regulação estão interligados. Todas as três substâncias são reguladas por interações cooperativas entre os rins, o trato gastrintestinal (GI) e o osso.

Química do cálcio, do magnésio e do fosfato

A fisiologia e a regulação do cálcio, do magnésio e do fosfato dependem, criticamente, de suas propriedades químicas. Tanto o cálcio quanto o magnésio são cátions metálicos alcalinos divalentes que desempenham papéis semelhantes em alguns contextos, porém diferentes em outros. Suas concentrações livres (não complexadas) no LEC são aproximadamente iguais (~1 mM), porém baixas o suficiente para não serem componentes significativos da osmolalidade plasmática. Entretanto, por serem divalentes, ambos contribuem de modo significativo para a camada inespecífica de cátions atraídos pelas cargas negativas presentes nas membranas plasmáticas e grandes proteínas do plasma. Alterações nos níveis plasmáticos de um desses cátions têm efeitos significativos sobre o comportamento das células excitáveis, visto que alteram o campo elétrico percebido pelos canais dependentes de voltagem. Em contrapartida, seus níveis intracelulares são muito distintos uns dos outros, e esses íons desempenham funções muito diferentes. A concentração citosólica do magnésio (i.e., o componente livremente dissolvido) é aproximadamente de 0,5 mM, apenas ligeiramente inferior àquela do LEC, enquanto a concentração intracelular livre de cálcio é inferior a 1.000 do magnésio. Essa diferença e os papéis funcionais distintos desempenhados dentro das células devem-se a nuanças de sua estrutura química.

À semelhança de todos os íons inorgânicos, o cálcio e o magnésio são circundados por uma camada de hidratação de água, e, quando interagem quimicamente com outros íons ou moléculas orgânicas, parte da água ou toda ela deve ser eliminada. O cálcio é um íon maior que retém frouxamente sua água, enquanto o magnésio, que é um íon menor, a retém firmemente. Por conseguinte, o magnésio, com sua água retida de modo mais forte, apresenta efetivamente um maior volume e é excluído de locais restritos nas proteínas acessíveis ao cálcio. Diversas proteínas intracelulares apresentam sítios de ligação para o cálcio e atuam como detectores de cálcio. Em consequência, alterações muito pequenas do cálcio intracelular livre constituem moduladores efetivos de função das proteínas na presença de uma grande concentração basal de magnésio. O cálcio livre aumenta em breves surtos como componente de cascatas de sinalização intracelulares, talvez como uma pequena luz piscando e iluminando intermitentemente partes de uma sala escura, enquanto o magnésio se assemelha a uma iluminação de brilho constante.

O fosfato é a substância previamente citada no Capítulo 9 em associação à acidez titulável. No plasma, ele existe principalmente como mistura de fosfato monovalente ($H_2PO_4^-$) e divalente (HPO_4^{2-}), com concentração total de cerca de 1 mM. Uma propriedade significativa do fosfato consiste em sua tendência a se combinar com o cálcio em diferentes formas estequiométricas, formando complexos insolúveis. No osso, essa tendência a precipitar é de suma importância para a formação e a manutenção da estrutura óssea; entretanto, quando ocorre em outras partes do corpo, resulta em calcificação dos tecidos moles. Essa característica bioquímica é uma importante razão pela qual os níveis plasmáticos de fosfato precisam ser controlados. Dentro dos túbulos renais, o cálcio pode se combinar com o fosfato ou o oxalato, formando cálculos renais que podem crescer o suficiente a ponto de obstruir o ureter.

Fisiologia do cálcio

O cálcio desempenha vários papéis no organismo. Em primeiro lugar, trata-se de um importante constituinte do osso, que contém 99% do cálcio corporal total. Em segundo lugar, é usado nas células como segundo mensageiro, possibilitando a rápida transmissão de sinais dos canais ou receptores de membrana superficial para diversas ações celulares. Em terceiro lugar, sua presença no LEC estabiliza a sensibilidade elétrica dos canais de membrana dependentes de voltagem. A concentração total normal de cálcio no plasma é de cerca de 10 mg/dL (2,5 mM), dos quais cerca de 1 mM se encontra na forma ionizada livre. Outro 1 mM do total se liga de modo reversível às proteínas plasmáticas, como a albumina, e o restante forma complexos com ânions de peso molecular relativamente baixo, como citrato e fosfato.

Todas as células do corpo regulam as concentrações de cálcio livre no citosol em níveis muito baixos para impedir a formação de complexos de cálcio com as numerosas formas de fosfato dentro das células e também impedir a ativação inapropriada de vias de sinalização. Essa regulação é realizada por uma variedade de sistemas de transporte ativo (ATPases e antiportadores), que removem o cálcio do citosol para o meio externo ou para organelas intracelulares.

O cálcio no LEC constitui a fonte de cálcio que entra nas células por meio dos canais de cálcio, sendo também aquele que desencadeia a rápida exocitose de neurotransmissores e que sinaliza a contração das células musculares lisas e cardíacas. Conforme assinalado anteriormente, a camada difusa de cátions extracelulares associada às membranas de carga negativa afeta os canais dependentes de voltagem. Baixos níveis de cálcio levam os canais de sódio a perceber de maneira enganosa mais despolarização do que na realidade existe, resultando em descarga espontânea dos neurônios motores. Por sua vez, essa descarga provoca contração muscular inapropriada, denominada *tetania hipocalcêmica*. Se for grave o suficiente, leva à parada respiratória, devido a espasmos dos músculos ventilatórios.[1]

Um importante modulador do efeito do cálcio sobre as membranas dos nervos é o pH do plasma. A albumina sérica possui numerosos sítios aniônicos, que se ligam de modo reversível tanto a prótons quanto ao cálcio. Esses íons competem pela ocupação dos sítios de ligação. À medida que aumenta o pH, os prótons dissociam-se, e os íons cálcio tomam seus lugares, reduzindo, assim, a concentração de íons cálcio livres. Por sua vez, isso reduz a camada catiônica difusa associada às membranas plasmáticas. Assim, um paciente com alcalose aguda é mais suscetível à tetania, enquanto um indivíduo com acidose não manifestará tetania em níveis plasmáticos totais de cálcio baixos o suficiente para provocar esses sintomas em pessoas normais.

> O cálcio plasmático é rigorosamente regulado pela movimentação de cálcio para dentro e para fora do osso.

A presença de níveis plasmáticos elevados de cálcio (hipercalcemia) também representa um problema clínico grave, em especial se a elevação ocorrer rapidamente. A hipercalcemia tem múltiplos efeitos, devido novamente a um efeito sobre a função das células excitáveis. A hipercalcemia resulta em depressão do sistema nervoso central (SNC), fraqueza muscular e imobilidade do trato GI.

2 A regulação do cálcio plasmático a cada momento é obtida não pela entrada e saída do organismo, mas pelo movimento de cálcio para dentro e para fora do osso. A maior parte da substância óssea consiste em *hidroxiapatita*, um complexo de

---

[1] Embora o cálcio do meio extracelular seja necessário para desencadear a liberação de neurotransmissores dos neurônios motores (a ausência de cálcio bloqueia esse processo por completo), a presença de baixos níveis de cálcio provoca estimulação excessiva do músculo, visto que a hiperexcitabilidade se manifesta com níveis bem acima dos extremamente baixos necessários para bloquear a exocitose.

cálcio, fosfato e grupos hidroxila.[1] As reservas de cálcio do osso constituem um enorme sistema-tampão que mantém o nível plasmático de cálcio quase constante, independentemente do equilíbrio corporal total. Por conseguinte, variações habituais na ingestão e na excreção de cálcio exercem pouco efeito sobre os níveis plasmáticos, devido a esse rigoroso tamponamento. Naturalmente, a regulação de longo prazo do cálcio total no osso é importante para o crescimento ósseo durante a infância e a integridade do osso na vida adulta. Aqui, os rins desempenham um papel significativo, porém indireto, visto que (1) excretam cálcio na urina e (2) estão envolvidos na produção da forma ativa da vitamina D, que é um importante controlador da absorção GI de cálcio.

LOCAIS EFETORES PARA O EQUILÍBRIO DO CÁLCIO
Trato gastrintestinal

A maior parte do cálcio da dieta passa simplesmente pelo trato GI e é eliminada nas fezes. A quantidade absorvida depende de numerosos fatores, em particular da quantidade de cálcio na dieta. Parte do cálcio absorvido move-se por um processo transcelular ativo e regulado no duodeno. A maioria é absorvida por difusão paracelular na parte inferior do intestino delgado, onde o conteúdo intestinal permanece por muito mais tempo do que os poucos minutos no duodeno mais curto, tendo, portanto, maior oportunidade de absorção passiva. O sistema de transporte ativo no duodeno desempenha seu papel mais importante quando o cálcio da dieta é limitado. O cálcio entra de modo passivo nas células duodenais por meio de canais seletivos para o cálcio (membros da família TRP [do inglês *Transient Receptor Potential*]), liga-se de maneira reversível a proteínas móveis citosólicas de ligação do cálcio (denominadas *calbindinas*) e, em seguida, é ativamente transportado para fora do lado basolateral por uma Ca-ATPase e, em certo grau, por um antiportador de Na-Ca. As calbindinas contêm múltiplos sítios de ligação para o cálcio e estão livres para se difundir por todo o citosol. Elas atuam como caminhões de entrega de cálcio, possibilitando o movimento de grandes quantidades de um local para outro da célula, neste caso, da membrana apical para a membrana basolateral, mantendo, ao mesmo tempo, uma baixa concentração de cálcio *livre* (Figura 10.1).

> O trato GI absorve menos da metade do cálcio dietético.

Rins

Os rins processam o cálcio por filtração e reabsorção. Não há qualquer secreção. A reabsorção global da carga filtrada costuma ser de 98%, deixando apenas 2% para excreção. O compartimento livre do cálcio plasmático (cerca de 40%) é livremente filtrável. Cerca de 65% da carga filtrada sofrem reabsorção no túbulo proximal. Outros 20% são reabsorvidos no ramo ascendente espesso da alça de Henle, e quase todo o restante é reabsorvido no túbulo contorcido distal e no túbulo conector.

A reabsorção de cálcio no túbulo proximal e no ramo ascendente espesso da alça de Henle é passiva e paracelular. Enquanto as junções firmes em muitas regiões do túbulo

---

[1] As apatitas são uma classe de compostos de fórmula estrutural variável que em geral incluem cálcio, fosfato e um ânion, como fluoreto, cloreto ou hidróxido. As apatitas no osso consistem em uma mistura deles, porém a forma dominante é a hidroxiapatita.

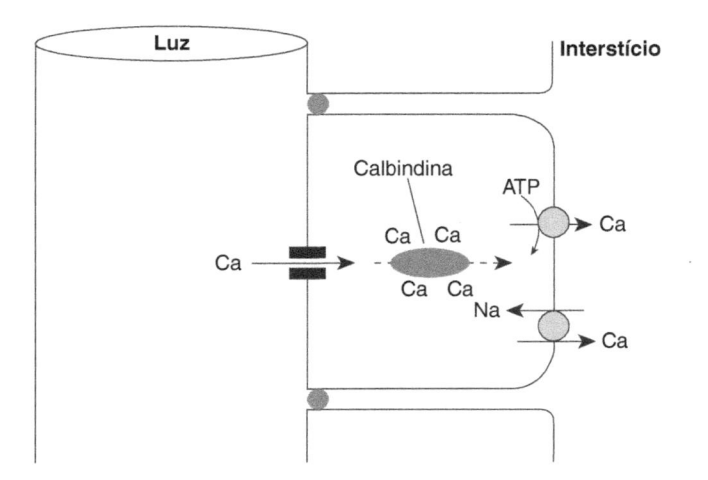

Figura 10.1 Método genérico de transporte transcelular de cálcio no trato GI e nos rins. Em todas as células corporais, a concentração de cálcio intracelular livre deve ser mantida em níveis minúsculos para impedir a formação de complexos insolúveis e a ativação de vias de sinalização deletérias, embora as concentrações de cálcio nas duas superfícies externas das células sejam milhares de vezes mais altas. As células epiteliais desempenham essa função ao utilizarem calbindinas de difusão. À medida que o cálcio entra nas células através dos canais na superfície luminal, isso eleva ligeiramente sua concentração no microambiente próximo aos canais, promovendo, assim, a ligação do cálcio às calbindinas. Na superfície basolateral, a extrusão ativa de cálcio através das ATPases e dos antiportadores de sódio-cálcio diminui a concentração de cálcio no microambiente local, promovendo a dissociação do cálcio das calbindinas.

são permeáveis aos cátions, as junções firmes encontradas no túbulo proximal e no ramo ascendente espesso possibilitam o fluxo passivo de cátions. A reabsorção de água no túbulo proximal concentra o cálcio e impulsiona um fluxo paracelular, enquanto o potencial de luz positivo no ramo ascendente espesso constitui a principal força propulsora. Em ambos os casos, as forças propulsoras dependem, direta ou indiretamente, da reabsorção ativa de sódio, visto que são necessárias para muitas outras substâncias. No túbulo distal, a reabsorção de cálcio é ativa e transcelular. Utiliza o mesmo mecanismo geral que no trato GI, isto é, a entrada por meio de canais de TRP específicos para o cálcio, a difusão ligada às calbindinas e a saída ativa através da membrana basolateral por uma combinação de atividade da Ca-ATPase e do antiportador de Na-Ca (Figura 10.2). O controle endócrino do processamento renal do cálcio é exercido no túbulo distal.

A quantidade de cálcio excretada na urina, quando medida ao longo do tempo é igual ao cálcio da dieta absorvido pelo trato gastrintestinal (convém lembrar que a maior parte do cálcio dietético é excretada diretamente, e não é absorvida). Por conseguinte, os rins participam na manutenção de um equilíbrio estável do cálcio corporal total. A modificação na excreção renal em resposta a mudanças na ingestão dietética é muito menor do que as respostas equivalentes à ingestão de sódio, água ou potássio. Por exemplo, apenas cerca de 5% de um aumento na ingestão de cálcio aparecem na urina, enquanto praticamente toda a ingestão aumentada de água ou de sódio aparece imediatamente na urina. A razão disso é que a maior parte do aumento do cálcio da dieta nunca entra no sangue,

Regulação do cálcio, do magnésio e do fosfato   177

```
                    ┌─────────────┐
                    │  ↓ Cálcio   │
                    │  plasmático │
                    └──────┬──────┘
                           ▼
                    ┌─────────────┐
                    │   ↑ PTH     │──────────────────┐
                    └──────┬──────┘                  │
                           │                         ▼
                           │                  ┌─────────────┐
                           │                  │  ↑ Síntese  │
                           │                  │de calcitriol│
                           │                  └──────┬──────┘
   Rápida    Rápida    Rápida      Lenta             Lenta
      ▼         ▼         ▼           ▼                 ▼
┌──────────┐┌──────────┐┌──────────┐┌──────────┐ ┌──────────┐
│↓Reabsorção││↑Reabsorção││↑Liberação││↑Reabsorção││↑Absorção │
│ renal de ││ renal de ││de cálcio ││   óssea  ││intestinal│
│  fosfato ││  cálcio  ││do osso lábil││osteoclástica││de cálcio │
└──────────┘└─────┬────┘└─────┬────┘└──────────┘ └──────────┘
                  │           │
                  ▼           ▼
             ┌──────────────┐
             │ Restauração do│
             │cálcio plasmático│
             └──────────────┘
```

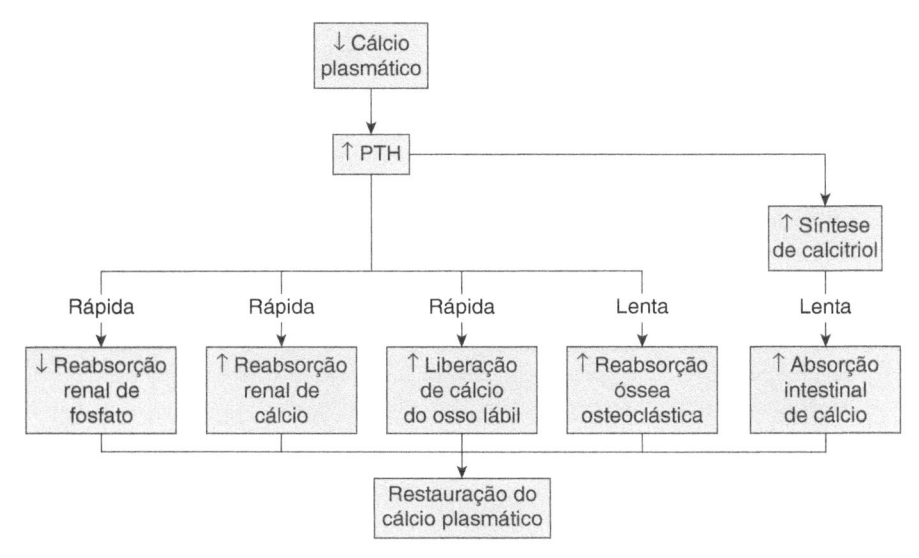

Figura 10.2 Respostas à redução da concentração plasmática de cálcio. A redução do cálcio plasmático estimula a secreção de paratormônio (PTH, de *parathyroid hormone*). O osso libera de imediato cálcio do reservatório lábil para o LEC, de modo independente e estimulado pelo PTH. O PTH também estimula a reabsorção renal de cálcio e diminui a reabsorção de fosfato, reduzindo, assim, o nível plasmático de fosfato e impedindo a formação de complexos de fosfato de cálcio. Em uma escala temporal mais lenta, o PTH estimula a reabsorção óssea osteoclástica e a síntese aumentada de calcitriol a partir da vitamina D no rim, levando a um aumento da absorção de cálcio pelo trato GI.

porque não ocorre absorção total do cálcio ingerido pelo trato GI. Em contrapartida, quando o aporte dietético de cálcio é reduzido para níveis extremamente baixos, observa-se uma redução gradual do cálcio urinário.

O que determina a excreção renal de cálcio? Embora a carga filtrada seja um tanto variável, sendo o produto do cálcio plasmático livre pela taxa de filtração glomerular (TFG), a TFG é regulada principalmente para suprir as necessidades de equilíbrio de sódio e equilíbrio hídrico, e não de cálcio. De fato, um aumento na excreção urinária de cálcio pode ser induzido simplesmente pela administração de sal. Essa característica é usada clinicamente como procedimento de emergência, quando os níveis sanguíneos de cálcio se tornam altos de modo alarmante, e o tratamento consiste na administração de grandes quantidades de soro fisiológico, com a consequente passagem de grandes quantidades de líquido contendo cálcio pelos rins para a urina. Independentemente, a regulação da excreção de cálcio específica para o cálcio é exercida no túbulo distal por meio do controle da reabsorção ativa de cálcio. Iremos descrever esse controle de modo sucinto.

Osso
O osso é, estrutural e fisiologicamente, um tecido complexo. Embora seja o menos entendido, de alguma maneira é o mais importante dos principais sistemas efetores do manejo do cálcio. O osso contém 99% do cálcio corporal total, principalmente na forma

de hidroxiapatita, que se deposita em uma rede de colágeno firme. O equilíbrio entre a hidroxiapatita cristalina e seus componentes dissolvidos é altamente lábil, dependendo das concentrações locais de cálcio, fosfato, íons hidrogênio e proteínas não colágenas específicas no ambiente imediato. O osso é penetrado por um labirinto de minúsculas passagens contendo líquido (líquido ósseo), células (principalmente osteócitos) e, nas passagens maiores, vasos sanguíneos. Os osteócitos, profundamente dentro do osso, comunicam-se entre si e com as células superficiais por meio de longas extensões celulares contendo junções comunicantes (*gap junctions*). O cálcio move-se em ambas as direções entre a superfície óssea e os recessos mais internos por meio dessa rede celular.

O líquido ósseo é separado do LEC por uma camada de células de revestimento de superfície. Essas células são versões achatadas dos osteoblastos ativos envolvidos na formação do osso e na remodelagem óssea (ver adiante). O fluxo de cálcio através e ao redor das células de revestimento de superfície é crucial na regulação de sua concentração no LEC. Os detalhes de como isso ocorre não são conhecidos, porém o resultado é claro: o fluxo de cálcio do reservatório lábil dentro do osso é um poderoso sistema de tamponamento de curto prazo, que impede a ocorrência de grandes flutuações nas concentrações plasmáticas de cálcio. Não há necessidade de sinais hormonais. Entretanto, o ponto de ajuste para a concentração plasmática de cálcio mantida pelo rápido movimento de cálcio para dentro e para fora do osso é criticamente regulado por controle hormonal, conforme discutido adiante.

Existe um segundo processo de fluxo entre o osso e o plasma que envolve o cálcio, denominado *remodelagem* óssea, que afeta as reservas de cálcio em uma escala temporal mais longa. A remodelagem, apesar de incluir o cálcio, tem por objetivo manter as propriedades mecânicas do osso, mais do que os níveis de cálcio no sangue. A remodelagem consiste nas ações simultâneas de células multinucleadas gigantes, denominadas *osteoclastos*, que fazem pequenas perfurações na matriz óssea, e de seus parceiros, os *osteoblastos* adjacentes, que seguem atrás e preenchem os orifícios com nova matriz óssea (como pedreiros repondo tijolos em uma parede, tijolo após tijolo). Os osteoclastos bombeiam íons hidrogênio e criam um microespaço ácido diretamente abaixo deles, solubilizando a hidroxiapatita. O cálcio e o fosfato liberados por esse processo são então transportados por via transcelular pelos osteoclastos até o LEC. O fluxo diário de cálcio por meio da remodelagem é bem menor do que aquele associado ao fluxo rápido já descrito. Normalmente, os fluxos associados à remodelagem não levam a ganho ou perda efetivos de cálcio, porém o desequilíbrio na reabsorção da matriz óssea em relação à reposição provoca perda gradual da densidade óssea e patologia, como osteoporose.

FISIOLOGIA DO FOSFATO

Aproximadamente 85% do fosfato corporal total está localizado no osso em parceria com o cálcio na hidroxiapatita. Outros 14% são de localização intracelular, na forma de inúmeras proteínas fosforiladas e intermediários metabólicos. O remanescente 1% encontra-se no LEC. O fosfato é abundante na alimentação, visto que está contido em todas as proteínas. A fração absorvida pelo trato GI varia ligeiramente de acordo com a ingestão dietética. Cerca de 65% da quantidade ingerida é absorvido, de modo que a quantidade total absorvida varia mais ou menos de maneira direta com a ingestão dietética. Por conseguinte, a regulação do fosfato corporal é exercida principalmente por sua excreção pelos rins. A absorção de fosfato pelo trato GI ocorre em todo o intestino delgado por difusão paracelular e por transporte ativo transcelular. O componente ativo utiliza vários simportadores diferentes de Na-fosfato na membrana apical para transportar o fosfato para dentro dos enterócitos intestinais. A etapa de saída do fosfato não está bem caracterizada, porém acredita-se que ocorra por intermédio de um uniportador de fosfato.

No sangue, 5 a 10% do fosfato estão ligados às proteínas, de modo que 90 a 95% são filtráveis no corpúsculo renal. Em condições normais, cerca de 75% desse fosfato filtrado são ativamente reabsorvidos no túbulo proximal. O mecanismo utiliza os mesmos simportadores de sódio-fosfato do trato GI.

Assim como outras substâncias processadas por filtração e reabsorção tubular, a taxa de excreção de fosfato pode ser alterada por modificação da carga filtrada ou da taxa de reabsorção. Até mesmo aumentos relativamente pequenos na concentração plasmática de fosfato (e, portanto, na carga filtrada) podem produzir elevações relativamente grandes na excreção de fosfato. Isso ocorre quando a concentração plasmática de fosfato aumenta em consequência da ingestão aumentada de fosfato da dieta ou da liberação de fosfato do osso. Os simportadores de sódio-fosfato constituem o sistema limitador de transporte máximo tubular (T_m), e a carga filtrada normal é apenas um pouco maior do que o T_m. Isso significa que a maioria do fosfato filtrado é reabsorvida, porém certa quantidade é excretada na urina. Significa também que a capacidade de reabsorção está saturada em condições normais, e qualquer aumento da carga filtrada simplesmente contribui para a quantidade excretada.

CONTROLE HORMONAL DO CÁLCIO E DO FOSFATO

O cálcio e o fosfato são regulados por uma rede de sinais inter-relacionados. Por esse motivo, a regulação de ambas as substâncias será descrita em conjunto. Os sistemas de controle têm dois propósitos: (1) a curto prazo, manter o nível plasmático de cálcio dentro de uma faixa que não perturbe a função das células excitáveis, e, (2) a longo prazo, assegurar que haja uma concentração total suficiente de cálcio e de fosfato no corpo para manter a integridade do osso. Os hormônios essenciais que controlam diretamente o cálcio e o fosfato são a forma ativa da vitamina D (1,25-[OH]$_2$D), o paratormônio (PTH) e o fator de crescimento dos fibroblastos 23 (FGF23, de *fibroblast growth factor 23*). Esses hormônios regulam três processos de crucial importância: (1) a entrada de cálcio e de fosfato no corpo a partir do trato GI, (2) a excreção renal de cálcio e de fosfato, e (3) o movimento de ambas as substâncias entre o plasma e o osso. Esses hormônios também regulam a produção entre si.

Vitamina D

O termo vitamina D, de uso comum, refere-se a qualquer membro de uma família de moléculas estreitamente relacionadas que derivam do colesterol. Um membro dessa família, denominado vitamina D$_3$ (colecalciferol), é sintetizado na pele pela ação da radiação ultravioleta a partir de precursores produzidos no organismo. Outro membro, a vitamina D$_2$ (ergocalciferol), é ingerida em alimentos derivados de plantas. Os suplementos de vitamina D podem conter ambas as formas. Embora não sejam estruturalmente idênticas, as vitaminas D$_2$ e D$_3$ são equivalentes em suas funções fisiológicas no organismo e podem ser consideradas como a mesma vitamina. Após a hidroxilação nos carbonos nas posições 1ª e 25ª, a vitamina D apresentará atividade biológica significativa.

Ela circula no sangue e torna-se hidroxilada na posição 25 pelo fígado, sendo, em seguida, hidroxilada novamente na posição 1 pelas células tubulares proximais dos rins, produzindo a forma ativa que, hoje, estritamente falando, é um hormônio. Quando o precursor é o colecalciferol (vitamina D_3), o hormônio ativo também é denominado calcitriol. Em todo o restante desse texto, o termo calcitriol será utilizado para referir-se ao hormônio ativo que é reconhecido por receptores específicos nos tecidos-alvo.

A etapa de hidroxilação, que ocorre nos rins e produz calcitriol, constitui o ponto-chave de controle em sua produção. Essa etapa é regulada pelo PTH e pelo FGF23. Especificamente, o PTH estimula essa etapa (i.e., produz mais calcitriol), enquanto o FGF23 a inibe.

A principal ação do calcitriol sobre os sistemas efetores consiste em estimular a absorção transcelular de cálcio e, em menor grau, de fosfato pelo duodeno. (Além disso, pode aumentar a absorção passiva de cálcio na parte inferior do intestino delgado por efeitos sobre as junções firmes.) Ainda, estimula a reabsorção tubular renal de cálcio e de fosfato. Seu principal modo de ação consiste em aumentar a expressão genética dos componentes proteicos nas vias de transporte. Essas ações servem funcionalmente para aumentar ou para preservar o suprimento dos principais elementos de construção na síntese da hidroxiapatita do osso, isto é, o calcitriol é, efetivamente, um hormônio promotor do osso. O calcitriol também exerce algumas ações complicadas sobre as células ósseas, mais bem caracterizadas como permissivas na renovação óssea normal. As influências do calcitriol sobre o osso e o rim são muito menos importantes do que suas ações sobre o trato GI para estimular a absorção de cálcio (e de fosfato).

Em relação a outros hormônios, o calcitriol inibe a síntese de PTH nas glândulas paratireoides. Como o PTH estimula a produção de calcitriol, essa ação completa uma alça clássica de retroalimentação negativa, que mantém níveis normais de ambos os hormônios. O calcitriol também estimula a produção de FGF23.

O principal evento na deficiência de calcitriol consiste na diminuição da absorção de cálcio pelo trato GI, resultando em diminuição da disponibilidade de cálcio para a formação ou reformação óssea. Nas crianças, a matriz proteica do osso recém-formada não consegue ser normalmente calcificada, devido à baixa disponibilidade de cálcio, levando ao desenvolvimento da doença conhecida como raquitismo.[1]

> A vitamina D controla o suprimento de cálcio; o PTH controla a concentração plasmática de cálcio.

Paratormônio

As glândulas paratireoides são pequenos nódulos (do tamanho de uma ervilha ou menores) de tecido, envolvidos pela glândula tireoide no pescoço. Normalmente, uma pessoa tem quatro glândulas paratireoides, que secretam PTH (paratormônio), um hormônio peptídico de 84 aminoácidos. O trato GI, os rins e o osso estão sujeitos ao controle direto ou indireto pelo PTH. Toda sua atividade normal está contida nos primeiros

---

[1] O raquitismo, a osteomalácia e a osteoporose caracterizam-se por um baixo conteúdo de cálcio no osso. O raquitismo e a osteomalácia costumam estar associados a um baixo suplemento de cálcio, em geral devido a baixos níveis de vitamina D. A osteoporose parece representar uma regulação inadequada, de modo que os processos contínuos de formação e dissolução do osso são dominados pela dissolução óssea.

34 aminoácidos, pode-se produzir PTH sintético contendo apenas esse componente. A meia-vida do PTH no plasma é muito curta (< 10 min), principalmente devido à sua rápida degradação no fígado,[1] enquanto a filtração e a captação renais desempenham um papel secundário. A secreção de PTH é controlada, a cada momento, pela concentração de cálcio no LEC que banha as células das glândulas paratireoides. A *diminuição* da concentração plasmática de cálcio estimula a secreção de PTH, enquanto o aumento da concentração plasmática a inibe. O cálcio extracelular atua diretamente sobre as glândulas paratireoides por meio de sua ligação a uma nova classe de receptores de cálcio acoplados a cascatas de sinalização ligadas à proteína G, que inibem a secreção de PTH. A baixa concentração de cálcio extracelular estimula a secreção de PTH ao remover uma inibição tônica. Trata-se de um sistema de controle sensível destinado a manter o cálcio plasmático livre em cerca de 1 mM.

O fosfato plasmático é outro regulador. O aumento do fosfato estimula a secreção de PTH por meio da estimulação da capacidade da glândula paratireoide de sintetizar PTH, de modo que níveis cronicamente elevados de fosfato levam a um aumento do PTH. Um terceiro regulador, conforme já mencionado, é o calcitriol, que inibe a síntese de PTH. Em uma base de momento a momento, o cálcio constitui o principal regulador *agudo*.

O PTH exerce pelo menos cinco efeitos distintos sobre a homeostasia do cálcio e do fosfato (resumidos na Figura 10.2, que mostra a resposta à hipocalcemia).

1. Ações do PTH agudamente sobre o osso aumentam o movimento de cálcio e de fosfato do reservatório lábil do osso para dentro do LEC. O mecanismo de ação ainda não é claro, mas o efeito consiste na elevação do ponto de ajuste (*set point*) do cálcio plasmático entre o plasma e o líquido ósseo, isto é, ocorre efluxo efetivo até que o cálcio plasmático alcance um novo nível.

> O PTH aumenta o cálcio plasmático e diminui o fosfato plasmático.

2. O PTH estimula o processo de remodelagem óssea. Normalmente, a remodelagem não resulta em qualquer mudança efetiva do cálcio total do osso; entretanto, quando o PTH permanece elevado, o resultado consiste em erosão da hidroxiapatita do osso.
3. O PTH estimula a etapa de hidroxilação nos rins que gera calcitriol. O aumento do calcitriol estimula a captação de cálcio pelo trato GI e assegura a entrada de novo cálcio no corpo em quantidade suficiente para repor as perdas na urina.
4. O PTH aumenta a reabsorção tubular renal de cálcio, principalmente por uma ação sobre o túbulo contorcido distal. Nesse local, o PTH atua rapidamente por meio da ativação de quinases, que fosforilam proteínas reguladoras a curto prazo. Ele atua também, em uma escala temporal mais longa, para aumentar a síntese de todos os componentes da via de transporte. O aumento da captação de cálcio a partir da luz tubular aumenta a saída basolateral (por uma combinação da atividade de Ca-ATPase e da atividade do antiportador de Na-Ca). O efeito global consiste em redução da excreção urinária de cálcio e retenção do cálcio corporal.

---

[1] No processo de degradação do PTH, o fígado libera fragmentos peptídicos que são intrinsecamente hormônios ativos, porém com ações diferentes daquelas do PTH. Esses fragmentos atuam opondo-se às ações normais do PTH.

5. O PTH *reduz* a reabsorção tubular proximal de fosfato, aumentando, assim, sua excreção urinária e diminuindo sua concentração extracelular.

6 O valor adaptativo dos primeiros quatro efeitos resulta em uma concentração extracelular mais alta de cálcio e, dessa maneira, compensa a concentração mais baixa que originalmente estimulou a secreção de PTH. Quando o PTH atua sobre o osso, tanto o cálcio quanto o fosfato são liberados para o sangue. De modo semelhante, o calcitriol aumenta a absorção intestinal tanto de cálcio quanto de fosfato, de modo que os processos que restauram o cálcio a seus níveis normais atuam simultaneamente para aumentar o fosfato plasmático *acima* do normal. Todavia, trata-se de uma ação indesejável, devido à tendência a formar precipitados insolúveis de fosfato de cálcio. Sob a influência do PTH, o fosfato plasmático na realidade não aumenta, devido à *inibição* da reabsorção tubular de fosfato pelo PTH. Na verdade, esse efeito é tão potente que o fosfato plasmático pode efetivamente diminuir quando os níveis de PTH estão elevados.

Existem nuanças nas ações do PTH sobre o osso que têm implicações clínicas importantes. A resposta do osso ao PTH depende do padrão de sua concentração plasmática com o decorrer do tempo. O PTH pode promover a reabsorção de hidroxiapatita (sua ação habitual) ou, quando administrado de modo intermitente, promover o depósito. O hiperparatireoidismo primário, que resulta de um defeito primário nas glândulas paratireoides (p. ex., tumor secretor de hormônio), produz um nível excessivo e contínuo de hormônio, provocando aumento da reabsorção óssea. Isso leva ao adelgaçamento do osso e à formação de áreas totalmente desprovidas de cálcio ou cistos. Nessa condição, o cálcio plasmático com frequência aumenta, enquanto o fosfato plasmático diminui; esta última situação é causada pela excreção urinária aumentada de fosfato. Um aparente paradoxo é o fato de que a excreção urinária de cálcio está *aumentada*, apesar da reabsorção tubular de cálcio ser aumentada pelo PTH. A razão disso é que a concentração plasmática elevada de cálcio, induzida pelos efeitos do PTH, faz a carga filtrada de cálcio aumentar ainda mais do que sua taxa de reabsorção. Como a carga filtrada é muito grande, uma quantidade também aumentada *não* é reabsorvida (i.e., excretada). Esse resultado ilustra muito bem a necessidade de considerar tanto a filtração quanto a reabsorção (e a secreção, se for relevante) quando são analisadas alterações na excreção de qualquer substância. E, conforme já assinalado, o elevado conteúdo de cálcio urinário promove a formação de cálculos.

Diferentemente daquilo que ocorre com a presença contínua de níveis elevados de PTH, que aceleram a reabsorção óssea e a liberação de cálcio, elevações *intermitentes* (produzidas por infusões, uma vez ao dia) na realidade *aumentam* o depósito de cálcio no osso. A infusão intermitente de PTH é usada terapeuticamente para aumentar a densidade óssea em pacientes com osteoporose.

Fator de crescimento dos fibroblastos 23 (FGF23)

O FGF23 é um hormônio peptídico sintetizado no osso pelos osteoclastos e osteócitos. Trata-se primariamente de um regulador negativo do fosfato, embora exerça ações indiretas sobre o cálcio. A secreção de FGF23 aumenta em resposta a níveis elevados de fosfato, sendo também estimulada pelo calcitriol. No rim, existem receptores de FGF23 localizados no túbulo distal. As células do túbulo distal contêm a proteína de membrana *Klotho*, que é um correceptor necessário para a ligação do FGF23 às células-alvo. O FGF23 exerce duas ações nos rins: (1) diminui a reabsorção de fosfato (uma ação semelhante àquela do PTH) e (2) diminui a produção de calcitriol (uma ação oposta à do PTH). Como essas ações são observadas no túbulo proximal, mas não no túbulo distal, foi sugerido que as células tubulares distais, por meio de sua ligação ao FGF23, sinalizem às células tubulares proximais adjacentes por um mensageiro parácrino.

RESUMO DA REGULAÇÃO NORMAL DO CÁLCIO E DO FOSFATO

A inter-relação entre o calcitriol, o PTH e o FGF23 atua para manter quantidades adequadas de cálcio e de fosfato no osso, bem como níveis plasmáticos normais de cálcio livre. O calcitriol estimula a captação e a retenção de cálcio e de fosfato. O PTH responde a mudanças do cálcio plasmático agudamente para normalizar seus níveis por meio de recuperação a partir do reservatório ósseo lábil e elevação da excreção de fosfato, impedindo, assim, um aumento no produto das concentrações de cálcio e de fosfato que, de outro modo, promoveria a calcificação dos tecidos moles. O PTH também assegura um nível contínuo de calcitriol e uma renovação óssea normal por meio de remodelagem. O FGF23 atua como freio sobre a produção de calcitriol, impedindo a captação excessiva de cálcio e de fosfato; além disso, estimula a excreção de fosfato, diminuindo, assim, a tendência do fosfato a estimular a produção de PTH. A Figura 10.3 mostra a resposta hormonal a uma elevação dos níveis plasmáticos de fosfato, enquanto o Quadro 10.1 fornece um resumo dos efeitos dos vários hormônios.

Insuficiência renal crônica

Grande parte da fisiologia que descrevemos é ilustrada pelo caso da *insuficiência renal crônica*, em que a perda de néfrons funcionantes diminui numerosas funções renais, incluindo a TFG, a produção de calcitriol e a excreção de fosfato. A fisiopatologia é complicada, mas demonstra a atuação do sistema de retroalimentação envolvido na homeostasia do cálcio e do fosfato. A excreção diminuída de fosfato, devido à TFG baixa, provoca aumento do fosfato plasmático (hiperfosfatemia), que, por sua vez, causa elevação dos níveis de PTH e de FGF23. Os altos níveis de FGF23 e a redução dos néfrons funcionantes atuam juntos para reduzir a produção renal de calcitriol. Os baixos níveis de calcitriol levam a outros problemas, como redução da captação de cálcio pelo trato GI e remoção da ação inibitória do calcitriol sobre a síntese de PTH. O elevado nível de PTH (hiperparatireoidismo secundário) estimula a reabsorção excessiva de osso, com consequente osteoporose. Outra complicação grave é a calcificação do músculo liso vascular, devido, em parte, aos níveis elevados de fosfato. Uma das metas no tratamento da hiperfosfatemia associada à insuficiência renal crônica consiste em reduzir a absorção de fosfato pelo trato GI. Essa redução é obtida pelo uso de altas doses de agentes que ligam o fosfato, dos quais um deles é o cálcio. O cálcio forma complexos com o fosfato no trato GI, diminuindo a disponibilidade do fosfato absorvível. Outra intervenção clínica consiste na administração de calcitriol exógeno. Esse hormônio suprime a expressão do gene do PTH nas glândulas paratireoides. Ele também aumenta a absorção GI de fosfato, exatamente o que estamos procurando inibir, porém sua capacidade de reduzir a síntese de PTH constitui a ação mais importante, visto que isso reduz a reabsorção excessiva do osso estimulada pelo PTH.

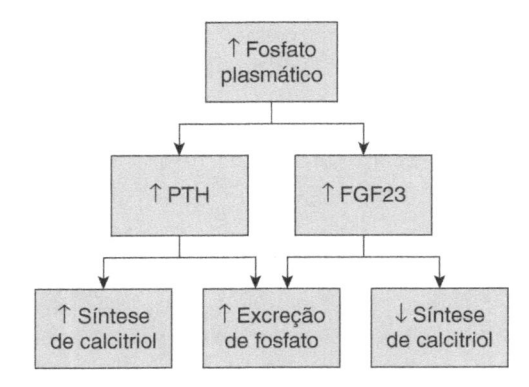

```
        ↑ Fosfato
        plasmático
       /         \
    ↑ PTH      ↑ FGF23
    /    \         \
↑ Síntese  ↑ Excreção  ↓ Síntese
de calcitriol de fosfato de calcitriol
```

Figura 10.3 Resposta a uma elevação na concentração plasmática de fosfato. A liberação aumentada de PTH pela glândula paratireoide e a do FGF23 do osso reduzem a reabsorção renal de fosfato, causando aumento de sua excreção. Os dois hormônios exercem influências contrabalançadas na produção de calcitriol nos rins.

FISIOLOGIA E PROCESSAMENTO RENAL DO MAGNÉSIO

A maior parte do magnésio corporal total encontra-se no osso. Ele não está quimicamente ligado a outros componentes da hidroxiapatita, porém está adsorvido à sua superfície. A maior parte do magnésio corporal remanescente está localizada dentro das células, onde forma complexos com o trifosfato de adenosina (ATP, de *adenosine triphosphate*) e atua como cofator para diversas enzimas. Embora os níveis intracelulares e as funções do magnésio e do cálcio sejam muito diferentes, suas concentrações extracelulares, funções e transporte são notavelmente similares. À semelhança do cálcio, a fração normal do magnésio dietético absorvido pelo trato GI é inferior a 50%. Não se dispõe de detalhes, porém acredita-se que o principal mecanismo de absorção seja a difusão paracelular através do intestino delgado. Cerca de 60% do

Quadro 10.1 Funções dos principais hormônios que controlam o cálcio e o fosfato

Hormônio	Efeito sobre o cálcio e o fosfato	Efeito sobre outros hormônios
Calcitriol	Estimula a captação de cálcio e de fosfato pelo trato GI. Estimula a reabsorção renal de cálcio e de fosfato. Mantém a remodelagem óssea normal.	Suprime a síntese de PTH. Estimula a secreção de FGF23.
PTH	Estimula a rápida transferência de cálcio e de fosfato do osso e também estimula uma reabsorção óssea mais lenta. Aumenta a excreção renal de fosfato. Estimula a reabsorção renal de cálcio.	Estimula a produção renal de calcitriol.
FGF23	Aumenta a excreção renal de fosfato.	Diminui a produção renal de calcitriol.

magnésio plasmático estão livres, 30% estão adsorvidos à albumina, e o restante é complexado com pequenos ânions. O componente livre é livremente filtrado e, em seguida, processado pelo néfron de modo quase idêntico ao cálcio. Cerca de 20% da carga filtrada são reabsorvidos no túbulo proximal, e 70% são reabsorvidos no ramo ascendente espesso da alça de Henle, ambos os casos por via paracelular. Trata-se de proporções ligeiramente diferentes daquelas do cálcio (reabsorção de 65% no túbulo proximal), que podem refletir diferenças na seletividade das junções firmes. O túbulo distal reabsorve ativamente o magnésio. O influxo apical ocorre por meio de uma classe de canais de TRP específicos para o magnésio. Esse fluxo é impulsionado principalmente pelo potencial de membrana negativo, visto que a concentração de magnésio livre no citosol se assemelha àquela da luz. A etapa de saída basolateral é ativa, porém o mecanismo envolvido não está estabelecido. No indivíduo saudável, a excreção renal de magnésio é regulada para manter o equilíbrio com sua entrada e para manter níveis plasmáticos uniformes. Acredita-se que a regulação seja exercida sobre a atividade dos canais de TRP da membrana apical, porém as vias hormonais ou outras vias de sinalização permanecem desconhecidas.

PRINCIPAIS CONCEITOS

1. *O cálcio tem forte tendência a se associar a pequenos ânions e a sítios restritos nas proteínas que não são acessíveis ao magnésio.*

2. *A manutenção a cada momento do cálcio plasmático envolve principalmente o fluxo de cálcio entre o osso e o plasma.*

3. *Os rins reabsorvem quase todo o cálcio filtrado, sendo o principal local de regulação o túbulo distal.*

4. *A ação essencial da vitamina D consiste em assegurar uma absorção adequada de cálcio pelo trato GI.*

5. *A regulação do cálcio e a do fosfato são interdependentes e envolvem interações entre o calcitriol, o PTH e o FGF23.*

6. *A manutenção dos níveis de fosfato dentro da faixa normal é necessária para a deposição normal do cálcio e sua recuperação do osso.*

7. *O magnésio é transportado pelo trato GI e pelos rins de modo muito semelhante ao cálcio.*

QUESTÕES PARA ESTUDO

10-1. A ação mais importante do calcitriol consiste em estimular
   a. o depósito de cálcio no osso.
   b. a reabsorção de cálcio no osso.
   c. a absorção de cálcio do trato GI.
   d. a reabsorção de cálcio dos túbulos renais.

10-2. Qual dos seguintes itens leva a uma redução dos níveis de fosfato no corpo?
   a. A adição de grandes quantidades de cálcio à dieta.
   b. As ações do FGF23.
   c. As ações do PTH.
   d. Todos os itens levam a uma redução do fosfato no corpo.

10-3. Em resposta a uma súbita diminuição do cálcio plasmático, qual a fonte da maior parte do cálcio que restaura os níveis plasmáticos?
   a. Osso
   b. Trato GI
   c. Túbulos renais
   d. Organelas das células teciduais

10-4. Quanto ao magnésio,
   a. ele é reabsorvido dos túbulos renais principalmente por difusão paracelular.
   b. ele apresenta uma concentração citosólica livre muito mais alta que a do cálcio.
   c. ele existe no corpo principalmente no osso.
   d. todas as afirmativas são verdadeiras.

10-5. Em caso de hipercalcemia aguda, pode-se reduzir rapidamente o cálcio plasmático e aumentar sua excreção urinária
   a. pela ingestão de grandes quantidades de fosfato.
   b. pela administração de grandes quantidades de solução salina.
   c. pela injeção de PTH.
   d. pela retirada do fosfato da dieta.

10-6. Que condições aumentariam direta ou indiretamente a excreção urinária de fosfato?
   a. As ações do PTH sobre o osso.
   b. As ações dos osteoclastos no osso.
   c. As ações do PTH nos rins.
   d. Todas as condições aumentariam a excreção urinária de fosfato.

Respostas das questões para estudo (autoavaliação)

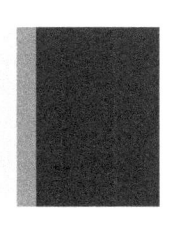

CAPÍTULO 1

1-1. (b) Os corpúsculos renais distribuem-se por todo o córtex, incluindo a região logo acima da borda corticomedular (i.e., região justamedular). Não há corpúsculos renais na medula.
1-2. (c) Cada glomérulo está associado a um néfron, que inclui uma alça de Henle. Cada ducto coletor é constituído pela coalescência de vários néfrons.
1-3. (d) O equilíbrio refere-se a uma igualdade entre aporte e eliminação, que pode ocorrer com níveis normais ou anormais de substâncias no organismo, ou com um aporte normal ou anormal, contanto que a eliminação ocorra em quantidades iguais.
1-4. (c) As células da mácula densa estão localizadas no túbulo no ponto em que ele passa entre as arteríolas aferente e eferente. Situam-se na extremidade do ramo ascendente espesso da alça de Henle, exatamente antes de passarem a constituir o túbulo distal.
1-5. (d) Um indivíduo jovem e saudável de 70 kg é constituído por cerca de 42 L de água (~60% do peso corporal) e filtra, diariamente, até 180 L de plasma.
1-6. (a) A secreção refere-se ao transporte das células tubulares para a luz. Com mais frequência, a substância que entra na célula provém do sangue, mas também pode ser sintetizada e, em seguida, transportada.

CAPÍTULO 2

2-1. (d) A maioria das arteríolas eferentes supre os capilares peritubulares, porém aquelas associadas aos glomérulos justamedulares suprem feixes vasculares que descem na medula.
2-2. (b) Enquanto as células mesangiais e o músculo liso vascular afetam a *quantidade* de plasma filtrado, os pedicelos que conectam os processos podálicos dos podócitos constituem os determinantes fundamentais *do que* é filtrado.
2-3. (b) O controle rápido é exercido sobre as propriedades contráteis do músculo liso vascular e das células mesangiais (que afetam a pressão efetiva de filtração e a área de superfície efetiva para filtração), porém as propriedades dos podócitos que determinam a seletividade da barreira de filtração não estão sujeitas a mudanças rápidas.
2-4. (d) Além das moléculas maiores que são apenas filtradas de modo parcial ou ligeiramente, as concentrações plasmáticas de uma substância pequena livremente filtrada não são alteradas pela filtração, visto que a água e a substância em questão são filtradas nas mesmas proporções.

2-5. (c) A redução da pressão proximalmente ao glomérulo é compensada pela contração da arteríola eferente, uma ação que por si só eleva a pressão capilar glomerular. O efeito final deixa a pressão dos capilares glomerulares quase inalterada.
2-6. (a) A pressão dos capilares glomerulares começa em cerca de 60 mmHg e cai muito pouco ao longo da extensão dos capilares. Esse valor é muito mais alto do que aquele encontrado na maioria dos capilares periféricos.

CAPÍTULO 3

3-1. (d) A taxa de excreção de uma substância dividida por sua concentração plasmática fornece a depuração.
3-2. (a) A taxa de depuração metabólica representa a soma de todas as vias de depuração. Como existem duas vias principais (rins e fezes), a depuração metabólica é necessariamente mais alta do que cada uma das duas isoladamente. O fato de que o fármaco tenha uma concentração urinária mais alta do que sua concentração plasmática reflete principalmente a reabsorção de água.
3-3. (c) No segundo teste, tanto a concentração plasmática quanto a carga filtrada (e, portanto, a taxa de excreção) estão aumentadas, resultando em efeitos compensadores no cálculo.
3-4. (b) Normalmente, as taxas de depuração relativas são as seguintes: PAH > creatinina ≈ inulina > ureia > sódio.
3-5. (c) A TFG (e a carga filtrada de ureia) cai em 20% do valor prévio. Em resposta, ocorre elevação da ureia plasmática até que a carga filtrada seja restaurada e um novo estado de equilíbrio dinâmico seja alcançado, isto é, quando a ureia plasmática tiver um aumento de 5 vezes. Os ajustes na reabsorção de ureia devem afetar o valor exato, porém a ureia plasmática certamente deve aumentar de modo substancial.

CAPÍTULO 4

4-1. (c) 100 mmol é a quantidade de soluto em um terço de 1 kg de filtrado (333 mL), de modo que essa quantidade de água acompanha o soluto reabsorvido.
4-2. (d) O sódio entra nas células através da membrana apical por diversas vias, sendo a principal o antiportador NHE3.
4-3. (b) As junções firmes exibem seletividade, à semelhança dos transportadores de membrana. As junções firmes do túbulo proximal são permeáveis ao sódio e a vários outros solutos, mas não à glicose.
4-4. (d) No túbulo proximal, a água é reabsorvida pelas vias tanto transcelular quanto paracelular.
4-5. (a) Uma substância que se move por um sistema limitado pelo T_m não pode se mover por via paracelular. Essa substância se move por via transcelular por meio de transportadores que apresentam um limite superior de capacidade de transporte.
4-6. (b) Por definição, os multiportadores movem simultaneamente dois ou mais tipos diferentes de solutos.

CAPÍTULO 5

5-1. (c) A grande carga filtrada apresenta mais glicose do que a que pode ser processada pelos transportadores de reabsorção limitados por T_m. Em todas as condições, há sempre uma quantidade muito maior de sódio filtrado do que de glicose, e o sódio nunca é limitador de velocidade.

5-2. (d) Os pequenos solutos orgânicos úteis são livremente filtrados, sendo reabsorvidos por via transcelular por um sistema de T_m. A carga filtrada normal é inferior ao T_m.

5-3. (a) Os ânions secretados precisam entrar na célula contra um potencial de membrana negativo e geralmente contra um gradiente de concentração também; por conseguinte, são ativamente transportados.

5-4. (c) Os fármacos que são bases fracas costumam ser neutros (não protonados) em pH alto. Isso favorece sua reabsorção passiva por difusão simples e, portanto, sua baixa excreção.

5-5. (a) A ureia torna-se concentrada acima dos níveis plasmáticos no túbulo proximal pela perda de água, sendo ainda mais concentrada no ramo descendente delgado por secreção. Por conseguinte, está muito concentrada na curva em forma de "U". Sua concentração alcança um valor máximo nos ductos coletores medulares internos, onde permanece pouca água.

5-6. (b) A ureia é secretada nos ramos descendentes delgados profundos, onde a concentração intersticial é alta.

CAPÍTULO 6

6-1. (b) O sódio reabsorvido deve ser equilibrado pelos ânions reabsorvidos. Como a maior parte do bicarbonato sofre reabsorção, apenas o cloreto encontra-se em uma concentração alta o suficiente para equilibrar a reabsorção contínua de sódio.

6-2. (b) Na medida em que ocorre filtração, há excreção de produtos de degradação orgânicos, o que também exige a excreção de água.

6-3. (d) As condições osmóticas em todas as regiões tubulares favorecem a reabsorção de água.

6-4. (a) O líquido tubular que entra na medula é isosmótico. Se os túbulos não separassem o sal da água, o interstício medular permaneceria isosmótico. O líquido luminal também iria permanecer isosmótico, visto que não haveria tendência a sua diluição ou concentração.

6-5. (b) Após a ingestão de uma grande quantidade de água, deve haver um declínio do ADH, reduzindo a permeabilidade à água nas regiões do túbulo sensíveis ao ADH.

6-6. (c) Em todas as condições, a maior parte da água filtrada (cerca de dois terços) é reabsorvida no túbulo proximal.

CAPÍTULO 7

7-1. (d) Os barorreceptores intrarrenais são células musculares lisas modificadas na arteríola aferente.

7-2. (a) A ação da renina para produzir angiotensina I constitui a etapa limitadora de velocidade, visto que (1) existe um excesso de substrato (angiotensinogênio) e (2) quase toda a angiotensina I é convertida em angiotensina II pela enzima conversora de angiotensina (ECA).

7-3. (a) O consumo de sal sem água concentra o LEC e desencadeia a secreção de ADH. Uma ação fundamental do ADH consiste em provocar a inserção de aquaporinas na membrana luminal das células principais do ducto coletor cortical.

7-4. (c) A perda de volume sanguíneo e, provavelmente, a consequente queda da pressão arterial reduzem a inibição da estimulação simpática (i.e., essa estimulação aumenta). Um importante alvo da estimulação simpática nos rins é constituído pelas células justaglomerulares.

7-5. (a) Os sinais provenientes da mácula densa atuam de modo parácrino (sofrem difusão para células adjacentes) para regular o músculo liso da arteríola aferente e, portanto, a TFG.

7-6. (b) O bloqueio de agentes que estimulam a reabsorção de sódio leva a um aumento da excreção de sódio. Como a dopamina é um agente natriurético (aumenta a excreção de sódio), seu bloqueio irá *diminuir* a excreção de sódio.

CAPÍTULO 8

8-1. (d) O néfron distal reabsorve e secreta potássio. Em termos quantitativos, o principal controle é exercido sobre a taxa de secreção.

8-2. (c) A luz contém uma quantidade muito menor de potássio do que de sódio. Para possibilitar a atuação contínua do multiportador de Na-K-2Cl, ocorre retrovazamento da maior parte do potássio.

8-3. (b) Até mesmo em condições de natriurese significativa, ocorre reabsorção da maior parte do sódio e do cloreto filtrados; entretanto, na presença de uma grande carga de potássio, a secreção aumentada no néfron distal pode levar a uma excreção de potássio maior do que sua filtração.

8-4. (b) Uma grande carga dietética de potássio é absorvida pelo trato GI e captada pelas células teciduais (principalmente pelo músculo), sob a estimulação da insulina, antes de ser liberada lentamente e excretada.

8-5. (d) Os canais de potássio BK no néfron distal são ativados durante a excreção de uma grande carga de potássio.

8-6. (a) A angiotensina II diminui a secreção de potássio pelas células principais.

CAPÍTULO 9

9-1. (c) A urina já é neutra; por conseguinte, ela não contém qualquer acidez que possa ser titulada.

9-2. (a) A proteína animal, quando metabolizada, adiciona ácido ao corpo. As outras substâncias, quando metabolizadas, geram bicarbonato e, portanto, transformam-se em carga alcalina.

9-3. (d) O bicarbonato filtrado combina-se com prótons, produzindo dióxido de carbono e água. Simultaneamente, é gerado dentro das células tubulares e exportado com sódio através da membrana basolateral.

9-4. (c) Os comprimidos de antiácidos constituem uma carga alcalina que reduz ou até mesmo excede a produção metabólica de ácido.
9-5. (c) O amônio é secretado no túbulo proximal, reabsorvido no ramo ascendente espesso e secretado novamente nos ductos coletores medulares.
9-6. (b) Em resposta a uma alcalose respiratória, os rins geram acidose metabólica compensatória e, portanto, excretam menos ácido e mais bicarbonato.

CAPÍTULO 10

10-1. (c) O calcitriol tem várias ações, porém a mais importante consiste em assegurar um suprimento adequado de cálcio do trato GI.
10-2. (d) O excesso de cálcio no trato GI diminui a absorção de fosfato, enquanto o FGF23 e o PTH aumentam sua excreção renal.
10-3. (a) Existe um reservatório lábil de cálcio no osso que efetua o tamponamento de alterações de curto prazo nos níveis plasmáticos de cálcio.
10-4. (d) A maior parte do magnésio encontra-se no osso (embora em um estado diferente do cálcio ósseo). Sua reabsorção tubular é paracelular no túbulo proximal e no ramo ascendente espesso, e sua concentração no citosol é muito mais alta que a do cálcio.
10-5. (b) Uma grande carga de solução salina provoca menor reabsorção de líquido no túbulo proximal e no ramo ascendente espesso; por conseguinte, são excretadas quantidades maiores do que o normal de líquido contendo cálcio.
10-6. (d) O PTH estimula a recuperação do cálcio e do fosfato do osso, assim como a ação dos osteoclastos. Ele diminui a reabsorção renal de fosfato; por conseguinte, todos levam a um aumento da excreção de fosfato.

Apêndice A

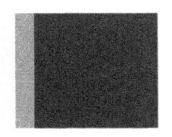

Quadro A.1 Resumo dos principais eventos de reabsorção e secreção pelos segmentos tubulares principais

	Túbulo proximal	Alça de Henle	Túbulo distal	Ductos coletores
Nutrientes orgânicos	R			
Ureia	R	S		R
Proteínas, peptídeos	R			
Fosfato	R			
Sulfato	R			
Ânions orgânicos[1]	S			
Cátions orgânicos[1]	S			
Urato	R (principalmente) e S			
Sódio	R	R	R	R
Cloreto	R	R	R	R
Potássio	R	R		S (usualmente) e R
Água	R	R		R
Íons hidrogênio	S	S		S ou R
Bicarbonato	R	R		S ou R
Amônio	S	R		S
Cálcio	R	R	R	

[1] Pode ocorrer algum transporte passivo no néfron distal, dependendo do pH.

Quadro A.2 Principais funções das diversas células do ducto coletor

Células principais
1. Reabsorção de sódio
2. Secreção de potássio
3. Reabsorção de água

Células intercaladas tipo A
1. Secreção de íons hidrogênio
2. Reabsorção de potássio

Células intercaladas tipo B
1. Secreção de bicarbonato

Células medulares internas
1. Reabsorção de ureia
2. Secreção de amônia/amônio

Apêndice B

Quadro B.1 Classes de diuréticos

Classe	Mecanismo	Principal local afetado
Inibidores da anidrase carbônica	Inibem a secreção de íons hidrogênio, o que reduz a reabsorção de bicarbonato de sódio	Túbulo proximal
Diuréticos de alça	Inibem o simportador de Na-K-2Cl na membrana luminal	Ramo ascendente espesso da alça de Henle
Tiazídicos	Inibem o simportador de Na-Cl na membrana luminal	Túbulo contorcido distal
Diuréticos poupadores de potássio	Inibem a ação da aldosterona Bloqueiam os canais de sódio	Túbulo coletor cortical Túbulo coletor cortical

Índice

Os números das páginas seguidos de *f* e de *q* indicam, respectivamente, figuras e quadros.

A

Acetoacetato, 63, 152
Acidemia, 134
Acidez titulável, 164
Acidificação tubular, 71*f*
Ácidos fixos, 149
Acidose tubular renal (ATR), 169-170
    distal clássica, 169
    hiperpotassêmica, 169, 170
    proximal, 169
Acidose
    resposta renal
        metabólica, 168-169
        respiratória, 168
    tubular renal, 169-170
ADH. *Ver* Hormônio antidiurético
Agentes diuréticos
    vias afetadas, 143*f*
Água, valores médios de filtração/
    reabsorção, 15*q*
Albumina sérica, 174
Alcalemia, 133, 134
Alcalose
    metabólica, 167
    resposta renal à alcalose respiratória, 168
Alças de Henle, 74, 80, 87
    cloreto, vias de transporte, 88*f*
    sódio, vias de transporte, 88*f*
Aldosterona, 140
    ação, mecanismo da, 113*f*
    contribuição renal, 165*q*
    paradoxo, 140
    secreção, estimulação da, 112-114
    sistema renina-angiotensina-aldosterona
        (SRAA), 109

Alimento sólido, 81
Aminoácidos contendo enxofre, 150
Amônio, 166
Amoniogênese, 161*f*
AMPc. *Ver* Monofosfato de adenosina cíclico
Angiotensina II (AII), 110, 140
    ações da, 115*q*
    circulante, controle do SRAA, 114-115
    estimulação do SNC, 111-112
    pela enzima conversora de angiotensina
        (ECA), 111, 143
    reabsorção tubular de sódio, estimulação
        da, 111
    secreção da aldosterona, estimulação da,
        112-114
    vasoconstrição, 110-111
Anidrase carbônica, 149
Ânions orgânicos, secreção proximal, 68
    pelo túbulo proximal, 69*q*
    urato, 69-70
Antiportador de $Cl-HCO_3$, 157
Antiportador de Na-H (NHE3), 109, 111, 154
Antiportador de sódio-prótons (isoformas
    NHE³), 57
Aparelho justaglomerular, 112*f*
Aquaporinas, 49
Arginina vasopressina, 122
Artérias radiais corticais, 23
Arteríolas aferentes (AAs), 21
Arteríolas eferentes (AEs), 21
Atividade dos transportadores
    canal de regulação, mecanismos
        para, 50*f*
Atividade ROMK, 139*f*
ATP. *Ver* Trifosfato de adenosina
ATR. *Ver* Acidose tubular renal

B

Barorreceptores, 107, 107f
  cardiopulmonares, 107
  neurais, 120
  pressões vasculares, 107
  sistema de impulso simpático, 108
Base não bicarbonato, 158
Bicarbonato celular, 154
Bomba de sódio, 52

C

Calbindinas, 175
Cálcio
  controle hormonal, 179, 184q
    fator de crescimento dos fibroblastos 23 (FGF23), 182-183
    PTH (paratormônio), 180-182
    vitamina D, 179-180
  fisiologia do, 173-175
  reabsorção, 175
  regulação, na insuficiência renal crônica, 183-184
Cálcio plasmático, regulação de momento a momento, 174
Calcitriol, 180
Canais controlados por estiramento, 50
Canais dependentes de voltagem, 50
Canais de potássio BK, 139, 139f
Canais de ROMK, 137, 138
Canais de sódio apicais (ENaC), 91f
Canais de sódio epiteliais (ENaC), 90, 91f
Canal de potássio, 49
Canal de sódio, 49
Capilares peritubulares, 46
  do interstício, forças estimadas, 56q
Cápsula de Bowman, 21, 116
Captação estimulada pelo calcitriol, 183
Cargas acidobásicas, crônicas, 165
Cátions orgânicos, secreção proximal, 67-68
  mecanismos secretores tubulares, 68f
Células do ducto coletor, funções das, 194q
Células epiteliais renais
  membranas basolaterais, 93
Células gliais, 106
Células intercaladas
  tipo A, 156f, 157f
  tipo B, 156f
Centro vasomotor medular, 108
Cérebro intestinal, 133
α-cetoglutarato (αKG), 68
Ciclo de Krebs, 63
Cloreto, vias de transporte, 88f, 90f
Colecalciferol, 179
Compartimentos de líquidos corporais, 78-79
Concentração plasmática de cálcio, 177f
Concentração plasmática de creatinina, 42
Concentração plasmática de fosfato, 184f
Concentração urinária, 93-98
  controle pelo ADH, 98-99
Creatinina filtrada, 43

D

Depuração, produtos de degradação metabólicos, 37-38
Depuração de creatinina, 43
Depuração metabólica, 39
Depuração renal, 38f, 39
  unidades, 38 *Ver também* Unidades de depuração
Diabetes melito não controlado grave, 152
Difusão facilitada, 51
Distúrbio não compensado primário, 167
Distúrbios do equilíbrio acidobásico
  acidose tubular renal, 169-170
  compensação, 166-170
  resposta renal
    à acidose metabólica, 168-169
    à acidose respiratória, 168
    à alcalose respiratória, 168
Diurese de água, 92
Diuréticos, classes de, 195q
Diuréticos de alça, 142, 143f
Diuréticos tiazídicos, 143f

Doença pulmonar obstrutiva crônica (DPOC), 168
Dopamina, 117, 118
Ducto coletor cortical
    cloreto, vias de transporte, 91f
    sódio, vias de transporte, 91f
Ductos coletores medulares, 95, 136

E

ECA. *Ver* Enzima conversora de angiotensina
ENaC. *Ver* Canais de sódio apicais; Canais de sódio epiteliais
Endocitose mediada por receptores, 53
    osmose/pressão osmótica
        movimento de água através de barreiras semipermeáveis, 54-55
        vocabulário osmótico, 53-54
Enzima conversora de angiotensina (ECA), 110
    angiotensina I, 110
    bloqueio da produção de AII, 143
    bloqueio de receptores periféricos, 111
    inibidores, 143
    sistema vascular, superfícies endoteliais, 110
Epitélio tubular, 47
Equação de Henderson-Hasselbalch, 148
Equilíbrio do cálcio, locais efetores
    osso, 177-178
    rins, 175-177
    trato GI, 175
Equilíbrio do potássio, regulação entre os compartimentos intracelular e extracelular, 131-134
Equilíbrio renal de íons hidrogênio
    segmentos tubulares, contribuições dos, 153q
Espaço de Bowman, 25, 31, 32, 65, 134
Excreção de água, 123
    controle, 121
    hipertensão, 127-128
    insuficiência cardíaca congestiva, 127-128

mecanismo para, 123f
objetivos de regulação, 104-105
secreção de ADH, controle por barorreceptores, 124-127
    apetite por sal, 126-127
    sede, 126-127
secreção de ADH, controle por osmorreceptores, 122-124
volume plasmático, 125f
Excreção de amônio, 166
Excreção de íons hidrogênio, 159, 160
    em bases urinárias, 158
    na forma de amônio, 160-164
Excreção de potássio, controle da, 136-143
    via de secreção, 137f
Excreção de sódio, 105-109, 120
    controle da, 120-121, 120f
    dopamina, modulação da, 117-118
    estimulação simpática, 109-110
    mácula densa, funções da, 115-117
    natriurese e diurese pressóricas, 110
    objetivos de regulação, 104-105
    reguladores/influências
        balanço glomerulotubular, 119
        papel do ADH, 118-119
        peptídeos natriuréticos, 119-120
    sistema renina-angiotensina, 110
        AII, 110-117
Excreção final de ácido, 165
Excreção renal de cálcio, 176

F

Família da claudina, 47
Família de transportadores da glicose (GLUT), 51
Família de transportadores de cátions orgânicos (OCTs), 67
Fator de crescimento dos fibroblastos 23 (FGF23), 182
Fígado
    amônio, 160
    transformações metabólicas, 69
Filtração glomerular, 24-33
    autorregulação, 33-34

cápsula de Bowman,
    pressão hidrostática, 31-32
carga filtrada, 32-33
coeficiente de filtração, 30
elementos fundamentais, 13f
em seres humanos, 29q
função renal, determinante, 27-30
isenta de proteína, 64
peso molecular *vs.* razão filtrado/
    concentração plasmática, 24f
pressão hidrostática, capilar glomerular,
    30-31
pressão oncótica no plasma capilar, 32
Fisiologia do equilíbrio acidobásico, 147
Fluxo plasmático renal (FPR), 32, 40
Fluxo sanguíneo
    através dos vasos retos na medula, 21
    magnitude do, 96
    para os capilares peritubulares, 22f
Fluxo sanguíneo renal (FSR), 20-22, 105
    autorregulação do, 34f
Forças de Starling, 58
Fórmula de Cockcroft-Gault, 43
Fosfato, controle hormonal, 179, 184q
    fator de crescimento dos fibroblastos 23
        (FGF23), 182-183
    PTH (paratormônio), 180-182
    vitamina D, 179-180
Fosfato, fisiologia do, 178-179
Fosfato filtrado, excreção de íons
    hidrogênio, 159f
FPR. *Ver* Fluxo plasmático renal
Fração de filtração, 32
FSR. *Ver* Fluxo sanguíneo renal
Funções renais, 1
    barreira de filtração, 25
    elementos fundamentais, 13f
    regulação, 16
        equilíbrio acidobásico, 3
        equilíbrio hidreletrolítico, 2
        gliconeogênese, 4
        osmolalidade plasmática, 3
        produção de eritrócitos, 3
        produção de vitamina D, 4
        resistência vascular, 3
        volume de líquido extracelular, 2-3

substâncias de degradação metabólicas/
    estranhas, excreção de, 2
visão geral, 4

G

Glândulas paratireoides, 180
Glicose, filtração/reabsorção, 65f
    valores médios, 15q
Glut, 51
Gradiente osmótico medular, 93-98
    desenvolvimento, 93
    processos de geração, 100f

H

β-hidroxibutirato, 63, 152
Hidroxiapatita, 174, 178
Hidroxilação, 180
Hipercalcemia. *Ver* Cálcio plasmático
Hiperpotassemia, 131, 142
Hipertensão, 128
Hipoaldosteronismo, 143
Hipopotassemia, 131, 143
Hormônio antidiurético (ADH), 91
    controle hormonal, 122
    fluxo sanguíneo medular, 97
    osmolalidade tubular, 101f
    permeabilidade à água, 91
    permeabilidade epitelial à água, 92
    pressões atriais, 127
    pressões CVs, 124
    reabsorção de água, 118
    secreção das células detectoras de sódio,
        124
    sistema de ductos coletores, 92
    sistema de osmorreceptores, 124
    volume do filtrado remanescente, 101f

I

Insuficiência cardíaca congestiva, 127
Insuficiência renal crônica, 183

Insulina, 39
Inulina, processamento renal da, 40f

J

Junções intercelulares, tipos de, 48f

K

Klotho, 182

L

Lactato, 63
  solução de Ringer, 153
Líquido extracelular (LEC), 78, 131
  água corporal total, distribuição da, 79f
  cálcio, 174
  concentrações não complexadas, 173
  osmolalidade, 106
  sobrecarga de potássio, 141
  volume, 105
Líquido intersticial medular, 99q
  urina, composição, 99q
Líquido intracelular (LIC), 78
  água corporal total, distribuição da, 79f
Líquido tubular, concentrações de solutos, 85f

M

Mácula densa, controle por retroalimentação, 117, 117f
Magnésio, fisiologia, 184-185
Manitol, 60
Mecanismo tubular proximal predominante para a reabsorção de bicarbonato, 155f
Medula externa renal, 137
Medula, interstício, 74
Membrana basolateral, geração de bicarbonato, 154

Membranas das células apicais, superfície voltada para a luz, 155
Membranas de filtração, 27
Membranas luminais
  canais de sódio, 113
  do sistema de ductos coletores, 83
Metabolismo renal da glutamina, controle do, 166
Microcirculação renal, 22f
Monofosfato de adenosina cíclico (AMPc), 92

N

Na-K-ATPase, 52
  bombas, 80, 132
  membrana plasmática, 132
Néfron, componentes do, 7f
NHE. *Ver* Troca de sódio-hidrogênio
NHE3. *Ver* Antiportador de Na-H
NKCC. *Ver* Simportador de Na-K-2Cl
Nutrientes orgânicos, reabsorção proximal de, 63
  glicose, 64

O

Órgãos circunventriculares, 122
Osmóis, 53
Osmolalidade plasmática, 122
Osmolalidade tubular, 101f
Osmolaridade, 53
Osmorreceptores, 122
Osmose, 53
Osteoblastos, 178
Osteoclastos, 178

P

Para-amino-hipurato (PAH), 40
Paradoxo do suco de frutas, 151
Paratormônio (PTH), 179
  cálcio plasmático, 181

diminuição da concentração plasmática
   de cálcio, 181
  estimulação pelo fosfato, 181
  fosfato plasmático, 181
Parkinsonismo, 118
Pedicelos, 24
PEF. *Ver* Pressão efetiva de filtração
Pendrina, 157
Peptídeos, 64
Peptídeo natriurético atrial (PNA), 119
Peptídeo natriurético cerebral (PNC), 120
Peptídeos natriuréticos, 119
Perda de água obrigatória, 83
Perda gastrintestinal, 81
Perda insensível, 81
Piruvato, 152
Plasma dos capilares glomerulares, pressão
   oncótica, 32
Plasma, na artéria renal, 38
PNA. *Ver* Peptídeo natriurético atrial
PNC. *Ver* Peptídeo natriurético cerebral
Podócitos, 24
Potássio, distribuição de, 132
Potássio, nível plasmático, 134
Potássio corporal total, 132
Potássio dietético, 138
Potássio plasmático, 138
Poupador de potássio, 142
Pressão coloidosmótica, 55
Pressão efetiva de filtração (PEF), 27
Pressão oncótica, 55, 95
   gradientes, 57
Pressão osmótica, 54
Pressões hidrostáticas, 23, 30
Processamento renal, 184-185
Processamento renal da água
   antidiurese máxima, 96f
   diurese máxima, 96f
   reabsorção de água, 97f
Processamento renal de potássio, 134-136
Processamento renal do cálcio, 175
Processo de transporte de cloreto, 81, 86
Processos excretores renais
   filtração glomerular, 14
   função regional, visão geral, 16-18
   função renal, regulação da, 16

metabolismo, pelos túbulos, 15-16
processos básicos, 12-14
reabsorção tubular, 14-15
secreção tubular, 14-15
Produção de amônio a partir da glutamina,
   161f
Produção de eritrócitos, 3
Proteínas de resistência a múltiplos fármacos
   (RMF), 53
Proteínas em cassete com ligação de ATP, 53
Proteínas fosforiladas, 151
Proteínas, 64
PTH. *Ver* Paratormônio

R

Reabsorção de água, 57f, 82, 87
   vias de, 84f
Reabsorção de amônio no ramo ascendente
   espesso, 163f
Reabsorção de cloreto, 81
   reabsorção de água, 81-84
   reabsorção de sódio, cloreto e água, 84f
   vias de, 84f
Reabsorção de sódio, 79-80
   canais de sódio apicais (ENaC), 91f
   mecanismos, 86q
   vias de, 84f
Reabsorção isosmótica, 55
Reabsorção paracelular, 48f
Reabsorção transcelular, 48f
Reabsorção tubular de fosfato, inibição pelo
   PTH, 182
Reabsorção tubular, elementos
   fundamentais, 13f
Reabsorção/secreção passivas dependentes
   de PH, 70-71
   acidificação tubular, 71f
   alcalinização da urina, 71f
Receptores purinérgicos, atuação do ATP, 110
Regulação do equilíbrio acidobásico, 146
   acidificação/alcalinização, do sangue, 167q
   aspectos fundamentais, 147-150
   contribuição renal
      do bicarbonato para o sangue, 165q

excreção, 161*f*, 164*f*
fontes de, 150
  ácidos fracos da dieta, metabolismo dos, 151
  carboidratos/lipídeos, metabolismo anaeróbio dos, 152
  proteína da dieta, metabolismo da, 150-151
  secreções gastrintestinais, 151-152
  solução de Ringer lactato, 152-153
  soluções intravenosas, 152-153
processamento renal, regulação do, 165-166
transporte renal, 153
  excreção, 156-158
  excreção de íons hidrogênio, em bases urinárias, 158
  excreção de íons hidrogênio, na forma de amônio, 160-164
  excreção renal de ácidos e bases, quantificação, 164-165
  fosfato/ânions orgânicos, 158-159
  reabsorção de bicarbonato, 153-156
Regulação do fosfato
  concentração plasmática de fosfato, 184*f*
  insuficiência renal crônica, 183-184
Resposta renal
  à acidose metabólica, 168-169
  à acidose respiratória, 168
  à alcalose respiratória, 168
Retroalimentação tubuloglomerular (retroalimentação TG), 115
Rins
  anatomia, 4-6
  cargas agudas de ácidos e de bases, 165
  componentes estruturais, 6*f*
  concentrações plasmáticas, 17*q*
  fluxo sanguíneo, 23, 24*f*
  hidroxilação, 180
  medula, 5
  nomenclatura-padrão, 10*f*
  pressões hidrostáticas, 23
  processamento da glicose, 65*f*
  processamento da ureia, 73*f*
  reabsorção, 156
  sistema urinário, na mulher, 5*f*

transporte transcelular de cálcio, modelo genérico para, 176*f*
triagem, 62
RMF. *Ver* Proteínas de resistência a múltiplos fármacos

S

Sal epitelial, 57*f*
Sangue
  concentração de creatinina, 41
  fornecimento de bicarbonato, 165
Secreção de amônio na medula interna, 162, 162*f*
Secreção de bicarbonato, modelo genérico, 152*f*
Secreção de íons hidrogênio, modelo genérico, 152*f*
Secreção de potássio, fatores de influência, 139*f*
Secreção de renina, controle da, 118*f*
Secreção tubular, elementos fundamentais, 13*f*
Segmento diluidor, 89
Segmentos tubulares, 84
  alça de Henle, 87-89
  eventos de reabsorção/secreção, 193*q*
  princípios, 84
  reabsorção de sódio/água, 80*q*
  sistema de túbulos conectores e ductos coletores, 90-93
  túbulo contorcido distal, 89-90
  túbulo proximal, 84-87
Simportador de K-Cl, 89
Simportador de Na-Cl, 89
Simportador de Na-K-2Cl (NKCC), 88, 88*f*, 89, 94, 135
Simportador de sódio-glicose (SGLT-2), 64
Simportadores de Na-fosfato, 178
Simportadores de Na-glutamina, 161
Sinais neurais/hormonais, 166
Síndrome de Fanconi, 169
Sistema cardiovascular (CV), 105
  rins, influência dos, 106*f*

Sistema renina-angiotensina-aldosterona (SRAA), 109, 110
  componentes do, 111*f*
Sistema tubular, 6-12
  aparelho justaglomerular, 12
  corpúsculo renal, 8-9
    anatomia do, 8*f*
    ductos coletores, 7*f*
    ilustração da medula renal, 7*f*
    néfron, componentes, 7*f*
    ramos descendentes, 7*f*
    terminologia, 11*q*
    túbulo, 9-12
Sistema urinário
  anatomia, 4-6
  na mulher, 5*f*
Sistema-tampão, 148
  CO_2-bicarbonato, 148
Sódio, filtração/reabsorção
  valores médios, 15*q*
Sódio, vias de transporte, 88*f*, 90*f*
Solução alcalinizante, 153
Solução de Ringer, 153
Solutos orgânicos, processamento renal, 62
  transporte, propriedades de, 63
SRAA. *Ver* Sistema renina-angiotensina-aldosterona
Sudorese intensa, 126*f*
Suplementos de vitamina D, 179

T

Tamponamento efetivo pelo músculo, 132
Taxa de filtração glomerular (TFG), 27, 38, 64, 98, 105, 176
  concentração plasmática de creatinina, 41
  creatinina plasmática, relação em estado de equilíbrio dinâmico, 42*f*
  determinantes diretos da, 30*q*
  resistência, efeito das alterações na, 31*f*
Tetania hipocalcêmica, 174
TFG. *Ver* Taxa de filtração glomerular
TG. *Ver* Tubuloglomerular
Transcitose, 53
Transportador NBCe, 52

Transporte ativo, 52
Transporte de potássio, na excreção alta/baixa, 138*f*
Transporte transcelular de cálcio, método genérico para, 176*f*
Transporte transepitelial, 46
  movimento através dos canais, 48-50
  movimento por difusão, 47-48
  movimento por transportadores
    multiportadores, 51-52
    transportadores ativos primários, 52-53
    uniportadores, 51
Transporte transmembrânico de solutos, mecanismos, 49*f*
Trato gastrintestinal (GI), 147, 151
  absorção de fosfato, 178
  transporte transcelular de cálcio, método genérico para, 176*f*
Trifosfato de adenosina (ATP), 52
Troca de sódio-hidrogênio (NHE), 52
Troca por contracorrente, 95
Trocadores, 51
Túbulo contorcido distal
  cloreto, vias de transporte, 90*f*
  sódio, vias de transporte, 90*f*
Túbulo proximal
  epitélio, 55
  para a concentração plasmática, 85*f*
  reabsorção
    diurese osmótica, 59-60
    filtração de solutos, consequências, 58
    sistemas limitados por gradiente, 58-59
    sódio e água, 55-58
  sódio, reabsorção de, mecanismos, 86*q*
Tubuloglomerular (TG), 34
Túbulos medulares, 95
Túbulos, metabolismo, 15-16
Tumor secretor de hormônio, 182

U

Unidades de depuração, 38
  creatinina plasmática para estimativa da TFG, 42-44

creatinina plasmática *vs.* TFG, 42f
depuração, quantificação da, 39-41
TFG, medição, 41-42
Uniportadores (UTs), 51, 72
Uniportadores de glicose, 65f
Ureia, 71-75
    processamento pelo rim, 73f
    processamento renal, 160
    valores médios de filtração/reabsorção, 15q
Urina
    alcalinização, 71f
    concentração de creatinina, 41

excreção de água, 121
líquido intersticial medular, 99q
UTs. *Ver* Uniportadores

V

Vasos retos, 21
Via mediada pelo AMPc, 114
Via transcelular, 47
Vias de aporte/perda de sódio, 80q
Vias de ganho/perda de água, 82q
Vitaminas hidrossolúveis, 63